肿瘤姑息支持治疗教程

Zhongliu Guxi Zhichi Zhiliao Jiaocheng

主　编　司马蕾　刘　巍

副主编　杜时雨

编　委（按姓氏拼音排序）

程志强　中日友好医院
冯智英　浙江大学附属第一医院
贾　军　北京大学肿瘤医院
李　娟　北京大学肿瘤医院
林榕波　福建医科大学附属肿瘤医院
刘　巍　北京大学肿瘤医院
路桂军　中国人民解放军总医院
彭　毅　湖北省肿瘤医院
孙志伟　北京大学肿瘤医院
王楠娅　吉林大学第一医院
韦　峰　北京大学第三医院
杨　敏　中国医学科学院肿瘤医院
张　红　北京大学肿瘤医院
周长兰　江苏省镇江市第三人民医院
周亚娟　湖北省肿瘤医院
杜时雨　中日友好医院
付　强　华中科技大学同济医学院附属同济医院
寇芙蓉　北京大学肿瘤医院
梁　军　北京大学肿瘤医院
刘　波　山东省肿瘤医院
刘东颖　天津市肿瘤医院
罗素霞　河南省肿瘤医院
司马蕾　中日友好医院
万　钧　中日友好医院
王玉梅　中国医科大学附属盛京医院
许丽媛　中日友好医院
余　靖　北京大学肿瘤医院
张春霞　中日友好医院
周晓艺　湖北省肿瘤医院

高等教育出版社·北京

内容简介

本书是一部关于肿瘤姑息支持治疗的临床指导用书，分为十四章，包括肿瘤消化系统病症的治疗，肿瘤呼吸系统病症的治疗，肿瘤循环系统病症的治疗，肿瘤血液系统病症的治疗，肿瘤神经系统病症的治疗，肿瘤泌尿系统病症的治疗，肿瘤骨骼肌肉系统病症的治疗，肿瘤内分泌系统病症的治疗，肿瘤放射治疗不良反应的治疗，肿瘤化学治疗和靶向药物不良反应的治疗，肿瘤症状的中医治疗，肿瘤患者的护理和肿瘤患者的临终关怀等内容。本书详细阐述肿瘤各系统相关病症病因、发病机制、诊断评估和治疗预防，重点介绍了规范化治疗方案，并配有典型病例分析，具有较强的临床指导性。以纸质教材配数字课程出版，数字课程包括教学 PPT、微视频和自测题，有利于提升教学效果。

本书适用于肿瘤医学专业本科生、研究生的教学，也可供临床内科和外科医师使用。

图书在版编目（CIP）数据

肿瘤姑息支持治疗教程 / 司马蕾，刘巍主编．--北京：高等教育出版社，2017.8
ISBN 978-7-04-047779-5

Ⅰ. ①肿… Ⅱ. ①司…②刘… Ⅲ. ①肿瘤－治疗－教材 Ⅳ. ①R730.5

中国版本图书馆 CIP 数据核字（2017）第 185549 号

策划编辑 杨 兵 周 剑　　责任编辑 杨 兵　　封面设计 张 楠
责任印制 赵义民

出版发行 高等教育出版社
社　址 北京市西城区德外大街4号
邮政编码 100120
印　刷 中国农业出版社印刷厂
开　本 880mm×1230mm 1/32
印　张 13.125
字　数 300 千字
购书热线 010-58581118
咨询电话 400-810-0598

网　址 http://www.hep.edu.cn
http://www.hep.com.cn
网上订购 http://www.hepmall.com.cn
http://www.hepmall.com
http://www.hepmall.cn

版　次 2017年8月第1版
印　次 2017年8月第1次印刷
定　价 37.00元

本书如有缺页、倒页、脱页等质量问题，请到所购图书销售部门联系调换

物料号 47779-00

数字课程（基础版）

肿瘤姑息支持治疗教程

主编　司马蕾　刘　巍

登录方法：

1. 电脑访问 http://abook.hep.com.cn/47779，或手机扫描下方二维码、下载并安装 Abook 应用。
2. 注册并登录，进入“我的课程”。
3. 输入封底数字课程账号（20 位密码，刮开涂层可见），或通过 Abook 应用扫描封底数字课程账号二维码，完成课程绑定。
4. 点击“进入学习”，开始本数字课程的学习。

课程绑定后一年为数字课程使用有效期。如有使用问题，请发邮件至：

medicine@pub.hep.cn

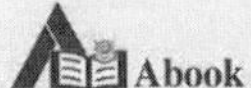

肿瘤姑息支持治疗教程

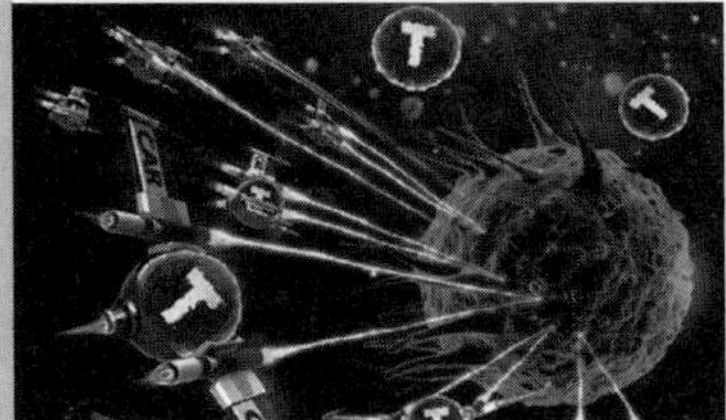

肿瘤姑息支持治疗教程数字课程与纸质教材一体化设计，紧密配合。数字课程内容涵盖微视频、教学PPT和自测题等资源。充分运用多种形式媒体资源，极大地丰富了知识的呈现形式，拓展了教材内容。在提升课程教学效果同时，为学生学习提供思维与探索的空间。

用户名：　密码：　验证码：　5360　忘记密码？　登录　注册

http://abook.hep.com.cn/47779

扫描二维码，下载Abook应用

前 言

世界卫生组织（WHO）指出：肿瘤姑息支持治疗是对肿瘤患者采取的积极、整体的关怀照顾，姑息支持治疗贯穿于整个抗肿瘤治疗过程，并与传统抗肿瘤手段整合为一体，根据肿瘤不同发展阶段采用不同姑息支持治疗方式，在提高生活质量的基础上延长生存期。

本书共分为十四章，分别介绍肿瘤患者各系统常见病症，包括疼痛、食欲减退、便秘、呼吸困难、疲劳、恶心、呕吐、呃逆、腹泻、多汗等。这些病症主要由于肿瘤疾病本身所致。对于原发病的抗肿瘤治疗可以一定程度缓解症状，但更多情况下需要快速有效的针对性治疗，我们称之为姑息支持治疗，这是保障抗肿瘤治疗不可或缺的安全有效措施，也是提高生活质量的有力保障。

由高等教育出版社组织中日友好医院、北京大学肿瘤医院等全国三甲医院20余位肿瘤姑息支持治疗领域专家联合撰写了《肿瘤姑息支持治疗教程》。本书针对肿瘤患者常见病症，分析各个病症病因、发病机制、临床表现、诊断评估、标准化治疗方案，以及有效预防措施，并附有典型病例介绍和研究进展，以培养医生临床思维和临床实践能力，从而有效地解决临床实际问题。同时，以纸质内容配数字课程形式出版，数字课程包括教学PPT，微视频和自测题，有助于提升教学效果。

在此，我们向参加本书编写的各位专家和教授表示由衷的感谢，感谢他们在繁忙的教学、医疗、科研工作中抽出宝贵的时间与读者分享专业知识，同时希望读者对本书的不足予以批评指正，以便再版时改进。

司马蕾　刘　巍

2017 年 5 月

目 录

绪论

一、肿瘤姑息支持治疗概况

恶性肿瘤已经成为危害人类健康的主要慢性非传染性疾病之一。随着医学的不断进步，患者生存期有所延长。然而，如何使晚期恶性肿瘤患者与肿瘤“和平共处”，让患者远离痛苦，有尊严地走完最后的人生旅程，一直是肿瘤姑息治疗专业人员探索的课题。

在 1990 年，WHO 对姑息治疗的定义是：针对那些所患疾病对根治性治疗无反应患者的积极的、整体的关怀照顾，包括镇痛，控制其他症状和减轻精神、心理、社会的创伤。2002 年，WHO 对其的定义重新作了修订，即姑息医学是一门临床学科，通过早期识别、积极评估、控制疼痛和治疗其他痛苦症状，包括躯体、心理、社会和宗教的（心灵的）困扰，来预防和缓解身心痛苦，从而改善面临威胁生命疾病的患者和他们亲人的生活质量。这一定义某种程度上可以理解为：姑息治疗要坚定生命的信念，并把死亡视为正常的过程，既不促进死亡，也不推迟死亡，把生理、心理、精神治疗联合在一起。目前 WHO 控制肿瘤工作的综合规划中确定了预防、早期诊断、根治治疗和姑息治疗四项重点。

姑息支持治疗在欧美等国家称为“palliative care”，在汉语中“姑息”一词常被理解为“姑息养奸”，从而带有贬义色彩，同时常被视为“无可奈何，听之任之”，而在日本、中国台湾地区则称为“缓和医疗”、“安宁缓和与舒（纾）缓治疗”，但这种替代似乎并不能涵盖“姑息治疗”的积极内涵，所以对于姑息支持治疗的命名目前尚存争议。广义的姑息治疗实质上包括肿瘤的支持治疗，狭义的姑息治疗和临终关怀。

姑息治疗并不意味着放弃治疗，恰恰相反，姑息治疗意味着更为积极的治疗，意味着更多地对患者生活全方位的关注和合理的干预。目的是为了患者及其家庭获得更好的生活质量。姑息治疗的许多内容适用于早期疾病的患者并联合其他治疗应用。

世界卫生组织 2013—2020 年预防和控制非传染性疾病全球行动计划指出，姑息治疗是综合应对非传染性疾病工作的一项极为重要的内容。2014 年，在第 67 届世界健康大会决议中指出：将姑息治疗作为生命全程的综合性治疗内容予以加强。《牛津临床姑息治疗手册》指出，姑息治疗包括维持生命和将濒死状态视为一个正常过程；对由疼痛和其他症状所引起的痛苦提供帮助；同时为患者提供心理和精神治疗；为患者提供系统的支持，尽可能积极地帮助患者，直至死亡，对其家庭成员提供支持，以克服患者患病期间出现的问题。因此，姑息治疗更需要多学科的深入合作。

肿瘤姑息支持治疗是一门浩瀚的学科，为患者提供综合的、多学科的全面照顾，减轻患者生理、心理、精神及疾病所致的各种负担，照顾患者，也照顾其亲人，关注患者整体而非疾病。姑息治疗由医务人员和非医务人员组成的团队共同完成。姑息治疗团队一般包括肿瘤科医师、护师、麻醉师、心理医师、全科医师、药师、营养师、牧师、音乐治疗师、社会工作者、哀伤辅导员、义工、患者家属和其他社会群体等。

二、肿瘤姑息支持治疗的阶段、原则及意义

（一）肿瘤姑息支持治疗的三个阶段

肿瘤姑息支持治疗的第一个阶段是面向可能根治的癌症患者，采用抗肿瘤与姑息治疗相结合的方式，缓解肿瘤及抗肿瘤治疗所致的症状及不良反应，给予对症支持治疗，保障治疗期间的生活质量。从一开始的安抚到全面评估、多学科联合会诊、手术、术后随访等一系列过程，正是对姑息诊疗理念“全程、全人、全家、全队”的很好诠释。姑息治疗从不同的视角为患者分析疾病，从而更合理规划治疗计划，制定最合适的治疗决策。其中随着疾病诊疗的进行，很多患者进入了病情稳定期，这时患者对姑息治疗的需求降低，而对患者的关注点则主要集中于自身新角色的确认和康复治疗等。

肿瘤姑息支持治疗的第二个阶段是帮助患者在肿瘤晚期与肿瘤和平共处。现在，虽然医疗水平不断提升，但肿瘤的早诊早治仍然存在很多困难，患者一般不会主动到医院就诊，而一旦出现症状到医院就诊时，极有可能已是晚期。对于这部分晚期患者，抗癌治疗已经不能使其获益，这个阶段则以姑息治疗为主，主要对象为无法根治的晚期肿瘤患者，让他们在舒适的状态下，带瘤生存，让患者学会将肿瘤视为一种像高血压、糖尿病一样的慢性病，缓解症状，减轻痛苦，改善生活质量。这需要内科、疼痛、康复、心理、中医、护理等多种治疗手段的有机结合。

肿瘤姑息支持治疗的最后一个阶段就是临终关怀，即让生命有尊严地结束。姑息支持治疗对于所有深陷这类痛苦的个体和家庭，不分年龄、种族、疾病类型、性别、地域，都应该触手可及。生命是一个过程，而死亡是生命的终点。我们既不要加速死亡，也不要去延缓死亡。我们反对放弃治疗、过度治疗、安乐死等任何不尊重生命的做法。

肿瘤科医师作为姑息支持治疗的主导者及主要提供者，其对姑息医学的理解也越来越深入，姑息支持治疗的范围及领域不断拓展。对于患者来说，随着疾病的进展，不同的疾病阶段所需要的姑息支持疗法内容越来越多，在这期间引入姑息医学的理念，患者无疑会从中获益。

（二）姑息支持治疗的原则

WHO 提出姑息支持治疗七项原则：

1. 缓解疼痛及其他造成痛苦的症状。

2. 肯定生命并把死亡看成一个正常的过程。

3. 对死亡既不延长，也不促进。

4. 对患者身心、社会、心灵的关顾，使其尽可能主动的生活。

5. 给家属提供一个支持系统，妥善地照顾患者，正确处理居丧期。

6. 提高生活质量可能对疾病过程起到正面的影响。

7. 姑息治疗应尽早地用于疾病的早期，与放疗、化疗等抗肿瘤治疗相结合。

（三）肿瘤姑息支持治疗的临床意义

肿瘤姑息支持治疗对目前肿瘤治疗的发展具有深远意义，在治疗理念、医疗资源、医患关系等方面有重大意义。

1. 由“疾病为导向”转为“以患者为导向”的治疗理念　随着诊疗理念的进步，从原有单一的“生物医学模式”逐渐向“生物 - 心理 - 社会医学”的模式转变，其中姑息支持治疗就是模式转变的具体体现，这需要全体医师乃至全社会给予患者及其家属更多的人文关怀和帮助。姑息医学是现代新医学模式的全面体现，它更关注的是“生病的人”，而不仅仅是“人的疾病”。

2. 整合医疗资源，节约医疗成本　姑息医学在美国、欧洲和亚洲一些发达国家都已经证实了其符合最小化的卫生经济学评估，肿瘤姑息支持治疗的应用有利于有限医疗公共资源的合理分配和利用。

3. 和谐医患关系　姑息支持治疗的主要目的就是缓解癌症患者的症状和对其进行心理精神方面的支持帮助，提高生命质量。姑息支持治疗十分注重与患者及其家属的沟通，提倡医护与患者是伙伴、平等的关系，而且对医务人员沟通技巧的培训在姑息医学教育培训中占有十分重要的地位，对建立和谐的医患关系具有重要的临床意义，也是社会和谐发展不可或缺的一个重要方面。

三、姑息支持治疗模式的转变及内容

（一）姑息支持治疗的综合模式的演变

30 年前加拿大学者创立的姑息治疗模型推动了对姑息治疗的认识。最近的一个比较有效的视觉模型将“姑息康复的趋势”描述为房屋模式，这种模式旨在说明姑息治疗是一个循序渐进的过程，其中包含了从“以治疗为目的”的支持治疗阶段到姑息治疗阶段等丰富的内容（图绪 –1）。

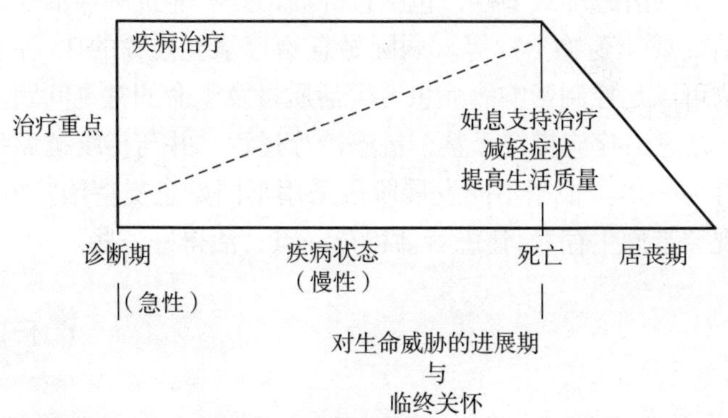

图绪 –1　姑息康复的房屋模式

（二）姑息支持治疗的主要内容

癌症患者的需求包括癌症控制、症状管理和社会生活再适应等。三者之间相互关联，需动态评估、及时调整、针对性处理。主要症状包括：疼痛、食欲减退、焦虑、便秘、抑郁、呼吸困难、乏力、恶心、呕吐、呃逆、失眠、口腔问题、腹泻、多汗、谵妄、恶病质、终末期烦乱不安和终末期呼吸问题共 18 种症状，以及生存意义、尊严、宗教和灵性等有关社会问题和灵性困扰方面的问题。

肿瘤姑息支持治疗团队会更加关注筛查和评估疾病本身引起的症状及患者、家属的社会适应需求，并加以干预，保证良好的生活质量。姑息治疗不是简单的临终关怀，也不是放弃治疗，更不是单纯的嘘寒问暖或症状管理，而是有自己独特的“临床路径”及“诊疗体系”。主要包括筛查、评估、干预、再评估、患者死亡后的居丧服务等一系列过程。

筛查包括对不可控制的症状、严重影响癌症诊断及治疗的情绪障碍、严重的身心疾病和社会心理问题。

评估包括生存期预计、患者及家属关注的疾病过程及决策、患者及家属对姑息治疗的需求等。

干预措施形式多样，包括抗肿瘤治疗和非抗肿瘤治疗、药物治疗或非药物治疗等。国际姑息治疗学会推荐的 33 种基本药物可满足控制影响癌症患者生活质量及生命的常见问题。

姑息治疗应贯穿于整个抗癌治疗过程，并与传统抗癌手段整合为一体。根据不同发展阶段采用不同姑息支持治疗方式，实现“带瘤生存”，让患者活得久一点，活得好一些。

（刘　巍）

网上更多

教学 PPT　　微视频　　自测题

第一章

肿瘤消化系统病症的治疗

第一节　便　秘

便秘（constipation）是恶性肿瘤患者常见的症状之一，在恶性肿瘤患者中的发生率约为15%，而在恶性肿瘤晚期患者中的发生率可高达50%～70%，但是该症状经常被临床医师所忽视，得不到及时治疗，影响了患者的生存质量和依从性。

一、病因

1. 疾病本身因素　由于癌症对机体的消耗，调节排便动作的大脑皮质和腰骶部脊髓内低级中枢的功能减退，造成排便反射功能障碍；肿瘤所致肠腔内阻塞、肠外压迫等造成不同程度的梗阻，使肠内停留时间延长、排出减慢，或干扰肠道的神经支配，或疼痛引起的反射性肠运动抑制；而盆腔肿瘤接受放疗后，使直肠发生组织学变化；手术后的肠粘连，化疗后的自主神经病变等影响肠道功能，这些因素均可引起便秘。

2. 药物因素

（1）阿片类镇痛药：肿瘤患者常会使用阿片类镇痛药，这些药物会降低肌层丛中兴奋性神经元的活性，增加肠壁平滑肌的肌张力，抑制协调性蠕动，食物在肠道内运动减慢，食物中的水分被大量吸收，使粪便干燥变硬。

（2）化疗药物：化疗药物引起的神经毒性作用于胃肠道平滑肌，使之蠕动减慢，进而导致肠麻痹，形成便秘。常用的化疗药物如长春新碱、长春地辛、长春瑞滨、紫杉醇、草酸铂、卡铂等多可引起便秘。

（3）5-羟色胺3（5-HT_3）受体拮抗药：是化疗中常辅助使用的镇吐药，临床上常用的有昂丹司琼、格拉司琼、托烷司琼、多拉司琼等。这类镇吐药会抑制小肠及结肠的蠕动，导致便秘、腹胀，其发生率达20%～30%。

（4）精神心理因素：精神紧张会抑制肠蠕动和消化液分泌，导致消化不良，引起便秘。恶性肿瘤患者常常由于精神高度紧张、焦虑引起结肠蠕动紊乱及盆底肌群紧张而导致便秘。另外，消极心理还会影响患者的食欲，患者进食减少，不足以引起排便反射，从而引起便秘。

3. 饮食因素　恶性肿瘤患者由于为加强营养，摄食低纤维、高蛋白质食品，进食过于精细，不能刺激胃肠道的蠕动，同时粪便不能被充分软化从而导致便秘。化疗患者也可能由于食欲减退，进食量少，造成大便量变少，不易排出。

4. 运动减少　肿瘤患者尤其是中晚期患者由于疼痛或体能降低，活动减少卧床时间明显延长，导致胃肠道蠕动功能下降。另外，肿瘤患者老年人占绝大多数，老年人胃肠动力不足也容易产生便秘。

二、临床表现和诊断

患者出现排便次数减少、粪便干硬和（或）排便困难的临床表现，若病因与肿瘤或肿瘤治疗相关，则可诊断为肿瘤相关性便秘。排便次数减少指每周排便少于3次。排便困难包括排便费力、排出困难、排便不尽感、排便时肛门直肠堵塞感、排便费时及需要手法辅助排便。

三、评估

肿瘤相关性便秘的评估应详细询问患者的排便次数、排便感觉和大便性状，在其诊断或评估中，应依赖患者的自我描述及其他评估资料。询问患者排便次数应仔细询问患者每周自发完全排便次数，并询问患者有无上述排便困难的相关症状，大便性状的分析依据 Bristol（布里斯托）大便分型法（图 1–1）。

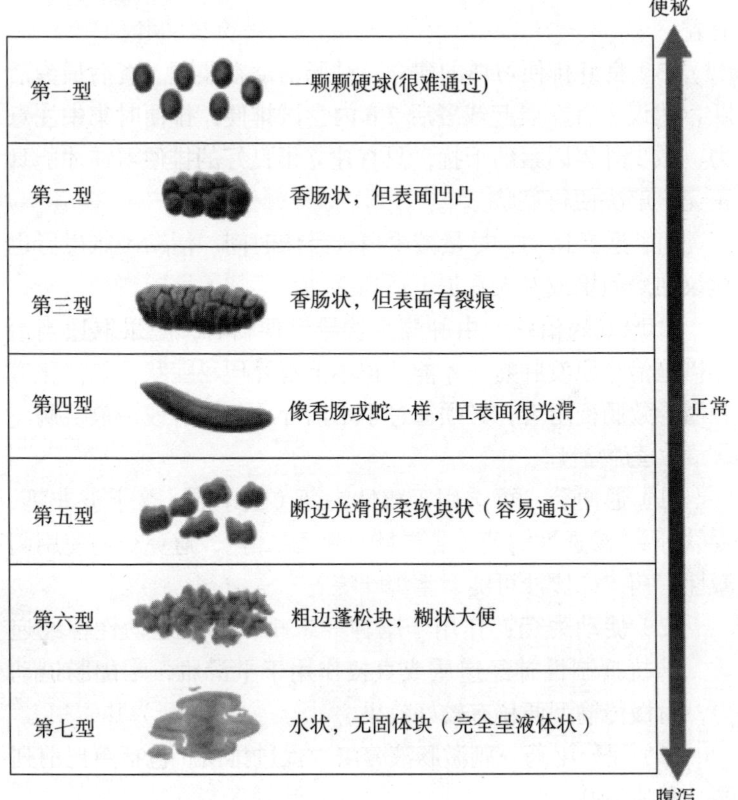

图 1–1　大便性状分型——Bristol 分型

四、治疗

1. 一般治疗　包括调整生活方式和疏解患者的心理压力。调整生活方式包括：合理的膳食、多饮水、运动、建立良好的排便习惯是慢性便秘的基础治疗。

（1）膳食：增加纤维素和水分的摄入，推荐膳食纤维 25 ~ 35 g/d，每日至少饮水 1.5 ~ 2.0 L。

（2）适度运动：尤其对久病卧床、运动少的老年患者更有益。

（3）良好排便习惯的建立：结肠活动在晨醒、餐后最为活跃，建议患者在晨起或餐后 2 h 内尝试排便，排便时集中注意力，减少外界因素的干扰，只有建立了良好的排便习惯才能真正完全解决便秘症状。

（4）适当运动：尽量减少白天卧床时间。活动困难患者也建议在房间里或专人看护下适当活动。

2. 原发病治疗　由肿瘤直接导致便秘者，应采取适当治疗措施治疗原发肿瘤，才能从根本上解除便秘症状，如消化道肿瘤导致肠梗阻者，必须通过手术治疗才可缓解或治愈疾病。

3. 药物治疗

（1）通便药：可选用容积性泻药（欧车前、聚卡波非钙、麦麸等），渗透性泻药（乳果糖、聚乙二醇），避免长期使用刺激性泻药（如比沙可啶、番泻叶等）。

（2）促动力药：作用于肠神经末梢，释放运动性神经递质、拮抗抑制性神经递质或直接作用于平滑肌，增加肠道动力，对慢传输型便秘有较好效果。

（3）促分泌药：刺激肠液分泌，促进排便。包括芦比前列酮、利那洛肽。

（4）微生态制剂：包括乳酸杆菌、双歧杆菌、枯草杆菌等。此类药物纠正肠道菌群失调，改善体内微生态，促进肠道蠕动，改善便秘症状。常与泻药共用，促进排便。

（5）严重时可行人工灌肠，具体方法为患者取侧卧位，将裤腿褪至膝部，暴露肛门口，臀下铺垫巾，用液状石蜡润滑灌肠管前端后，缓慢将灌肠管前端插入肛门 10 cm 左右，缓慢推入灌肠剂 50 ~ 100 mL，嘱患者平卧，尽量 10 ~ 20 min 后再排便。

五、研究进展

由于肿瘤患者大多数会使用镇痛药，而由于阿片类药物所导致的便秘是其常见的不良反应，且随着镇痛药剂量增加便秘加重，故现在有越来越多的研究关注于阿片类药物所致便秘。除应用常规药物治疗外，有报道利用阿片受体拮抗药取得了明显效果，包括纳洛酮、溴甲纳曲酮（MNTX）和阿维莫泮等。

纳洛酮是一种非选择性阿片受体拮抗药，可缓解阿片类镇痛药相关便秘，但同时也可降低阿片类药物的镇痛作用。因此，临床上不常规使用纳洛酮治疗阿片药物引起的便秘。溴甲纳曲酮为外周阿片受体拮抗药，其可缓解阿片类药物引起的便秘，不影响镇痛效果，并不引起戒断症状。可经口服、静脉及皮下给药多种途径，仅作用于外周 μ 受体，不激活中枢阿片受体；作用途径多，可直接与胃肠道的阿片受体结合起效，亦可经血液分布全身与阿片受体结合，可治疗阿片类的胃肠道不良反应，也可减轻胃肠外不良反应；不通过血脑屏障，未减弱阿片剂的中枢镇痛作用等特点。但其亦有腹痛、腹泻、胃肠胀气及眩晕等不良反应。阿维莫泮为一种外周阿片受体拮抗药，其仅与胃肠壁上的阿片受体结合，故仅有口服剂型，可缓解阿片类药物引起的肠功能紊乱且不影响镇痛作用。但该类药物在临床应用有限，需要进一步观察。

典型病例 1

患者女性，70 岁。主因“大便性状改变半年”就诊。患者半年前无明显诱因出现大便性状改变，大便不成形，伴排便费力，排便不畅感，每天大便 3～4 次，无便血，行结肠镜检查：可见距肛门口 12 cm 环周生长的隆起肿物，肠腔狭窄，内镜无法通过（图 1–2）。病理提示为中分化腺癌，查腹部增强 CT 示：乙状结肠与直肠交界处结肠癌，肝大小形态正常。胸部 CT 平扫未见明确异常，先后接受 4 次化疗，具体方案为：奥沙利铂 150 mg，d1，亚叶酸钙 0.1 g，d1，氟尿嘧啶 3 g，泵入，d1～d5，氟尿嘧啶 3 g，泵入，d6～d10。化疗过程中，常规使用 5–HT_3 受体拮抗药缓解呕吐，目前患者出现大便次数减少，2～3 天 1 次，大便干燥，排便费力。既往体健。

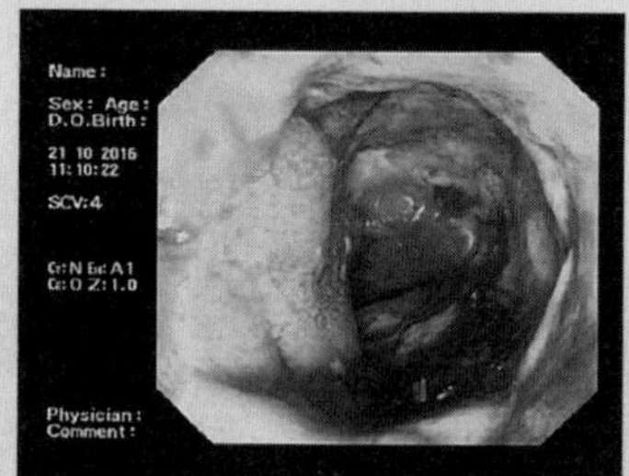

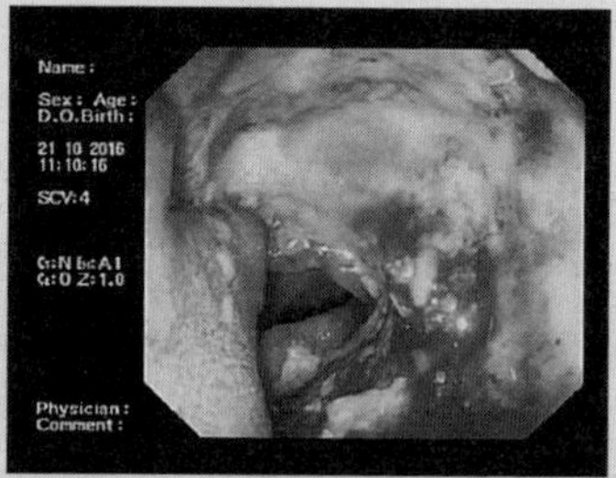

图 1–2 结肠镜检查

肠腔内环状生长的隆起肿物，肠腔狭窄

考虑患者便秘与结直肠癌疾病本身以及相关治疗（化疗药、镇吐药）有关，入院后嘱患者调整饮食，多饮水，适度运动，予以规律化疗，并予以口服乳果糖口服溶液 15 mL，bid，双歧杆菌四联活菌胶囊 2 粒，tid 后，患者便秘情况逐渐好转，可每日排便 1 次，成形软便，Bristol 分型为 4 型。

典型病例 2

患者男性，84 岁。主因“排便习惯及大便性状改变 1 年”就诊。患者 1 年前出现排便习惯改变，大便由每日 1 次增加至每日 5 次，每次量少，同时伴有大便变细，伴便血，为鲜红色，血覆于大便表面，伴排便不尽及里急后重感，行结肠镜提示距肛门口 10 cm 见环周生长的不规则菜花样隆起，接触性出血，肠腔狭窄，内镜无法通过（图 1–3），病理提示中分化腺癌。

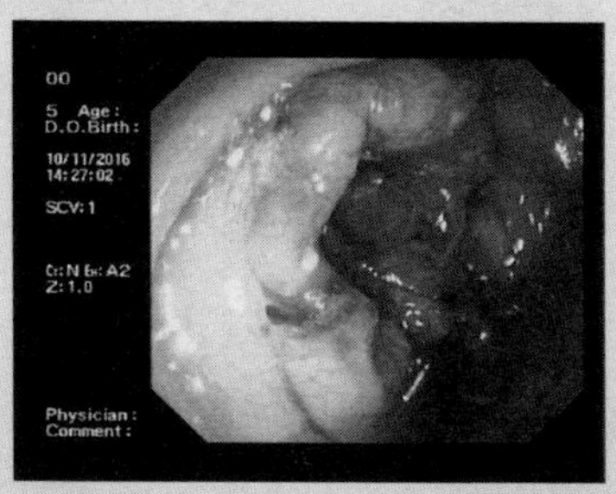

图 1–3 结肠镜检查

肠腔内可见环周生长的不规则菜花样隆起肿物，肠腔狭窄

行 DIXON 手术，术后病理提示直肠溃疡型中分化腺癌，伴坏死及钙化，肿瘤大小 3 cm × 2.5 cm × 1 cm，浸透肠壁全层达周围纤维脂肪组织，未突破浆膜，手术后断端、环周切缘及直肠远端均切净，肠周淋巴结可见癌转移（6/20）。术后予以卡培他滨 150 mg，Qd × 14 天，停药 2 周，共化疗 8 个周期，术后一年复查腹部 CT 提

示肝转移癌。术后两年半复查腹部CT提示直肠术后，肝多发转移瘤，腹膜增厚，腹膜后肿大淋巴结影，不除外转移可能；双肺多发转移瘤；患者因反复右上腹疼痛，间断口服阿片类镇痛药。目前患者大便3～4天1次，干燥，硬球状，排便费力。

考虑患者便秘与直肠癌疾病本身及阿片药物有关，入院后嘱患者调整饮食，多饮水，适度运动，并予以口服乳果糖口服溶液15 mL，tid；枸橼酸莫沙必利5 mg，tid；双歧杆菌四联活菌胶囊2粒，tid。患者便秘情况较前有所好转，每1～2日排便1次，软便，Bristol分型为3型。

（杜时雨）

第二节 黄　　疸

黄疸（jaundice）是由于血清中胆红素升高致使皮肤、黏膜和巩膜黄染的体征。正常胆红素最高为17.1 μmol/L（1.0 mg/dL），其中结合胆红素3.42 μmol/L，非结合胆红素13.68 μmol/L。胆红素在17.1～34.2 μmol/L，临床不易察觉，称为隐性黄疸，超过34.2 μmol/L（2.0 mg/dL）时出现黄疸。肿瘤患者在治疗及恢复中发生黄疸的机制会有很大差别，但是不论什么原因，进行性加重的黄疸都是预后不良的重要提示，因此肿瘤患者黄疸的早期发现和治疗至关重要。

一、病因

黄疸可以按病因或者按胆红素性质分类，肿瘤姑息治疗中出现的黄疸以肝细胞性黄疸和阻塞性黄疸多见，溶血性黄疸较少，因此按照病因分类更利于诊断和治疗。

1. 肝细胞性黄疸

（1）基础肝病的进展：有各种慢性基础肝病的患者，例如慢性病毒性肝炎、酒精性肝病、肝硬化等，肝储备功能较差，在肿瘤治疗恢复过程中更容易加重肝损害。

（2）肿瘤直接损害：原发或继发的肝肿瘤可以引起肝细胞广泛破坏，一般在肿瘤晚期多见，常合并肝的基础病变，例如肝硬化、病毒性肝炎等。

（3）间接性肝细胞性黄疸：常见于肿瘤治疗过程中药物等因素引起的肝细胞损害，以抗肿瘤药物最常见，例如氟尿嘧啶、伊立替康、顺铂、紫杉醇等。抗生素如头孢哌酮、甲硝唑、万古霉素等也可以引起肝损害。值得注意的是，近年来中草药导致肝损害的报道也越来越多，由于成分复杂，临床上有时很难甄别。对于免疫功能下降的患者容易继发病毒感染，包括人类疱疹病毒、巨细胞病毒、柯萨奇病毒，都可以引起肝细胞损伤。

2. 阻塞性黄疸　由于胆汁排泄障碍导致的黄疸，分为三类。

（1）肝内胆汁淤积性黄疸：由于胆汁分泌功能障碍、毛细胆管的通透性增加，胆汁浓缩而流量减少，导致胆道内胆盐沉淀与胆栓形成，并非由机械因素所致。发病原因和肝细胞性黄疸类似。

（2）肝内胆管阻塞性黄疸：肝内泥沙样结石、癌栓等引起机械性胆汁排除障碍。

（3）肝外胆管阻塞性黄疸：是肿瘤相关性黄疸中最常见的一种，当肿瘤压迫或侵及肝外胆管（包括肝总管、胆总管、壶腹部），胆管内压力升高，胆管扩张，最后导致小胆管与毛细胆管破裂，胆汁中的胆红素反流入血。

二、临床表现

1. 肿瘤患者出现黄疸一般都是渐进性过程，早期表现为食欲缺乏、乏力、食欲减退等非特异性症状。巩膜黄染出现较早，随后出现躯干、四肢的皮肤黄染。

2. 肝细胞性黄疸皮肤呈浅黄至深黄色，严重者可有出血倾向。

3. 阻塞性黄疸皮肤呈暗黄色，完全阻塞者颜色更深，甚至呈黄绿色，并有皮肤瘙痒，尿色深，粪便颜色变浅或呈白陶土色。

4. 肝内、肝外胆管阻塞性黄疸可以出现胆道感染，严重时有感染中毒性休克，表现为高热、寒战、神志淡漠、烦躁不安、意识障碍、血压下降等征象。

三、辅助检查

（一）实验室检查

1. 肝细胞性黄疸　肝功能损害以转氨酶升高为主，总胆红素升高，直接胆红素和间接胆红素均有升高，碱性磷酸酶和谷氨酰转移酶轻度升高。尿中胆红素和尿胆原阳性。肝功能受损严重可以有低蛋白血症和凝血功能异常。

2. 阻塞性黄疸　三种阻塞性黄疸的实验室检查类似，主要的鉴别要靠影像学检查。肝功能化验转氨酶轻度升高或者很快下降，总胆红素升高，其中以直接胆红素升高为主（>60%），碱性磷酸酶和谷氨酰转肽酶明显升高。尿中尿胆原减少或缺如，尿中胆红素阳性。

（二）影像学检查

常用的影像学检查方法包括腹部超声、CT、磁共振胰胆管造影（magnetic resonance cholangiopancreatography，MRCP）等。不同病因、不同类型的肿瘤相关性黄疸，所表现出的影像学改变会有差异。

1. 肝影像学改变

（1）肿瘤占位性病变，包括原发性或转移性肝肿瘤病变，弥漫性肝占位病变可能是肝细胞性黄疸的原因。如果是靠近肝门部的肿瘤，要警惕肿瘤发展会侵及肝门胆管，引起肝外阻塞性黄疸。

（2）非肝内占位引起的肝细胞性黄疸，一般表现为肝内弥漫性病变或者肝内密度不均，有时可以没有异常。

（3）肝内胆管是否扩张是鉴别阻塞性黄疸的关键，化验检查提示阻塞性黄疸，而影像学没有肝内胆管扩张时，一般提示肝内胆汁淤积性黄疸。如果有肝内胆管扩张，则考虑肝内或肝外胆管阻塞性黄疸。

2. 肝外影像学改变　肝外阻塞性黄疸时，可以发现肝外胆管扩张，并且能够根据胆管狭窄的情况提示阻塞部位和可能的病变。例如胆管内占位、胰腺头颈部占位侵及胆管、转移肿大淋巴结压迫等。不同影像学检查对于肝内外胆管阻塞性黄疸的诊断各有优缺点（表 1–1）。

表 1–1　不同影像学方法检查优缺点

项目	优势	局限性
腹部 B 超	无创，可重复	气体干扰胆总管，诊断准确性不高
腹部 CT	无创，适合占位和肝内结石	胰胆管敏感性不如 MRCP
MRCP	无创，敏感性准确性好	体内金属禁用
ERCP	诊断“金标准”，有治疗作用	有创，技术要求高，费用高
PTC/PTCD	诊断，有治疗作用	有创，胆汁丢失，体外管道
EUS	诊断敏感性准确性高	技术要求高，费用高

MRCP/MRI磁共振胰胆管造影；ERCP（endoscopic retrograde cholangio-pancreatography）内镜逆行胰胆管造影；PTC/PTCD（percutaneous transhepatic cholangial drainage）经皮经肝胆道引流；EUS（endoscopic ultrasonography）超声内镜

四、诊断与鉴别诊断

不同的黄疸，病因和治疗方法截然不同，因此肿瘤患者在姑息治疗中出现黄疸，要分类鉴别并积极寻找病因。几种常见类型黄疸的鉴别参照表 1–2。

表 1–2　常见类型黄疸的鉴别

项目	肝细胞性黄疸	肝内胆汁淤积性黄疸	肝内 / 外胆管阻塞性黄疸
转氨酶	明显增高	可增高	可增高
直接胆红素	增加	明显增加	明显增加
直接胆红素 / 总胆红素	>30% ~ 40%	>50% ~ 60%	>50% ~ 60%
碱性磷酸酶	可增高	明显增高	明显增高
谷氨酰转移酶	可增高	明显增高	明显增高
凝血酶原时间	延长	延长	延长
尿胆红素	+	++	++
尿胆原	轻度增加	减少或消失	减少或消失
肝内外胆管扩张	无	无	肝内 / 外胆管扩张

五、治疗

（一）肝细胞性黄疸

1. 去除诱因，及时干预　尤其对于使用各种药物引起的肝细胞损伤，要做到使用前有预见（了解哪些药物有肝损害可能），使用中有监测（动态观察肝功能变化，肝损害发生时能够早期发现），发生后有措施（一旦发现肝损害，要及时停用药物，尽快给予相应治疗）。

2. 保肝治疗 常用的保肝药物很多，按照作用机制大体分类如下。

（1）细胞膜稳定剂：代表药物是多烯磷脂酰胆碱（456 mg，tid，口服），主要作用机制是促进肝细胞再生，协调磷脂和细胞膜功能。

（2）解毒类药物：例如还原型谷胱甘肽（1.8 g/d 静脉注射）、硫普罗宁（0.2 g/d 静脉注射），可以对抗氧化剂对巯基的破坏，保护细胞中含巯基的蛋白和酶。

（3）抗炎类药物：包括甘草酸二铵（0.15 g/d 静脉注射）、甘草酸单铵、复方甘草酸苷等，有类似肾上腺皮质激素样作用，促进胆红素代谢、抗炎、抗纤维化等作用。但是此类药物有低钾、水钠潴留等不良反应。

（4）维生素及辅酶类：包括各种水溶性维生素，如维生素C、维生素B及辅酶A等，能够促进能量代谢，保持代谢所需各种酶的正常活性。

（二）胆汁淤积性黄疸

胆汁淤积性黄疸发生机制和肝细胞性黄疸类似，但是由于肝内广泛毛细胆管损害，胆汁排泄障碍，黄疸进展一般更快。除了常规的保肝药物，还可以选择以下药物。

1. 腺苷甲硫氨酸 对于维持肝细胞膜完整性、流动性具有意义，用于治疗非梗阻性肝内胆汁淤积、妊娠期肝内胆汁淤积，使用剂量1 000 mg/d 静脉注射。

2. 熊去氧胆酸 是正常胆汁成分的异构体，可以增加胆汁分泌等功能，用于肝内胆汁淤积，但是严重肝功能不全和胆道完全梗阻禁用，使用剂量8～12 mg/（kg · d）。

3. 肾上腺皮质激素 对于药物引起的肝内胆汁淤积有一定效果，但是治疗效果存在争议。

（三）肝内、外肝管阻塞性黄疸

解除梗阻，保证胆汁引流是治疗的关键，尤其是不能进行根治性手术的肿瘤患者，微创减黄治疗是姑息治疗的关键。

1. 内镜逆行胰胆管造影（ERCP）支架植入　通过十二指肠镜操作，对于胆总管中下段梗阻引起的黄疸，可以使用ERCP方法置入金属或塑料支架，能够达到充分引流，由于不影响胆汁的肝肠循环，更符合生理代谢，创伤小，是此类梗阻引流的首选方法。高位胆管梗阻可能会侵及肝内多支胆管并且互相不交通，ERCP很难引流每一支梗阻的胆管，一般会选择引流主要胆管或者配合体外引流。

2. 经皮肝穿刺胆道引流（PTCD）　是体外姑息引流的主要方法，可以经X线或B超引导下穿刺，创伤较小，但是患者凝血功能异常、大量腹腔积液时应谨慎使用。有多支胆管梗阻时引流范围有限。

3. 人工肝支持　严重黄疸伴有肝功能重度损伤时，可以使用人工肝支持，包括血浆置换、胆红素吸附等，对于肝细胞性黄疸或者肝内胆汁淤积性黄疸，可以延缓肝衰竭的时间，保护其他脏器功能，在配合药物治疗下通过肝细胞的再生和储备逐渐恢复。但是肝内外胆管梗阻性黄疸，如果不能解除机械性梗阻，单纯人工肝治疗效果较差。

（四）肝外梗阻引起的黄疸

放置胆管支架是肝外梗阻引起黄疸的最常用的姑息性治疗手段，单纯性支架置入会因肿瘤生长导致支架堵塞。目前部分医疗机构已经开展^{125}I放射粒子支架置入，可以有效延缓胆道梗阻的再发生。

六、预后

肿瘤患者出现黄疸，尤其是进行性加重的黄疸，一般提示预后不佳，不仅是因为黄疸的出现提示病变对肝浸润的加重，也因为加重的黄疸使患者不能耐受针对肿瘤的大多数治疗。

典型病例

患者男性，78 岁。主因“直肠癌术后 1 年，皮肤巩膜黄染 2 周”入院。患者 1 年前因便血行肠镜检查，距肛门 8 cm 见不规则环周隆起肿物。病理诊断：腺癌。行腹腔镜下直肠癌根治术，术后分期 $T_4N_3M_0$，术后病理诊断：低分化腺癌。行 FOLFOX（奥沙利铂、氟尿嘧啶和亚叶酸钙）方案化疗 3 次，因出现呕吐症状，家属自行停止治疗。1 周前发现皮肤、巩膜黄染，尿色发黄，大便呈灰白色，门诊收入院。化验肝功能，ALT 225 U/L，AST 157 U/L，TBIL 245.7 μmol/L，DBIL 187.4 μmol/L，GGT 351 U/L，ALP 276 U/L。腹部 CT、MRCP 提示：肝门肿大淋巴结，压迫肝总管，肝内胆管扩张（图 1–4）。

该病例考虑直肠癌肝门淋巴结转移压迫肝总管引起的梗阻性黄疸，尽快解除梗阻为主要治疗方法。一般采用 ERCP 支架植入术或者 PTCD 减黄治疗。ERCP 行胆管支架植入手术（图 1–5），术后肝功能恢复正常。

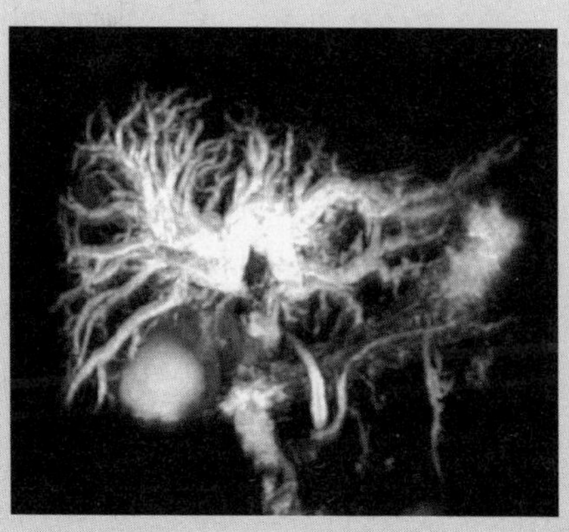

图 1–4　MRCP：肝总管梗阻，肝内胆管扩张

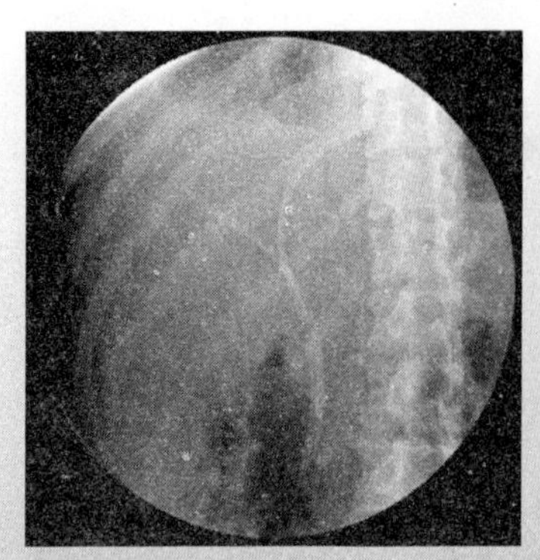

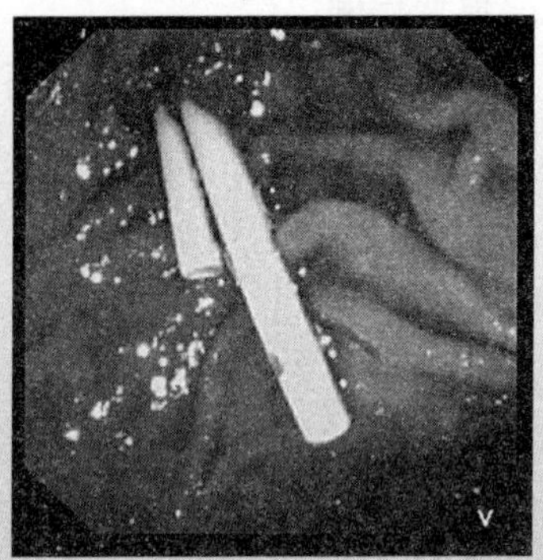

图 1-5　ERCP：肝内胆管支架植入（DSA 图像和内镜图像）

（杜时雨）

第三节　消化道出血

消化道出血（digestive tract bleeding）可发生于从口腔至肛门的任何部位，可以是显性出血，也可以是隐性出血。根据出血部位的不同，一般分为上消化道出血和下消化道出血。上消化道包括 Treitz 韧带以上的消化道，食管、胃、十二指肠、胆、胰、胃空肠吻合术后的空肠都属于上消化道范畴。下消化道包括 Treitz 韧带以下的空肠、回肠和结肠。不同肿瘤发生消化道出血的概率差别很大，取决于肿瘤部位、病变进展扩散情况、治疗方式等因素。急性消化道出血会威胁患者生命，而慢性消化道出血对于患者生活质量影响很大。

一、病因

不同肿瘤在姑息治疗期间出现消化道出血的原因非常复

杂，在临床应用中，可以根据是否由肿瘤直接引起消化道出血分为以下三大类。

1. 肿瘤直接相关消化道出血　肿瘤直接侵及或损害消化道黏膜所导致的消化道出血，包含两大类，一类是原发的消化道肿瘤，例如食管癌、胃癌、大肠癌，在不能手术的情况下，随着肿瘤的发展，表面糜烂、坏死，导致出血，当有较大血管受累时，还可能出现消化道大出血。肿瘤手术切除后吻合口复发引起的消化道出血也应归此类。另一类是非消化道肿瘤侵及消化道后伴随的出血，例如胰头癌侵及十二指肠，除了引起消化道梗阻，消化道出血也是常见的并发症。

2. 肿瘤间接相关消化道出血　有些肿瘤不会直接侵及消化道，一般没有消化道出血，但是在肿瘤治疗过程中药物或者放疗等可以间接损坏消化道黏膜，表现出呕血或者便血。此类出血中，上消化道出血大多是由药物所致，例如非甾体抗炎药，所引起上消化道出血的比例是很高的。放射治疗是引起下消化道出血的常见原因，尤其是直肠癌、宫颈癌，随放疗剂量的累积，便血的发生率也会升高，这类出血经常迁延不愈，即使放疗停止，也会延续很长时间，有报道在停止放疗 2 年后仍有消化道出血。

3. 肿瘤并发症所致消化道出血　原发性肝癌常会形成门静脉癌栓，并发门静脉高压，侧支循环代偿会形成食管胃底静脉曲张，曲张静脉一旦破裂会引起消化道大出血，是消化道出血中最凶险的一种类型。

二、临床表现

1. 一般表现　不管什么病因，消化道出血都是由于消化道黏膜破损所致，根据出血部位、黏膜破损程度和累及血管情况，临床表现也会有所不同。呕鲜红色或暗红色血液提示上消化道急性大量出血，通常来源于动脉血管或曲张静脉。呕咖啡样物系因出血缓慢或出血已经停止，红色的血红蛋白受胃酸作用变成褐色的正铁血红素所致。便血常提示下消化道出血，也可因活动性上消化道出血迅速经肠道排出所致。

黑便通常提示上消化道出血，但小肠或右半结肠的出血也可有黑便。通常上消化道出血量达 100 ~ 200 mL 时才会出现黑便，在一次严重的出血后黑便可持续数日之久，不一定表示持续性出血。隐血试验阴性的黑色粪便可能因摄入铁剂、铋剂或各种食物所致，不应误认为出血所致的黑便。长期隐性出血可发生于消化道的任何部位，通过粪便标本的化学试验可以检出。

2. 全身表现　取决于出血部位，失血速度及原发病或伴发病，如原有缺血性心脏病患者在消化道急性出血后可出现心绞痛或心肌梗死。伴发的心力衰竭、高血压、肺疾患、肾衰竭或糖尿病等可因严重的消化道出血而加重。少量出血可表现为脉搏和血压的直立性变化（直立位脉搏增加 > 10 次 /min 或血压下降 10 mmHg）。慢性失血患者可有贫血（如虚弱，易疲劳，面色苍白，胸痛或头昏），静脉曲张出血可以有肝硬化和门静脉高压的症状和体征。

消化道出血可能引起肝性脑病（继发于肝衰竭的精神状态改变）或肝肾综合征（继发于肝衰竭的肾衰竭）。

三、诊断

1. 详细掌握患者病史及治疗方案　是对肿瘤相关消化道出血进行定位和定性诊断的先决条件。原发什么部位的肿瘤，是否进行了手术治疗，手术方式如何，术后病理，术后分级，放、化疗方案选择等，是决定消化道出血部分和出血量的主要因素。

2. 出血量的评估　可以根据出血情况进行初步评估，也可以参考血红蛋白下降情况（每下降 10 g/L 血红蛋白，出血量在 300 ~ 400 mL），但是在急性出血早期，血红蛋白下降可以不显著（表 1–3）。

表 1–3 出血量的评估

出血征象	出血量评估
大便隐血阳性	>5 ~ 10 mL/d
黑便	>50 ~ 100 mL
呕血	>250 ~ 300 mL
全身症状	>400 ~ 500 mL/ 次
周围循环衰竭	>1 000 mL/ 短时间

3. 定位诊断 准确的出血定位是进行止血治疗的先决条件，目前的定位诊断方法也有了很大进步，根据不同部位、不同病变、出血快慢等因素，可选择的方法也越来越多。

（1）消化道内镜检查：使用最多的还是胃镜和结肠镜，操作简便，可重复性强，对患者一般条件要求相对较低，但是对于小肠病变出血无法探及，对于结肠检查也会要求相应肠道准备，对于急性出血患者很难实现。小肠镜的普及弥补了小肠检查的盲区，但是操作较复杂、检查时间长，操作时需要患者全身麻醉。

（2）胶囊内镜：主要用于小肠病变所致消化道出血的诊断，现在也已经有全消化道胶囊内镜上市，可覆盖全消化道的检查，操作简便，患者痛苦小。但有消化道梗阻时是相对禁忌，价格也较昂贵。

（3）消化道造影：在急性上消化道出血中，不建议选用上消化道钡餐检查，因为其精确性低于胃镜，若有多个病灶，不能确定出血部位，而且还有可能影响随后的内镜检查或血管造影。若无胃镜，可在病情稳定时（36 ~ 48 h 后）进行上消化道钡餐X线检查。对于小肠病变，小肠气钡双重造影也是重要选择。

（4）血管造影：在出血量较多时才可显示出血部位，出血速度> 0.5 mL/min（有的规定> 1 mL/min）时，血管造影才可显示造影剂外溢。主要用于出血量大，出血部位不明确时，这种方法可以同时用于止血治疗。

（5）其他方法：例如吞线试验、放射性核素检查等已经很少应用。

四、治疗

对于姑息治疗的肿瘤患者，大多不能耐受较大的手术止血治疗，因此早期发现、综合分析、个体化治疗是这类患者发生消化道出血后治疗的主要原则。

1. 急性消化道出血的治疗

（1）一般性治疗：严重消化道出血的患者应视为急症收入重症监护病房，有咽反射功能不全和反应迟钝或意识丧失的患者，应考虑作气管内插管以保证呼吸道畅通。

（2）积极补充血容量：有效的液体复苏是保持生命体征稳定的关键。现多推荐成分输血，在血容量适量恢复后，还需严密观察有无继续出血的征象（如脉搏加快，血压下降，呕新鲜血液，再次出现稀便或柏油样便）。

（3）止血药物：对于非静脉曲张性上消化道出血，质子泵抑制剂（PPI）是首选，出血量大时可以选择质子泵抑制剂持续静脉泵入（如注射用奥美拉唑8 mg/h）。治疗静脉曲张引起的上消化道出血，可以选择生长抑素或类似物（如奥曲肽0.025 ~ 0.05 mg/h持续静脉泵入）。

（4）内镜下止血治疗：上消化道大出血，在生命体征平稳的情况下，一般要求24 h内行胃镜检查，根据出血情况可以使用不同的内镜下止血措施。例如食管胃底静脉曲张出血，可以进行胃镜下套扎、硬化剂注射、组织胶注射止血治疗。非静脉曲张出血，根据出血病变可以使用止血夹、药物注射等措施。下消化道出血寻找出血部位可能比较困难，但是如果发现病变也可以使用相应的止血治疗。

（5）介入治疗：对于消化道急性大量出血，如果判断出血速度 > 0.5 mL/min 可以考虑行介入治疗，通过选择性血管造影发现出血部位，并进行栓塞等止血治疗，较手术而言创伤相对较小。

2. 慢性消化道出血的治疗

（1）去除诱因：根据不同的出血病因和分类，寻找可能的诱因，加以控制，例如非甾体抗炎药引起的出血要考虑更换药物或调整剂量；放疗中出现消化道出血，要考虑暂停放疗。

（2）上消化道出血的治疗：口服质子泵抑制剂和胃黏膜保护剂：吉法酯 100 mg，tid；替普瑞酮 50 mg，tid 等，目前认为效果最好的是质子泵抑制剂，根据病情可以小量长期维持治疗。

（3）下消化道出血的治疗：目前药物效果欠佳，对于左半结肠和直肠出血，可以局部给药，例如药物灌肠治疗。硫糖铝灌肠对于放射性肠炎有一定治疗效果。口服或局部应用美沙拉秦对于炎性出血可能有一定效果。

五、预后

肿瘤直接相关消化道出血由于很难控制原发病灶发展，预后较差。肿瘤间接相关消化道出血在控制诱发因素的情况下，可以较好地控制消化道出血的进展。

患者女性，49 岁。5 个月前因宫颈癌行放疗，腔外照射 50 Gy 分 25 次。1 月前出现腹泻，每日 4～5 次，糊状便，含少量黏液，曾化验便常规：RBC 2～5 个 /HP，WBC 0～1 个 /HP。间断口服乳酸菌素片，效果不佳。2 周前出现便血，为暗红色血便，和大便相混，每日 4～6 次，每次 70～100 mL，便前左下腹绞痛，便后缓解。肠镜检查：乙状结肠黏膜充血、水肿，坏死改变，肠腔轻度狭窄（图 1–6）。病理：结肠炎。结合病史，诊断放射性肠炎。予双歧杆菌、蒙脱石散口服，硫糖铝灌肠治疗。3 周后复查肠镜：黏膜局部充血，瘢痕形成，较前减轻（图 1–7）。

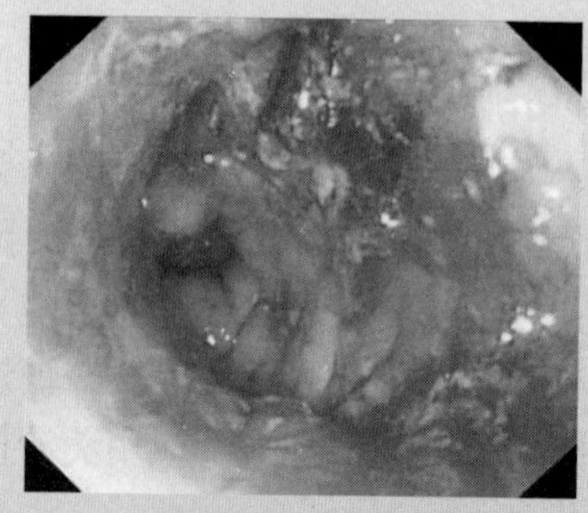

图 1–6 肠镜检查

治疗前乙状结肠黏膜充血水肿，肠腔轻度狭窄

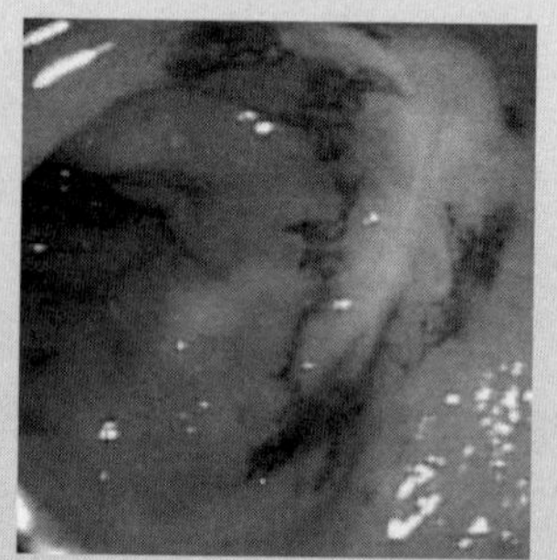

图 1–7 肠镜检查

治疗后黏膜局部充血，瘢痕形成，较前减轻

（杜时雨）

第四节 恶心与呕吐

呕吐（Vomiting）是由于延髓的呕吐中枢和化学感受器触发区受到刺激而发生的反射性腹壁肌肉和膈肌收缩、幽门括约

肌和下食管括约肌松弛、舌根下收、声门关闭和后咽部开放，致使腹内压和胸内负压增大，胃甚至小肠内容物经食管和口腔排出体外的现象。恶心（nausea）常常为呕吐的前奏，为上腹不适和紧迫欲吐的感觉。可伴有迷走神经兴奋的症状，如皮肤苍白、出汗、流涎、血压降低及心动过缓等。

恶心和呕吐是肿瘤患者常见的症状，引起恶心和呕吐的原因有很多，主要包括肿瘤相关性、治疗相关性、精神因素相关性、全身因素相关性，临床上多为治疗相关性，尤其是化疗相关性恶心和呕吐（chemotherapy-induced nausea and vomiting，CINV）。据统计，如果没有止吐治疗，化疗期间发生呕吐的概率可达 80%。此外，在放疗、免疫治疗、靶向治疗过程中，呕吐也有着极高的发生率。

恶心和呕吐对患者的情绪、社会和日常功能等方面都会产生明显的负面影响，降低患者的生活质量和对于治疗的依从性，并可能造成代谢紊乱、营养失调和体重减轻，增加患者对治疗的恐惧感，严重时不得不终止抗肿瘤治疗。因此，积极、合理地预防和处理肿瘤治疗相关性恶心与呕吐，将为抗肿瘤治疗的顺利进行提供保障。

一、病因

呕吐中枢和化学感受器触发区（chemoreceptor trigger zone，CTZ）可能是产生恶心和呕吐的中枢机制。除 CTZ 的传入信号之外，化疗药物刺激胃和近段小肠黏膜，肠嗜铬细胞释放神经递质刺激肠壁上的迷走神经和内脏神经传入纤维，将信号传入脑干，直接刺激呕吐中枢的神经核，或间接通过 CTZ 引发呕吐反射。来自中枢神经系统的直接刺激时，前庭系统的传入信号也可以诱导呕吐。神经递质及其受体在呕吐形成中也发挥着重要作用，其中关系最密切的神经递质包括 5- 羟色胺（5-HT）、P 物质和大麻素，其他还包括多巴胺、乙酰胆碱和组胺等。

二、分型分级

绝大多数肿瘤相关呕吐与化疗相关，按照发生时间，化疗所致恶心和呕吐（CINV）通常可以分为急性、延迟性、预期性、爆发性及难治性 5 种类型。

（一）急性恶心、呕吐

急性恶心、呕吐一般发生在给药数分钟至数小时，并在给药后 5 ~ 6 h 达高峰，但多在 24 h 内缓解。

（二）延迟性恶心、呕吐

延迟性恶心、呕吐多在化疗给药 24 h 之后发生，常见于顺铂、卡铂、环磷酰胺和多柔比星化疗时，可持续数天。

（三）预期性恶心、呕吐

预期性恶心、呕吐是指患者在前一次化疗时经历了难以控制的 CINV 之后，在下一次化疗开始之前即发生的恶心、呕吐，是一种条件反射，主要由于精神、心理因素等引起。预期性恶心、呕吐往往伴随焦虑、抑郁，与以往 CINV 控制不良有关，发生率为 18% ~ 57%，恶心比呕吐常见。由于年轻患者往往比老年患者接受更强烈的化疗，并且控制呕吐的能力较差，更易发生预期性恶心、呕吐。

（四）爆发性呕吐

爆发性呕吐是指即使进行了预防处理但仍出现的呕吐，并需要进行"解救性治疗"。

（五）难治性呕吐

难治性呕吐是指在以往的化疗周期中使用预防性和（或）解救性止吐治疗失败，而在接下来的化疗周期中仍然出现呕吐。

抗肿瘤药所致呕吐主要取决于所使用药物的催吐潜能。一般可将抗肿瘤药分为高度、中度、低度和轻微 4 个催吐风险等级，是指如不予以预防处理，呕吐发生率分别为 >90%、

30%～90%、10%～30%和<10%。抗肿瘤药的催吐性分级参见表 1-4。

表 1-4　抗肿瘤药的催吐性分级

催吐性分级	静脉给药	口服给药
高度催吐危险（致呕率 >90%）	顺铂 多柔比星或表柔比星 + 环磷酰胺（AC） 环磷酰胺 >1 500 mg/m^2 卡莫司汀 >250 mg/m^2 多柔比星 >60 mg/m^2 表柔比星 >90 mg/m^2 异环磷酰胺≥ 2 g/m^2 氮芥 达卡巴嗪（氮烯咪胺）	丙卡巴肼 六甲蜜胺
中度催吐危险（致呕率 30%～90%）	白介素 -2 >1 200～1 500 万 U/m^2 氨磷汀 >300 mg/m^2 苯达莫司汀 卡铂 卡莫司汀≤ 250 mg/m^2 环磷酰胺≤ 1 500 mg/m^2 阿糖胞苷 >200 mg/m^2 奥沙利铂 甲氨蝶呤≥ 250 mg/m^2 多柔比星≤ 60 mg/m^2 表柔比星≤ 90 mg/m^2 伊达比星 异环磷酰胺 <2 g/m^2 α 干扰素≥ 1 000 万 U/m^2 伊立替康 美法仑 放线菌素 D 柔红霉素 阿仑珠单抗	环磷酰胺 替莫唑胺 伊马替尼

续表

催吐性分级	静脉给药	口服给药
低度催吐危险（致呕率 10%～30%）	氨磷汀≤ 300 mg/m^2 白介素 -2 ≤ 1 200 万 U/m^2 卡巴他赛 阿糖胞苷（低剂量）100～200 mg/m^2 多西他赛 多柔比星（脂质体） 依托泊苷 氟尿嘧啶 氟尿苷 吉西他滨 α 干扰素 500～1 000 万 U/m^2 甲氨蝶呤 50～250 mg/m^2 丝裂霉素 米托蒽醌 紫杉醇 白蛋白紫杉醇 培美曲塞 喷司他丁 塞替派 托泊替康 硼替佐米 西妥昔单抗 帕木单抗 曲妥珠单抗	卡培他滨 替加氟
轻微催吐危险（致呕率 <10%）	门冬酰胺酶 博来霉素 平阳霉素 克拉立滨 阿糖胞苷 <100 mg/m^2 长春瑞滨 地西他滨 右丙亚胺 氟达拉滨	苯丁酸氮芥 羟基脲 美法仑 硫鸟嘌呤 甲氨蝶呤 吉非替尼 索拉非尼 厄洛替尼

续表

催吐性分级	静脉给药	口服给药
	α 干扰素 ≤ 500 万 U/m^2 贝伐珠单抗	

三、治疗

对于化疗所致恶心、呕吐，根据不同药物的催吐等级，选用适当的止吐治疗方案极其重要。在肿瘤相关治疗开始前，应充分评估呕吐发生风险，制订个体化的止吐防治方案。如在化疗前给予预防性的止吐治疗；在末剂化疗后，接受高度和中度催吐风险药物进行化疗的患者，恶心、呕吐风险分别至少持续 3 天和 2 天。因此在整个风险期，均需对呕吐予以防护（表 1–5）。

表 1–5 化疗所致恶心、呕吐的预防措施

给药途径	催吐风险	急性期预防	延迟性预防
静脉化疗	高度（致呕率 >90%）	$5-HT_3RA$ + DXM + NK–1RA ± 劳拉西泮 ± H_2 受体拮抗药或质子泵抑制剂	DXM ± NK–1RA ± 劳拉西泮 ± H_2 受体拮抗药或质子泵抑制剂
	中度（致呕率 30%～90%）	$5-HT_3RA$ + DXM ± NK–1RA ± 劳拉西泮 ± H_2 受体拮抗药或质子泵抑制剂	$5-HT_3RA$+DXM ± NK–1RA ± 劳拉西泮 ± H_2 受体拮抗药或质子泵抑制剂
	低度（致呕率 10%～30%）	DXM；甲氧氯普胺；丙氯拉嗪 ± 劳拉西泮 ± H_2 受体拮抗药或质子泵抑制剂	无常规预防

续表

给药途径	催吐风险	急性期预防	延迟性预防
	轻微（致呕率 <10%）	无常规预防	
口服化疗	高度－中度	$5-HT_3RA$ ± 劳拉西泮 ± H_2 受体拮抗药或质子泵抑制剂	无常规预防
	低度－轻微	无常规预防	无常规预防

注：$5-HT_3RA$：$5-HT_3$ 受体拮抗药；DXM：地塞米松；NK-1RA：NK-1 受体拮抗药。

多种抗肿瘤药物联合应用及多周期化疗，都有可能增加恶心、呕吐的发生率。对于顺铂、多柔比星、环磷酰胺等高催吐风险的化疗药物，可选用 $5-HT_3$ 受体拮抗药 + 地塞米松 +NK-1 受体抑制剂 + 劳拉西泮 + 质子泵抑制剂这类多药联合的强效止吐方案。

放疗亦可引起恶心、呕吐症状。放射线可直接损伤胃肠道内的黏膜上皮细胞，胃肠道内含有快速增殖的上皮细胞，对于放疗特别敏感。如果胃肠道在放疗照射野之内，可以直接刺激上消化道传入神经纤维。此外，脑部的放疗容易引起脑水肿，引起颅内压增高进而诱发呕吐。外科手术、阿片类药物使用亦可导致呕吐。临床上，需全面评估患者恶心、呕吐的原因，对于不同情况，一方面治疗引起呕吐的原发疾病，另一方面对症给予止吐治疗。

放化疗期间，宜合理搭配饮食，适当清淡，少食多餐。进食前和进食后尽量少饮水。餐后勿立即躺下，以免食物反流，引起恶心。忌酒，勿食甜、腻、辣和油炸食品。此外，应该鼓励肿瘤患者放松身心、缓解压力，避免高压的、过度紧张的环境。

典型病例

患者女，58岁。主因“结肠癌肺转移术后8个月，肝转移1月”入院。患者8个月前无意中发现右下腹部包块，无腹痛、腹泻等不适。化验检查HGB 87 g/L，腹部CT提示回肠末端及回盲部管壁不均与增厚，考虑占位，周围多发小淋巴结；右肺下叶结节，考虑转移。肠镜：进镜50 cm患者不能耐受，退镜检查未见异常。临床诊断升结肠癌，行腹腔镜右半结肠切除术。术后病理：中分化管状腺癌，部分呈黏液腺癌。术后行右下肺占位穿刺及消融术。术后病理提示腺癌浸润，考虑转移。

术后曾行奥沙利铂联合卡培他滨方案辅助化疗，因胃肠道反应严重未服用卡培他滨。1个月前发现肿瘤标志物CA199升高，行PET-CT检查提示：肝多发转移。入院后更换二线FOLFIRI（伊立替康180 mg/m^2）方案化疗，仅给予帕洛诺司琼止吐治疗。化疗后患者恶心明显，呕吐每日7~8次，无法进食。给予对症静脉营养支持，口服地塞米松、托烷司琼、多潘立酮等药物，症状约1周逐渐缓解。第2周期给予阿瑞匹坦、帕洛诺司琼、甲泼尼龙联合止吐，恶心、呕吐较前次好转，但仍有Ⅱ度恶心、呕吐发生。

此病例为典型化疗相关恶心、呕吐病例，患者使用中度致吐药物伊立替康，但为女性、既往存在化疗呕吐病史等不良因素。化疗中出现Ⅳ度恶心、呕吐，第2周期按高致吐风险方案给予止吐治疗，恶心、呕吐症状较前减轻，但仍为Ⅱ度。提示对于肿瘤化疗患者，应充分评估患者致吐风险和影响因素，及时给予有效止吐治疗，可降低患者恶心、呕吐发生率和严重程度。

（梁　军　贾　军）

第五节 食欲减退

肿瘤患者常常因各种原因导致食欲下降，引起食物摄取减少及体重下降，甚至进展为恶病质状态，严重影响患者的生存时间及生活质量。肿瘤相关性食欲减退（anorexia）是肿瘤患者常见的并发症，因肿瘤种类、临床分期而异，总体发生率在6%～74%之间，在胃肠道肿瘤及晚期肿瘤患者中常见。接受姑息治疗的晚期癌症患者中食欲减退发生率达25%～45%，且伴营养不良，甚至恶病质状态。

一、病因

肿瘤本身及各种抗肿瘤治疗（化疗、靶向治疗、放疗以及消化道肿瘤根治术等）的不良反应，可引起胃肠道功能紊乱、胃排空延迟、吸收不良，导致食欲下降，能量及营养素摄入不足。这些疾病相关因素包括上消化道梗阻、肠梗阻、恶病质、大量浆膜腔积液等，和肿瘤相关不良症状如疼痛、吞咽障碍、呼吸困难、高热、严重失眠、情绪低落或紧张等协同，导致中枢神经系统的进食调节功能紊乱，涉及中枢神经系统释放促炎性神经肽和其他神经递质之间的复杂关联。这些神经内分泌通路的失调直接导致食欲减退。

在恶性肿瘤副肿瘤综合征效应的参与下，5-羟色胺等各种化学因子作用于下丘脑的化学感受器，干扰饱腹感调节。同时，肿瘤组织向循环系统释放或由肿瘤本身诱导患者代谢异常致使机体自身释放这类物质，如肿瘤坏死因子（TNF-α）、白介素（IL-1、IL-6）等各类细胞因子抑制食欲。

此外，心理因素也是造成食欲减退、厌食的重要因素。肿瘤所造成的绝望、忧虑心理造成其情绪低落，也会间接作用于大脑的化学感受器，引起食欲减退。

二、评估

目前可依据“基于症状评估”问卷法和视觉模拟评分法（visual analogue scales，VAS）两种厌食评估方法可供选用。“基于症状评估”问卷法提供定性信息，在患者回答表1中所有问题后，评出分值，最终分值≤24分，即可确定为厌食（表1–6）。

表1–6 基于症状的厌食评估

	无	+	++	+++	++++
食欲佳	0	1	2	3	4
摄食量足够	4	3	2	1	0
担心体重超标	4	3	2	1	0
多数食物对我来说口味不快	4	3	2	1	0
担心自己消瘦	4	3	2	1	0
进食时对食物缺乏兴趣	4	3	2	1	0
难以进食丰富或大量食物	4	3	2	1	0
家人朋友督促进食	4	3	2	1	0
呕吐	4	3	2	1	0
早饱	4	3	2	1	0
胃脘部疼痛	4	3	2	1	0
体质好转当中	0	1	2	3	4

VAS为半定量评估厌食程度，借鉴国外20世纪的做法和国内癌性疼痛VAS评估思路。建议具体做法：使用一条长约10 cm游动标尺，一面标有10个刻度，两端分别为“0”分端和“10”分端。0分表示食欲正常，10分代表极度厌恶食物。使用时将有刻度一面背向患者，让患者在直尺上标出能代表自

已对食物欲望程度的相应位置，医师根据患者标出的位置为其评分，临床评定以“0～2”分为“正常食欲/基本正常进食者”，“3～5”分为“轻度厌食”，“6～8”分为“中度厌食”，>“8”分为“重度厌食”。临床治疗前后使用同样的方法即可较为客观的做出评分，并对厌食治疗的效果进行较为客观的评价。VAS法更为直观，更容易被推广接受。

三、治疗

针对肿瘤相关性食欲减退的治疗，应该从以下两方面着手：①刺激食欲，增加主动进食量。②在无法按需按量进食时，需适当加用肠内及肠外营养，以期达到所需的营养供给，避免进入晚期恶病质状态。

促进食欲药物中应用最广泛的当属孕激素类药物。临床试验已证实孕激素类药物能明显增加患者食欲及进食量，增加体重，改善营养指标，临床上多以醋酸甲羟孕酮和甲地孕酮为代表。可以提高食欲、增加体重，改善肿瘤患者的厌食及恶病质，提高患者生活质量。糖皮质激素本身亦可增加食欲，但不良反应较多，不宜长期使用。此外，使用适当的胃肠动力药物也可以促进食欲，但之前应排除机械性肠梗阻等禁忌证。

有一些药物曾被认为有希望缓解厌食乃至恶病质症状，但其结果收效甚微，这些药物包括己酮可可碱、硫酸肼、屈大麻酚、赛庚啶、二十碳五烯酸、依那西普等。目前，多潘立酮及枸橼酸莫沙必利应用较多，但应注意其心脏风险。

最新的NCCN姑息治疗指南推荐，存在高度食欲减退风险的患者，在接受抗肿瘤治疗前需行厌食状态评估，并采取相应预防措施。正在接受放、化疗的厌食患者应加强营养支持，以改善营养状况。针对厌食治疗措施无效时，重新评估患者营养状态、产生厌食原因，并尝试新的措施，即肠内营养（enteral nutrition，EN）和（或）肠外营养（parenteral nutrition，PN）。

肠内营养指从消化道给予特殊医学用途食品，途径包括口服及管饲，后者有鼻胃管、鼻肠管、经皮内镜胃造口术（percutaneous endoscopic gastrostomy，PEG）及内镜下空肠造口术（percutaneous endoscopic jejunostomy，PEJ）等。肠内营养可逆转部分早期恶病质状态。对于难治性恶病质阶段，在不增加进食相关不适的情况下，可给予肠内营养。如果无法实施肠内营养，建议给予全肠外营养（total parenteral nutrition，TPN）或补充性肠外营养（supplemental parenteral nutrition，SPN）。口服饮食加上家庭肠外营养（home parenteral nutrition，HPN），可改善肿瘤恶病质患者生存时间，使能量平衡，脂肪增加，身体活动能力增加。但不良反应较大，须严格把握适应证。

典型病例

患者男性，35 岁，主因“腹壁转移性腺癌 3 月余”入院。患者 8 月前无诱因出现低热、右上腹部胀痛，伴右侧背部疼痛，休息后无缓解，不伴恶心、呕吐及腹泻等不适，症状逐渐加重，疼痛向左肩部放射，脐周可触及肿块，5 个月前就诊外院，腹部增强 CT 示：肝右叶占位性病变，结合病史可能为炎性病变；胆管结石。4 月前 PET-CT 示：肝右叶 S8 被膜下低密度结节，代谢异常活跃，性质待定，肝内胆管癌可能性大，继发肝内胆管扩张，邻近肝被膜受侵或转移。腹腔肠系膜、前腹壁、盆底 Douglas 陷凹多发高密度灶伴代谢增高，病灶体积似较腹部 CT 所示增大，数量增多，不除外转移性；腹盆腔少量积液。腹部超声：腹部正中腹白线处探及低回声结节。穿刺病理：见腺癌浸润。肿瘤标志物 CEA 9.29 ng/mL，CA125 173.1 U/mL，CA199 255.4 U/mL。建议患者化疗，患者拒绝，给予腹腔穿刺间断引流血性腹腔积液。后出现黄疸，给予PTCD胆汁外引流。

近1个月来患者感腹胀，右上腹部疼痛加重，进食后明显，间断恶心、呕吐，呕吐物为胃内容物，近日几乎不能进食，体重近3个月减轻7.5 kg。遂就诊于我院。入院查体：消瘦、营养不良，腹部膨隆，脐周可触及直径5～6 cm肿物，质硬，固定，腹部轻压痛，无反跳痛及肌紧张，移动性浊音（+），肠鸣音弱。入院后考虑患者肿瘤晚期，广泛转移，体质差，建议姑息对症治疗。给予甲地孕酮片对症纠正恶病质，对症镇痛，静脉营养治疗，间断引流腹腔积液、补充清蛋白等治疗，效果不佳，入院一个半月后死亡。

此例患者为诊断明确为肝胆管癌，因肿瘤广泛转移，引起腹胀、食欲减退，后继发恶病质，经对症非手术治疗无效死亡。对于肿瘤引起的腹胀、食欲减退应给予重视，早期干预，在抗肿瘤基础上给予对症治疗。对于晚期恶病质尚无良好的治疗方案，以姑息对症、营养支持治疗为主。

（梁　军　贾　军）

第六节　呃　逆

呃逆（hiccup）是膈肌和肋间肌等辅助呼吸肌反复的、不随意的挛缩，进而导致声门闭锁，空气迅速流入气管内，发出特征性声音的一种症状。呃逆分为单发性呃逆和顽固性呃逆。前者无病理意义，正常人亦常见，无须治疗。呃逆发作超过

48 h 未停止或加重者称为顽固性呃逆，需要给予干预措施。

肿瘤患者中有 10% 出现过呃逆，化疗过程中顽固性呃逆的发生率约为 2%。顽固性呃逆常严重影响患者的进食、讲话、正常呼吸和睡眠，并可造成精神和躯体的沉重负担，严重影响生活质量。

一、病因

呃逆是一种较为原始的反射，其反射弧的传入神经是由膈神经、迷走神经及 T_6–T_{12} 的交感神经链组成。传出神经包括膈神经加上前斜角肌的运动神经元、肋间外肌及迷走神经的喉反部分。反射弧的中枢在 C_3–C_5 间的脊髓及脑干、中脑区域。当膈神经、迷走神经受刺激时，膈肌和肋间肌产生不自主同步强烈收缩。一方面兴奋沿网状脊髓束传至膈神经，使膈肌产生强烈节律性收缩，同时呼吸暂停；另一方面兴奋经迷走神经运动纤维传至咽喉肌肉，产生喉头痉挛。

肿瘤相关性呃逆原因复杂，除了肿瘤原发灶本身的压迫及转移病灶压迫可以导致呃逆以外，放疗、化疗和手术等抗肿瘤治疗，以及感染和药物等因素亦可引起呃逆。胃肠道、胸腔及中枢神经系统病变是导致肿瘤患者顽固性呃逆的主要原因。

二、临床评估

临床评估方面，细致的体格检查是必不可少的。肺炎、肠梗阻、脑转移、腹腔占位等容易引起呃逆的肿瘤并发症可通过影像学检查筛查。严重的电解质紊乱、肾功能不全等呃逆病因则可以通过实验室检查筛查。一过性的、可自我终止的呃逆可予密切观察。而超过 48 h 的顽固性呃逆会给患者带来极大的痛苦和负担，而且一般由器质性疾病所导致，往往需要细致的临床评估，分析呃逆原因，及时处理。

三、治疗

对于出现呃逆症状的肿瘤患者，首先要分析原因。如果为肿瘤原发症状（瘤体压迫膈神经及外周神经）所引起的呃逆，应尽早、尽快行抗肿瘤治疗。对于抗肿瘤治疗引起的继发性呃逆或者肿瘤并发症引起的呃逆，也应对原发疾病进行治疗。病因不明或者短期内不能迅速纠正原发病因时，则可以进行经验治疗。包括非药物治疗和药物治疗两类。

（一）非药物治疗

可予患者分散注意力的交谈，或嘱患者行大量饮水分次咽下，用纸袋或塑料袋罩于口鼻外做重复呼吸，做 Valsalva 动作等运动，以舒张膈肌，抑制呃逆反射弧，达到终止呃逆的目的。

（二）药物治疗

当非药物治疗手段难以终止呃逆状态时，需考虑进行药物治疗。最早用于顽固性呃逆的药物是吩噻嗪类抗精神病药。其药理作用机制是阻断位于下丘脑、延髓的多巴胺受体，从而抑制呃逆反射弧的传导，达到治疗呃逆的目的。长期使用会有锥体外系症状、嗜睡、直立性低血压、口干、体重增加等不良反应。类似的药物还有奥氮平等。

巴氯芬为神经性传导抑制剂 γ- 氨基丁酸（GABA）的衍生物，主要作用于脊髓运动神经元的 GABA 受体，一方面可对神经传导起抑制作用，从而缓解平滑肌和膈肌痉挛，使呃逆停止；另一方面它可能通过对中枢的镇静作用达到抑制呃逆中枢而终止呃逆发作。用法：每次 10 mg，每日 2 次，口服；最大剂量为 15 mg，每日 3 次。

甲氧氯普胺是多巴胺 D_2 受体拮抗药，同时还具有 5- 羟色胺（$5\text{-}HT_4$）受体激动效应，对 $5\text{-}HT_3$ 受体有轻度抑制作用。D_2 受体广泛存在于延髓极后区、黑质纹状体以及胃肠道，甲氧氯普胺通过极后区D受体和外周D受体产生止吐作用。

抗癫痫药可用于顽固性呃逆的二线治疗。这些药物通过抑制兴奋性钠离子通道（如苯妥英钠，卡马西平）或者增强GABA作用（如加巴喷丁，丙戊酸），从而减少中枢神经系统兴奋性递质的传导。

此外，顽固性呃逆会给患者带来巨大的心理负担，应该向患者做好心理疏导工作，对患者做好支持和鼓励，消除其焦虑、不安情绪，有利于呃逆缓解。

典型病例

患者，男性，55岁。2月前因右腹部隐痛不适入院。查腹盆腔CT示升结肠不规则增厚，约30 mm，与肝S6区被膜、邻近腹膜分界不清，考虑结肠癌，侵犯肝被膜、腹膜。结肠周围及结肠系膜血管旁见多发淋巴结，较大约24 mm×18 mm，考虑转移。肠镜示升结肠见环周不规则溃疡型肿物。病理示中分化腺癌。肺CT及头颅CT未见异常。腹部MRI示肝内见多发T1信号肿物，较大者42 mm×37 mm，环周低强化，呈靶征。已接受1周期FOLFIRI方案化疗，目前行第2周期原方案化疗期间出现呃逆，影响说话、饮食。查血常规、肝肾功能、离子未见异常。

考虑患者呃逆与化疗药物有关，嘱患者与家属交谈分散注意力，并大口饮水，呃逆症状未缓解。给予患者巴氯芬10 mg，bid，后呃逆症状逐渐减轻。化疗结束后呃逆停止。

（梁 军 贾 军）

第七节　腹泻与肠道菌群失调

健康人约每日解成形便一次，量不超过 200 ~ 300 g。排便次数增多（>3 次 /d），粪便量增加（>200 g/d），粪便稀薄（含水量 >85%）称为腹泻（diarrea）。腹泻超过 3 ~ 6 周或反复发作称为慢性腹泻。肿瘤患者合并腹泻容易导致脱水、电解质紊乱，严重影响患者的生活质量和治疗效果，甚至危及生命。

肿瘤患者腹泻可分为肿瘤相关性、治疗相关性和感染性。肿瘤相关性腹泻常见于内分泌肿瘤，如功能性胃肠神经内分泌肿瘤、胰岛素瘤等。这类肿瘤可分泌或促进多肽、5- 羟色胺等释放直接引发腹泻。如合并贫血、恶病质等，也会影响消化吸收功能出现腹泻。治疗相关性腹泻是指外科手术并发症，或者是化学治疗、放射治疗导致的治疗相关性腹泻。化学治疗相关性腹泻占所有肿瘤相关性腹泻的 40%，应格外引起重视。感染性腹泻是肿瘤患者腹泻的重要因素。肿瘤患者免疫功能低下，营养不良、侵袭性操作等均影响肠道正常菌群，易并发肠道感染，从而导致感染性腹泻。

一、病因及病理生理

腹泻病因及病理生理分为以下 4 种。

1. 分泌性腹泻　是由于肠黏膜受到刺激而致水、电解质分泌过多或吸收抑制所引起。可刺激肠黏膜的介质包括细菌肠毒素、肿瘤病理性分泌的胃肠多肽、前列腺素、5- 羟色胺等，以及内源性导泻物质如胆酸、脂肪酸、某些泻药等。该型腹泻每日可达数升，多呈水样便，禁食 48 h 后腹泻仍持续。

2. 渗透性腹泻　因肠道内存在大量高渗性的食物、药物，体液中的水分顺渗透压梯度涌进肠道所致。常见原因：糖类吸收不良，使用了含镁、钠的轻泻剂，使用了聚乙二醇等通便药或者治疗便秘的药物等。一般此类腹泻在禁食后停止或显著减轻。

3. 渗出性腹泻 是由于肠黏膜完整性受炎症、溃疡等病变破坏而大量渗出所致。多由感染、自身免疫性、炎症性肠病、肿瘤、放射线和营养不良等引起，可排出脓血便。

4. 胃肠动力失常 部分药物、疾病和胃肠道手术可改变肠道正常的运动功能，促进肠蠕动，使肠内容物过快地通过肠腔，与黏膜接触时间过短，从而影响消化吸收导致腹泻。特点是粪便不带渗出物，往往伴有肠鸣音亢进，腹痛可有可无。

二、治疗

肿瘤患者腹泻的诊治需先明确腹泻原因。若为原发病引起的肿瘤相关性腹泻，应尽早地针对肿瘤进行治疗，祛除原发因素。

化疗相关性腹泻在肿瘤相关性腹泻中占有极大的比重。含有氟嘧啶类（如氟尿嘧啶）和喜树碱类（如 CPT-11）的化疗方案最常引起腹泻，发生率高达 50%～80%。阿糖胞苷、放线菌素、甲氨蝶呤等亦常引起腹泻，严重时可出现血性腹泻，引起脱水、电解质紊乱。

根据美国临床肿瘤学会指南推荐，轻、中度腹泻可用洛哌丁胺治疗，标准剂量无效者可用大剂量，即洛哌丁胺 2 mg，每 2 h 1 次，注意监测肠鸣音变化，警惕出现麻痹性肠梗阻。仍无效者推荐用奥曲肽皮下注射，重度化疗相关性腹泻，应住院密切观察水电解质平衡，对症补液支持治疗。

此外，恶性肿瘤患者由于免疫功能低下、放化疗、大量使用广谱抗生素及营养不良等因素，常并发感染性腹泻。难辨梭状芽胞杆菌感染最为常见，凡病人化疗后出现严重腹泻，尤其是血便时，即使没有应用抗生素，亦应考虑难辨梭状芽孢杆菌感染。细菌毒素测定和结肠镜检查有助诊断。甲硝唑和万古霉素是特效药物。真菌感染以白念珠菌多见，多为泡沫状稀便，对中晚期肿瘤患者腹泻应警惕真菌感染性腹泻的可能，并注意口腔、食管等部位有无真菌感染。确诊依据为直接涂片查到真菌菌丝，或通过培养进行分离鉴定。其他机会致病微生物和病原微生物如产气荚膜梭状芽孢杆菌、蜡样芽孢杆菌、肠贾第鞭毛虫、隐孢子虫属、沙门菌属、志贺菌属、弯曲菌属，以及轮状病毒等感染也能引起腹泻。针对这类腹泻患者，需要根据病原学进行治疗。

盐酸小檗碱对痢疾志贺菌、大肠埃希菌、肺炎链球菌、金黄色葡萄球菌、链球菌、伤寒沙门菌及阿米巴原虫有抑制作用。蒙脱石散是一种硅铝酸盐，其主要成分为八面体蒙脱石微粒，其粉末粒度达 1 ~ 3 μm，对消化道黏膜具有很强的覆盖能力，是目前临床上治疗急、慢性腹泻的常用药。治疗中应密切注意水、电解质和酸碱平衡的评估，对营养不良者给予营养支持。

人体肠道含有多种菌群，共计 9 个门合计 1 000 余种细菌。肠道菌群参与多种重要生理活动，它们可以合成多种人们所需的微量物质，参与营养物质的代谢，促进矿物元素的吸收。同时，它们也可以促进胃肠道发育和成熟，抵御外来细菌的侵袭。正常肠道菌群可以保护肠道上皮，减少胃肠道炎症的发生概率，预防肿瘤发生。

三、研究进展

当机体受到饮食、药物、精神压力等因素的影响时，肠道菌群在种类、数量和生物特性上的平衡会被打破，部分肠道菌种的繁殖被抑制，而未被抑制的肠道菌快速繁殖，使其正常生理性组合被破坏，肠道菌群保护作用被削弱，所引起的临床症状称为肠道菌群失调（flora imbalance）。

肠道菌群失调与恶性肿瘤的发生、发展等环节密切相关。肠道菌群的负荷量与结肠癌的发生密切相关，患者结肠中的肠球菌、变形杆菌等含量远高于正常对照人群。肠道菌群组成在肠息肉和结肠癌恶性转化发生之前和早期已经发生改变，提示肠道菌群结构组成的改变可能对结肠癌的发生有促进作用。除此之外，在除消化道肿瘤之外的其他肿瘤患者的体内，肠道菌群紊乱的发生率也明显提高。提示肠道菌群紊乱与恶性肿瘤发生有一定相关性。

目前引起肠道菌群失调的病因尚未完全明确，但认为与以下因素有关。

1. 肠道原发疾病　如急慢性肠道感染、炎性肠病、小肠细菌过度生长综合征等。

2. 全身性疾病　如感染性疾病、恶性肿瘤、代谢综合征、结缔组织病、肝肾功能受损等慢性消耗性疾病。

3. 其他　如抗生素的不规范应用、化疗及放疗后、各种创伤、多器官功能衰竭（MOF）、胃肠道改道手术后、营养不良、免疫功能低下等。发生肠道菌群失调时，除了原发病的各种症状，还可以诱发肠易激综合征，出现腹泻、腹胀、腹痛、腹部不适等症状。

肠道菌群对肿瘤发生和发展的影响主要通过几种途径：①微生物直接与肿瘤接触，促进肿瘤发展。②通过调控机体免疫系统从而对肿瘤施加影响。③通过调节机体代谢，间接影响肿瘤细胞的命运。

肠道共生菌能够改变肿瘤微环境，在某些特定的条件下发挥抗肿瘤作用：环磷酰胺等烷化抗癌药物，其抗肿瘤的作用机制部分是通过改变小肠菌群、促进某些特定革兰阳性菌移位实现的。部分共生菌本身可以促进抗肿瘤分子，如肿瘤坏死因子（tumor necrosis factor，TNF）的表达，有些则与TNF的分泌呈负相关，影响炎症反应过程和自身抗肿瘤机制作用的发挥。肠道共生菌群对奥沙利铂、顺铂化疗疗效有较明显的影响，若肠道内共生菌如乳酸杆菌等数量减少，奥沙利铂的细胞毒性将会减退。

免疫检查点抑制剂 PD-1 单抗、CTLA-4 单抗近年来在抗肿瘤领域崭露头角。最新研究证实，肠道菌群中类杆菌属中如多形拟杆菌、脆弱拟杆菌，伯克菌属中如洋葱伯克菌等的富集可以强化抗 CTLA-4 疗效。此外，肠道菌群通过调节树突细胞的功能，部分地控制抗 CTLA-4 疗效。

典型病例

患者，男性，34 岁。主因“间断腹痛、大便带血 8 个月”入院。患者于 8 个月前无明显诱因出现间断腹痛，进食后明显，伴间断有大便带血，为暗红色血，量不多，无发热、恶心、呕吐、腹泻等。腹部 CT 检查示横结肠肠壁全周性增厚，肠系膜根部见分叶状肿物，最大截面约 7.4 cm × 5.6 cm，包绕肠系膜上动静脉，腹膜、肠系膜及大网膜可见多发结节灶。肠镜检查示：横结肠全周可见一溃疡型肿物。活检病理为低分化腺癌。肿瘤标志物 CEA 20.69 ng/mL。诊断为横结肠癌Ⅳ期，腹腔淋巴结转移，腹膜、肠系膜及大网膜多发转移。给予伊立替康（180 mg/m^2）+ 亚叶酸钙 + 氟尿嘧啶方案化疗。化疗后第 3 天开始患者出现腹泻，为水样泻，每日 8～10 次，伴乏力，考虑为伊利替康相关迟发性腹泻，给予洛哌丁胺 2 mg，口服，1 次 /2 h，并给予补液支持治疗，服药 1 天后腹泻次数明显减少，大便性状变为糊状变，停用洛哌丁胺，给予蒙脱石散止泻、地衣芽孢杆菌胶囊调节菌群、营养支持治疗，3 天后恢复正常。

此病例考虑为伊立替康相关迟发性腹泻，发生率约20%，研究表明UGT1A1*28多态性为突变/杂合型的患者对伊立替康耐受性差，毒性反应发生率高，需要警惕。治疗主要为纠正水、电解质紊乱，如存在感染证据或3～4度白细胞和中性粒细胞下降，需酌情给予抗生素治疗。洛哌丁胺是治疗伊立替康迟发性腹泻首选药物，需要及时给药，但应用时间不超过48 h，需警惕诱发麻痹性肠梗阻的风险。

（梁 军 贾 军）

第八节 恶性肠梗阻

肿瘤相关性肠梗阻，又称恶性肠梗阻（malignant bowel obstruction），其定义为原发性或转移性恶性肿瘤造成的肠道梗阻。晚期肿瘤合并恶性肠梗阻的发生率为5%～43%。最易出现恶性肠梗阻的前三位肿瘤分别为卵巢癌、结直肠癌、胃癌。多数恶性肠梗阻发生于无法治愈的肿瘤晚期或者终末期，临床治疗十分困难。需要引起足够的重视。

一、病因及病理生理

正常人体分泌的消化液由肠道透过黏膜的吸收维持肠腔内“分泌—吸收”的平衡。恶性肠梗阻发生后，肠腔内“分泌—吸收”失去平衡，液体在肠腔内聚集并引起肠腔扩张。扩张的肠腔吸收能力下降、分泌能力增强，形成“分泌—扩张—分泌”的恶性循环。由于肿瘤相关性原因，肠内容不能顺利通过整个肠道，肠道运动的协调性同时也出现障碍，进一步加重肠道的扩张。梗阻肠道的“分泌—扩张—运动”引发恶性肠梗阻的诸如腹胀、恶心、呕吐、腹痛等一系列症状。长期的肠腔内压力升高也可造成肠壁血运障碍，诱发肠壁水肿、坏死、穿孔等并发症。同时梗阻局部细菌繁殖，肠道屏障损坏，肠菌群发生纵向移位，细菌毒素入血，诱发感染、中毒。

二、分类

恶性肠梗阻的原因包括恶性肿瘤占位直接引起机械性肠梗阻和肿瘤相关功能性肠梗阻。恶性机械性肠梗阻多由肿瘤的占位效应所引起，也可由抗肿瘤治疗所引起。

机械性梗阻部位多见于小肠，约占 50%；其次为结肠，约占 30%；也有部分患者同时出现结肠及小肠梗阻，约占 20%。这部分患者多由恶性肿瘤广泛侵犯、播散而来，在三者中预后最差。恶性肠梗阻的梗阻部位可单发，也可多个。肠腔外占位由原发肿瘤、肠系膜和网膜转移灶、腹腔或盆腔粘连、放疗后纤维化等所致；肠腔内占位为原发肿瘤或转移癌腔内生长及恶性肿瘤沿肠壁环形生长所致；肠壁内占位为恶性肿瘤沿肠壁内部纵向生长所致。抗肿瘤治疗，如放疗或手术后出现的肠粘连、肠道狭窄、腹内疝、粪便嵌顿等，也是引起恶性机械性肠梗阻的常见原因。

恶性功能性肠梗阻又称动力性肠梗阻，指非肿瘤占位效应直接导致的肠梗阻。多由肿瘤浸润肠系膜、肠壁肌层，肠道神经丛所致。包括副肿瘤综合征性神经病变、慢性假性肠梗阻、麻痹性肠梗阻、化疗药物神经毒性作用等。

三、诊断与评估

恶性肠梗阻的诊断并不困难，要根据病史、临床表现和影像学检查等综合进行诊断。患者既往存在恶性肿瘤病史，或者有恶性肿瘤腹部手术史，放疗或者腹腔内灌注化疗等肿瘤治疗史；有着间歇性腹痛、腹胀、恶心、呕吐等症状，伴或不伴肛门排气或排便；腹部体检可见肠型、腹部压痛、肠鸣音亢进或消失；腹部 CT 或 X 线腹部平片可见肠腔明显扩张和多个液平面（图 1–8）。

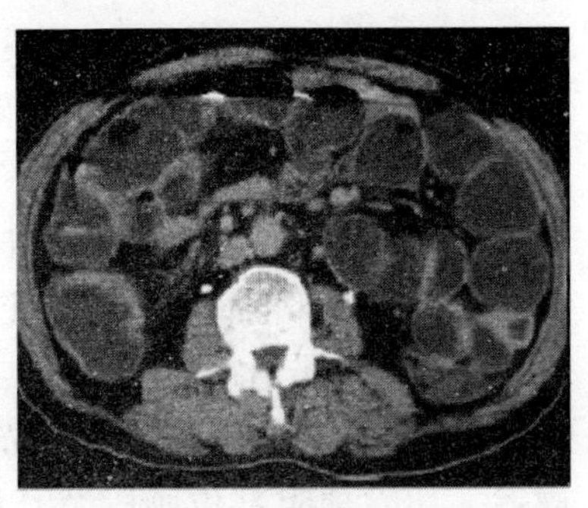

图 1–8　腹部 CT

肠腔明显扩张和多个液平面

一旦明确恶性肠梗阻，需进行细致的临床评估，以明确预后，指导进一步的临床治疗。恶性程度的评估可分为肿瘤本身的评估及对患者全身评估两个方面。肿瘤本身的评估需借助病理学及影像学手段，了解病理组织学及分化程度、病灶部位、浸润情况等。十二指肠、小肠梗阻多见间歇性呕吐，呕吐物可见胆汁且无臭味。粪便样呕吐物多提示结肠梗阻。脐周剧烈疼痛，间歇时间短者提示小肠梗阻。结肠梗阻则疼痛较轻，间歇时间较长。排便和排气消失提示完全性肠梗阻，不全性肠梗阻可间歇排便。间歇性水样便系因肠道细菌导致粪便液化。系统评估则包括对患者恶心、呕吐，排便排气消失等消化道症状的评估，以及对血生化、电解质等血液学指标的评估；还包括对患者的营养状态，体力活动状态，以及心理活动状态的评估。

四、治疗

恶性肠梗阻的主要治疗方法可分为手术治疗及非手术治疗两种方式。

1. 手术治疗　包括肿瘤根治术，肿瘤减积术（肠段切除），肿瘤姑息术（肠段吻合；肠造口），纤维粘连松解术等术式。适用于单节段梗阻，无大量胸腹腔积液及广泛腹腔转移，生命体征平稳，营养状态好的患者。对于局限肿瘤单发病灶机械性肠梗阻者，清除手术视野内全部病灶，可延长生存时间，为化疗创造条件。

对于肿瘤非局限性单部位机械性肠梗阻，化疗非敏感荷瘤者，切除梗阻部位肠段及其病灶，可减少肿瘤负荷，疏通梗阻肠道，为进一步治疗的实施提供保障。对于肿瘤病灶局部严重浸润单部位机械性肠梗阻者，局限期或非局限期化疗非敏感荷瘤者，切除梗阻部位肠段及其病灶、肠道旁路术或肠造口，可达到疏通肠道的目的。而原发病灶根治术、腹部放疗、腹腔灌注化疗导致腹腔纤维化引起肠梗阻，可行粘连松解术以处理。

2. 非手术治疗　对于一般情况差、高龄、腹腔广泛转移、大量腹腔积液、既往曾行腹腔或盆腔放疗等无法进行手术的患者，需采取非手术治疗。这部分患者应慎用化疗药物，禁食水，胃肠减压，防治感染，规律灌肠。对于完全性肠梗阻不能进食的患者，要注意肠外营养支持，纠正水、电解质和酸碱平衡紊乱。同时，生长抑素类似物可以抑制胰肠消化液分泌、胃酸分泌、减少内脏血流、增加水电解质的吸收，可明确改善患者预后。

典型病例

患者男性，74岁。主因“腹部隐痛不适1月，发现肝占位2天”入院。患者1月前无诱因出现腹部隐痛，无腹胀、恶心、呕吐、呕血及便血等不适。腹部CT示肝脏可见多发低密度影，转移瘤？肿瘤标志物示CEA > 100 ng/mL。腹部磁共振成像示肝内多发异常信号，考虑多发性转移瘤可能性大；升结肠局部肠壁管壁略显增厚。肠镜示升结肠肿物，病理：升结肠中分化腺癌。行奥沙利铂联合卡培他滨方案，化疗后10天进食烤鸭后腹痛加剧，为绞痛，伴呕吐，无发热，腹部X线平片可见多个气液平，考虑肠梗阻（图1–9）。血常规WBC 15.82×10^9/L，N 78.1%。

该病例考虑升结肠癌导致肠腔狭窄，在进食不当时诱发急性肠梗阻。对于此类病因明确患者，应首先采取对症非手术治疗，给予禁食水、静脉营养支持、通便灌肠、抗感染治疗，治疗期间密切观察病情变化，后腹痛缓解，排气排便正常。完成2周期化疗后行右半结肠根治术。

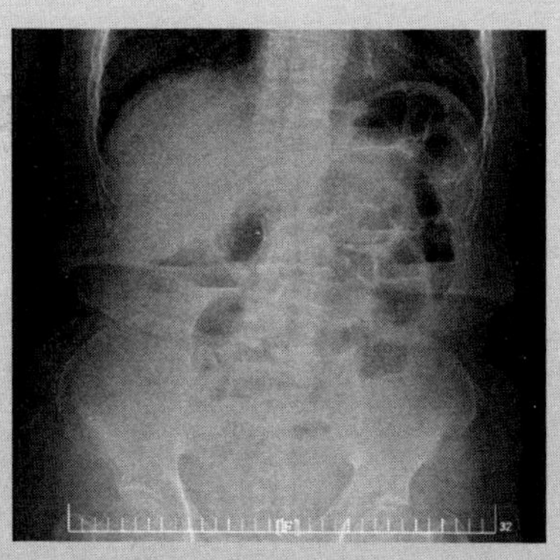

图1–9 立位腹部X线片

可见多个气液平，考虑肠梗阻

（梁 军 贾 军）

第九节　恶性腹腔积液

正常状态下，人体腹腔内有少量液体。任何病理状态下导致腹腔内液体量增加，超过 200 mL 时，称为腹腔积液（seroperitoneum）。肿瘤相关性腹腔积液约占所有腹腔积液原因的 10%，这部分腹腔积液称为恶性腹腔积液。恶性腹腔积液通常由腹腔内或腹腔外肿瘤引起病理性改变导致，常见的腹腔内肿瘤包括卵巢癌、子宫内膜癌、大肠癌、胃癌、胰腺癌以及腹膜恶性肿瘤，其中高达 15% 的胃肠道肿瘤在疾病的不同阶段出现恶性腹腔积液；腹腔外肿瘤包括乳腺癌、肺癌及淋巴瘤等。

一、病因

1. 腹膜新生血管的增多及通透性增加。血管内皮生长因子（vascular endothelial growth factor，VEGF）在改变血管通透性方面起到重要的作用。

2. 肿瘤细胞产生基质金属蛋白酶（matrix metalloproteinase，MMPs）破坏组织基质，促进肿瘤细胞的转移，同时也提高血管的通透性引起腹腔积液。

3. 肿瘤侵犯淋巴管，膈下淋巴管阻塞，淋巴回流障碍。

4. 合并腹膜的炎症引起毛细血管和淋巴管的通透性增加。

5. 肿瘤继发低蛋白血症，血浆胶体渗透压降低，加重腹腔积液的产生。有效循环血量减少，刺激肾素 - 血管紧张素 - 醛固酮系统，致水钠潴留。

二、诊断

恶性腹腔积液的诊断金标准仍然是腹腔积液涂片找肿瘤细胞，其敏感性为 40%～60%。腹腔镜下腹膜活检等新方法提高了诊断的准确性，腹膜活检为侵袭性有创操作，限制了在临床上广泛开展。

恶性腹腔积液多为渗出液，针对穿刺得到的腹腔积液标本，完善腹腔积液及血清的腺苷脱氨酶（ADA）、乳酸脱氢酶（LDH），血清/腹腔积液清蛋白比值及血清/腹腔积液清蛋白梯度等检查有助于判断腹腔积液为渗出性还是漏出性，可以协助临床诊断。

此外，多种肿瘤标志物如甲胎蛋白（AFP）、癌胚抗原（CEA）、糖链抗原19–9（CA19–9）、糖链抗原125（CA125）及糖链抗原72–4（CA72–4）等常在腹腔积液中含量升高，与其他生化指标及辅助检查结合可协助诊断恶性腹腔积液，同时可协助诊断恶性肿瘤的大致来源。处于研究中的有助于诊断的新分子标志物还有白细胞介素–6（interleukin–6，IL–6）、白细胞介素–10（IL–10）、转化生长因子–β1（transforming growth factor，TGF–β1）等。

三、治疗

恶性腹腔积液具有顽固、反复、量大的特点，治疗恶性腹腔积液的传统、经典方法主要有全身治疗控制原发病灶、腹腔穿刺抽液、补充清蛋白、利尿等。

1. 腹腔穿刺　是最常用的对症治疗方式，B超定位可以使该项操作更加安全。单纯腹腔穿刺放液能立即缓解90%恶性腹腔积液患者的临床症状，但易加重低蛋白血症。腹腔置管引流能避免短时间内重复穿刺，注意导管阻塞、感染等并发症。规律补充清蛋白、利尿在一定程度上有助于腹腔积液控制，但易导致水、电解质紊乱。

2. 腹腔化疗　针对原发病的全身治疗如化疗等，一旦起效也可控制恶性腹腔积液的进展。腹腔局部的化疗可以在腹腔内达到较高的药物浓度，避免全身用药达到同样浓度所引起的不良反应，有助于控制腹腔积液。依据原发灶的不同，顺铂、丝裂霉素、氟尿嘧啶等曾应用于腹腔化疗，总体近期腹腔积液控制率 <50%。顺铂是卵巢癌腹腔化疗最好的药物之一，有较高的腹腔浓度，全身副作用小。在应用腹腔化疗时，可适当联合使用糖皮质激素，尽量避免粘连引发肠梗阻。

3. 生物治疗　近年来，生物治疗在控制恶性腹腔积液中的地位逐渐增高。血管内皮生长因子（VEGF）抑制剂、肿瘤坏死因子（tumor necrosis factor，TNF）等在腹腔局部的应用可有效协助腹腔积液控制。相应的靶向治疗也为临床治疗提供了新的选择，并已初见成效。

典型病例

患者男性，57 岁。主因“胃癌根治术后 1 年余，腹膜转移半月”入院。患者于 1 年前无诱因出现明显消瘦，无腹痛、腹胀、反酸烧心等不适，就诊外院胃镜检查诊断胃癌。行胃癌根治术，术后病理诊断：中分化腺癌，浸润胃壁全层至浆膜外脂肪层组织，胃小弯淋巴结 12/14，胃大弯淋巴结 0/3。术后口服替吉奥 13 个月。4 个月前患者自觉腹壁切口附近出现包块，进行性增大。半月前复查腹部 CT 提示：大网膜局部增厚，腹盆腔积液，考虑腹膜转移瘤。腹部超声：腹盆腔中 - 大量积液。入院查体脐周可触及约 4cm × 5 cm 肿块，质硬，无压痛。腹软，无压痛及反跳痛，移动性浊音（+），肠鸣音正常。

入院后给予腹腔穿刺置管，间断引流黄色浑浊腹腔积液约 5 000 mL，腹腔积液脱落细胞检查可见恶性肿瘤细胞，考虑腺癌。给予顺铂 + 氟尿苷腹腔灌注化疗 2 次，腹腔积液明显吸收（图 1-10，图 1-11）。

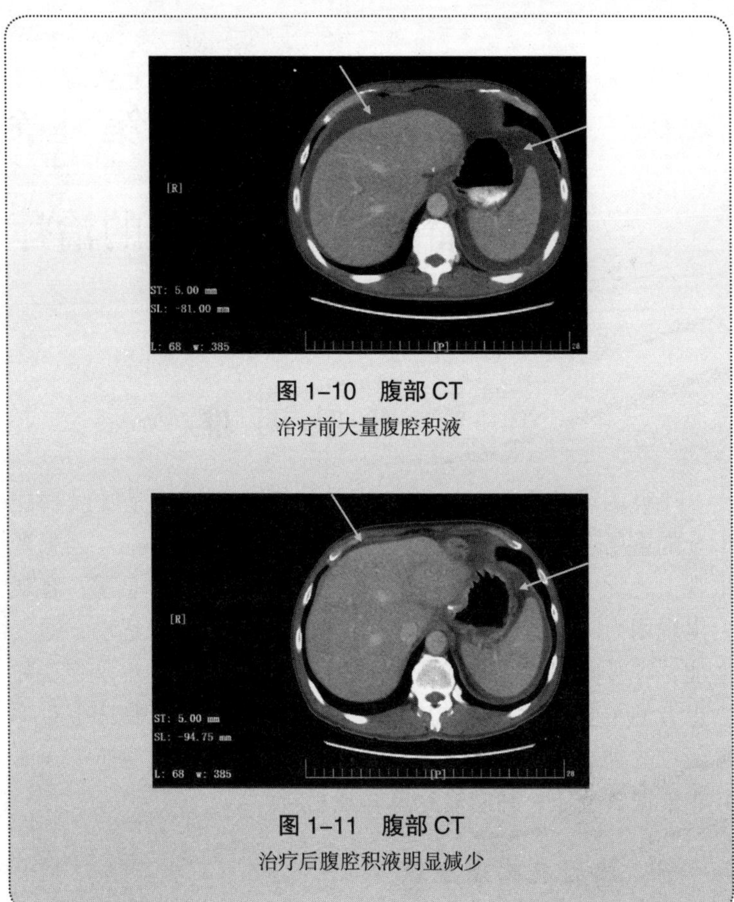

图 1–10 腹部 CT

治疗前大量腹腔积液

图 1–11 腹部 CT

治疗后腹腔积液明显减少

（梁 军 贾 军）

网上更多

教学 PPT　　微视频　　自测题

第二章

肿瘤呼吸系统病症的治疗

第一节 呼 吸 困 难

呼吸困难（dyspnca）指患者自觉呼吸不适，是呼吸功能不全的重要表现。正常成年人呼吸频率为16～20/min。当患者主观上感觉空气不足，呼吸费力，胸闷憋气甚至窒息感，客观上出现用力呼吸，呼吸肌和辅助呼吸肌均参与呼吸运动，通气增加，呼吸频率、深度与节律都发生改变。呼吸困难是晚期肿瘤患者的主要症状之一，其发生率为12%～70%。临床上对呼吸困难的判定是患者的主诉，主要依赖于患者的自身感受，而并非依据氧分压、肿瘤侵犯等客观判断。

一、病因及病理生理

（一）病因

晚期肿瘤患者呼吸困难的病因很多，但大致分为以下5类。

1. 直接肿瘤因素　如内源和外源性的气道堵塞、胸膜侵犯、原发肿瘤或转移肿瘤侵犯肺实质、上腔静脉综合征、癌性淋巴管炎、心包积液。

2. 非直接肿瘤因素　如肺炎、肺梗死、半侧横膈瘫痪、肌肉丢失导致呼吸肌肌力减弱。

3. 肿瘤治疗导致　如放疗或化疗导致的肺纤维化或化疗

导致的心肌病。

4. 非肿瘤相关因素　包括慢性气道堵塞性疾病、充血性心力衰竭、贫血、酸中毒和支气管痉挛。

5. 心理社会因素　如焦虑、恐惧等。

晚期肿瘤患者的呼吸困难通常由多种不同因素共同参与，因此并非所有存在呼吸困难的患者都有肺部受侵。临终关怀病房有呼吸困难的患者中，34% 有心脏病病史，24% 有呼吸系统疾病史，仅 39% 患者存在肺或胸膜侵犯。导致呼吸困难的一些因素是潜在可矫正的，如低氧血症、贫血和支气管痉挛等。呼吸衰竭的类型与呼吸困难的程度之间并没有明显的关联。大多数呼吸困难的患者仍有或既往曾有吸烟行为。

（二）病理生理

呼吸困难的病理生理机制非常复杂。呼吸费力症状可能与感知机制有关，这类似于肌肉运动时涉及的感知机制。胸闷多为支气管狭窄，气道受体受刺激所致。气促、气紧等症状则是脑部发出信号和呼吸系统传入反馈不平衡所致。

呼吸肌功能不全作为呼吸困难的影响因素未被确认。但如果患者出现最大吸气压力显著下降，他们中大多数人则存在严重的呼吸肌功能不全。呼吸肌功能不全的病因包括神经肌肉病变、营养不良和低钾血症、低镁血症和低磷血症。而氧合功能差、肌肉疲劳、皮质醇和儿茶酚胺水平异常以及循环细胞因子等也参与其中。

二、临床表现

呼吸困难主要是来自患者的主观感受，但是在客观上可以表现为呼吸局促或辅助呼吸肌频繁使用，这些客观表现与主观感受，以及呼吸困难导致的功能受损程度并不一致。包括心理社会因素在内的许多因素都可能影响呼吸困难的主观感受。

三、诊断

呼吸困难的诊断主要依据患者的主观感受。详尽地询问病史和体格检查，全面、准确地评估呼吸困难的发病时间、性质、伴随症状、诱发和缓解因素以及对药物的反应，对协助确定呼吸困难的病因至关重要。

突然发生的呼吸困难可能是肺栓塞或感染引起，而逐渐出现的呼吸困难可能由胸腔积液进展引起。既往阻塞性气道疾病或心脏疾病病史也是部分潜在的诱因。

其他检查如胸部影像（X 线胸片和 CT 等）、全血细胞计数、在静息和活动时的血氧饱和度以及肺功能检测，也可协助确定呼吸困难的病因。如血氧饱和度的测量可协助诊断患者是否存在低氧血症。但在肿瘤患者中，测量动脉血气的作用很有限。肺功能检测虽然是呼吸困难患者的常规检查，但对呼吸困难的评估价值有限。

四、评估

患者主观感受是呼吸困难评估的金标准，目前被广泛使用的评估方法主要是视觉模拟评分法（visual analogue scale，VAS）和主诉呼吸困难程度分级法（verbal rating scale for dyspnea，VRS-D），较少采用修订的勃氏量表（modified Borg scale）。但上述评估工具均为单维度评估，无法体现不同因素对呼吸困难的影响程度。因此还需要像癌症呼吸困难评分（cancer dyspnea scale，CDS）等这样的多维度评估量表。

1. 视觉模拟评分法　VAS 由一条 100 mm 长的直线组成，0 表示没有呼吸困难，100 表示最严重的呼吸困难（图 2-1）。被调查者根据评估时他们所感知的呼吸用难的严重程度在直线上做一标记，然后测量沿线的距离。这是目前被广泛使用的评估方法。

呼吸困难程度：

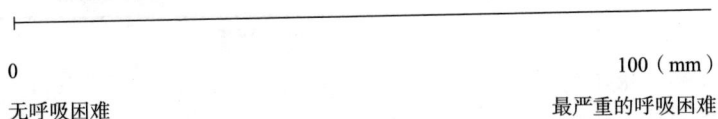

0　　　　　　　　　　　　　　　　　　　　　　100（mm）

无呼吸困难　　　　　　　　　　　　　　　　最严重的呼吸困难

图 2-1 呼吸困难视觉模拟评分

注：直线代表呼吸困难的严重程度，直线长 100 mm，0 代表没有呼吸困难，直线越往右表示呼吸困难程度越严重，100 代表最严重的呼吸困难，请患者根据呼吸情况在下面直线上的适当位置标出呼吸困难的程度

2. 主诉呼吸困难程度分级法　分为无、轻度、中度、重度、极重度呼吸困难。

3. 修订的勃氏量表　1982 年，Borg 为了评估感知呼吸费力的等级而提出了勃氏量表，后来该量表被用来测量呼吸困难感觉的强度（起初用于健康个体运动时的测量）。经过多次修订后，现在的勃氏量表由 0～10 等级组成，分别为 0 分正常；0.5 分极其轻微呼吸困难（仅能觉察到）；1 分非常轻微；2 分轻微；3 分中等程度；4 分较严重；5 分严重；7 分非常严重；9 分非常非常严重（几乎最严重）；10 分最严重。呼吸困难介于 5～7 分之间为 6 分，7～9 分之间为 8 分（表 2-1）。

表 2-1 修订的勃氏量表

0	正常
0.5	极其轻微呼吸困难（仅能觉察到）
1	非常轻微
2	轻微
3	中等程度
4	较严重
5	严重
6	

续表

7	非常严重
8	
9	非常非常严重（几乎最严重）
10	最严重

该量表在一般人群和慢性阻塞性肺疾病患者中已建立了信度和效度。但此量表用于晚期癌症患者的效度需要进一步的研究评定。

4. 癌症呼吸困难量表 CDS量表由日本国家癌症中心研究学院心理肿瘤学的Tanaka教授等人于2000年提出，是第一个由患者自我测评呼吸困难多维性的量表，该量表主要针对癌症患者所研制。CDS量表包含12个条目，3个维度：分别为费力感、焦虑感和不舒适感。其中费力感包括5个条目，分数为0~20分；焦虑感包括4个条目，分数为0~16分；不舒适感包括3个条目，分数为0~12分。量表总分为12个条目的得分之和，分数为0~48分，其中第1~3条目为反向计分，总分得分越高呼吸困难越严重。目前该量表已在癌症患者中建立了较好的信度和效度（表2-2）。

表2-2 呼吸困难量表

条目	一点也不	有一点	中等	相当	非常
您吸气顺畅吗？	1	2	3	4	5
您呼气顺畅吗？	1	2	3	4	5
您能缓慢呼吸吗？	1	2	3	4	5
您觉得呼吸短促吗？	1	2	3	4	5
您觉得呼吸困难时伴有心慌和出汗吗？	1	2	3	4	5

续表

条目	一点也不	有一点	中等	相当	非常
您是否有气喘的感觉？	1	2	3	4	5
您是否觉得呼吸困难时不知如何处理？	1	2	3	4	5
您是否觉得呼吸很浅？	1	2	3	4	5
您是否有呼吸要停止的感觉？	1	2	3	4	5
您是否觉得气道狭窄？	1	2	3	4	5
您是否有溺水的感觉	1	2	3	4	5
您是否感觉有东西堵住气道？	1	2	3	4	5

其他呼吸困难的评估还应包括其对患者功能状态的影响，以及其受运动影响的因素（又称作劳力性呼吸困难），比如进行6分钟走路测试和运动测试等功能评估。

五、治疗

（一）潜在病因的治疗

所有呼吸困难的患者都应尽可能针对潜在病因（其中一些是可逆的）进行诊断和治疗。呼吸困难的病因和治疗方法主要包括以下方面。

1. 肿瘤梗阻（如呼吸道或上腔静脉梗阻） 对敏感的肿瘤进行放疗、激素治疗或化疗。在条件允许的情况下，可考虑对大气道管腔内肿瘤行气管镜引导下烧灼或激光消融。对于外压性梗阻，可以考虑使用球囊扩张支架植入治疗。

2. 癌性淋巴管炎 可考虑使用糖皮质激素如地塞米松治疗，但是目前其最佳治疗剂量仍不清楚。对于化疗敏感肿瘤可以考虑进行化疗。

3. 上腔静脉阻塞 可以进行化疗（对化疗敏感的肿瘤）、放疗、放置支架治疗、同时使用阿片类药物改善呼吸困难，根据临床情况还可适当使用糖皮质激素治疗。

4. 支气管痉挛 可使用支气管扩张药和（或）糖皮质激素治疗。常用药物包括：

（1）短效 β_2 受体激动剂：沙丁胺醇气雾剂或特布他林气雾剂，必要时每 20 min 重复 1 次。

（2）长效 β_2 受体激动剂 / 吸入型糖皮质激素：沙美特罗 / 氟替卡松粉吸入剂、福莫特罗 / 布地奈德粉吸入剂。

（3）短效胆碱能受体拮抗药：异丙托溴铵气雾剂。

（4）长效胆碱能受体拮抗药：噻托溴铵粉吸入剂。

（5）茶碱类：控（缓）释型茶碱片、短效氨茶碱片。

5. 放射后闭塞性细支气管炎 是一种很罕见的并发症，发生在 0.8% ~ 2.9% 乳腺癌放疗后的女性患者中。可以考虑使用糖皮质激素治疗（泼尼松口服或重者甲泼尼龙静脉滴注，不同文献报道的剂量及治疗时程有所差异，一般认为至少要用 6 个月以上，有些甚至超过 1 年）。

6. 胸腔积液 胸腔穿刺术及胸腔积液引流治疗。部分复发性积液患者，可采用胸膜固定术。不适合行胸膜固定术的复发性积液患者，也可以考虑进行胸腔置管引流。

7. 心包积液 可考虑穿刺抽液（可快速缓解症状）、心包腔置管持续引流、心包腔内化疗或手术治疗。

8. 大量腹腔积液 可进行腹腔穿刺引流，引流腹腔积液来缓解横膈压迫症状。

9. 心力衰竭 治疗原发病，并酌情使用利尿药、强心药等药物。

10. 肺部感染 积极促进感染病灶引流，使用抗生素治疗，并根据病原学药敏试验调整抗感染方案。

11. 贫血 部分患者可考虑输血治疗。

12. 肺栓塞 根据不同危险分层及出血风险评估给予溶栓、抗凝等治疗。

13. 焦虑 心理疗法并辅以精神类药物治疗。

（二）症状控制

1. 吸氧 是缓解呼吸困难的主要手段之一。低氧血症的患者可以从吸氧治疗中获益，这可能与低氧血症导致化学感受器传入呼吸中枢和大脑皮质的冲动减少有关。而在无低氧血症患者中给予吸氧治疗则不能改善呼吸困难症状。高流量给氧（40 L/min）及无创性双相气道正压通气也可以用于低流量给氧（2 L/min）无效的难治性呼吸困难患者。

2. 阿片类药物 是治疗癌症患者呼吸困难另一个非常有效的治疗手段。适当使用阿片类药物不但不会加速死亡，相反它还可以缓解患者身体疲惫及精神压力，早期使用可以改善患者生活质量。因此对于不良反应的担忧不应成为呼吸困难患者合理使用阿片类药物的阻碍。阿片类药物在呼吸困难中的使用与癌性疼痛（这两种症状常相伴而行）中的使用方法类似，初次使用也应根据滴定结果从低剂量开始应用。阿片类药物治疗后若出现显著肺换气不足，应考虑既往阿片类药物使用情况或阿片类药物加量速率的问题。吗啡雾化吸入的全身生物利用度极差且极不稳定，同时阿片受体位于气道末端的感觉神经，因此，目前并不支持雾化使用阿片类药物。

3. 其他针对症状的治疗药物 还包括茶碱类药物、镇静药物、糖皮质激素等。

（三）一般支持性治疗

一般支持性治疗包括：缩唇式呼吸、腹式呼吸和肌肉训练、冷空气直接吹面颊、冥想、放松练习、生物反馈技术和心理治疗。这些治疗缓解呼吸困难的疗效多因人而异。

典型病例

患者男性，72 岁。主因“直肠癌术后 4 年余，发现双肺转移 7 月余，痰多、喘憋半月”入院。患者 4 年前因大便次数增多伴脓血便就诊，肠镜检查提示直肠癌（距肛门 5～10 cm），回盲部息肉。病理诊断：直肠腺癌，回盲部管状腺癌。行手术及口服卡培他滨化疗。7 月余前患者出现咳嗽、干咳，查胸部 CT 提示双肺转移可能性大，给予卡培他滨联合奥沙利铂化疗 6 周期，疗效评价疾病稳定（SD），因患者不能进食，停止用药。近半月来患者逐渐出现呼吸困难，活动后加重，咳嗽，痰咳不出。入院查血气分析提示低氧血症，查胸 CT 示肺内多发结节，双侧胸腔积液，胸椎多发骨质破坏（图 2-2）。

该病例考虑直肠癌肺转移、胸腔积液、贫血、椎体转移引起的呼吸困难，入院后吸氧、氨溴索化痰促痰液排出；雾化吸入布地奈德 2 mg，2 次 /d；行胸腔穿刺引流，患者呼吸困难症状明显改善，可自主下床活动。

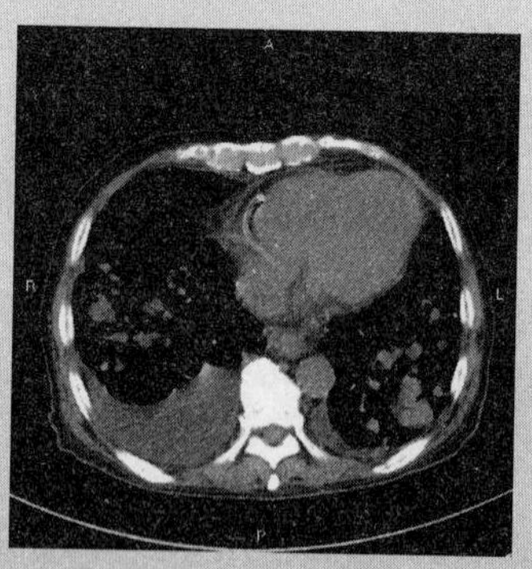

图 2-2 胸部 CT

肺内多发结节，双侧胸腔积液，考虑转移

（林榕波 李 娟）

第二节 肺部感染

肿瘤患者具有较高的肺部感染（pulmonary infection）风险，导致并发症多、死亡率高。化疗所致的中性粒细胞下降又可增加癌症患者肺部感染的风险。13%～31% 接受化疗的白血病患者和超过 80% 的造血干细胞移植患者至少会出现一次肺部感染。白血病患者肺部感染的病死率在 25%～80%，而造血干细胞移植患者肺部感染的病死率则高达 90%。

一、病因及病理生理

1. 恶性肿瘤导致的免疫缺陷　某些恶性肿瘤本身就存在免疫缺陷。血液恶性肿瘤患者（如白血病、非霍奇金淋巴瘤和骨髓增生异常综合征）的肿瘤细胞侵犯骨髓或存在骨髓功能异常，可导致白细胞下降。慢性淋巴细胞白血病患者经常合并低丙种球蛋白血症，而易患链球菌肺炎。多发性骨髓瘤患者也常常存在功能性低丙种球蛋白血症，虽然总体上免疫球蛋白增加，但在各类抗体产生上却是受限的。这些患者的肺炎很容易复发并形成败血症。晚期患者及对化疗耐药癌症患者的肺部感染风险也较早期及治疗有效的患者更高。晚期癌症患者通常存在营养不良，这也增加了肺部感染的风险。

2. 中性粒细胞减少　是癌症患者肺部感染的重要因素，且中性粒细胞数下降程度、持续时间与肺部感染的严重程度和临床预后高度相关，如中性粒细胞下降至低于 $0.5 \times 10^9/L$，肺部感染的风险增加。中性粒细胞下降早期的肺部感染主要为细菌感染，但到后期耐药细菌、酵母菌、其他真菌及病毒感染也很常见。凝固酶阴性葡萄球菌、金黄色葡萄球菌、草绿色链球菌和肠球菌是主要的革兰阳性病原菌。肠杆菌（如大肠埃希菌、肺炎克雷伯菌属、肠杆菌属）和铜绿假单胞菌是中性粒细胞下降最常见的革兰阴性病原菌。单纯疱疹病毒、呼吸道合胞病毒、副流感病毒、流感病毒A和流感病毒B偶尔可以成为初始病原。念珠菌属感染可能在中性粒细胞下降后期发生。曲霉菌属和其他丝状真菌是中性粒细胞长期重度下降导致并发症和死亡的重要病因。

3. 黏膜屏障破坏　呼吸道覆盖的黏膜是宿主防御各种病原菌诱发肺部感染的第一道防线。化疗和放疗可引起黏膜损伤，破坏机体保护屏障，从而导致局部菌群入侵肺组织，产生肺部感染。

4. 脾切除术后或功能性无脾　脾是快速抗原呈递的地方，B细胞在这里产生调理素化抗体，这是抵御荚膜细菌感染的重要物质。脾放疗和严重的移植物抗宿主反应可以导致功能性无脾。因此，自体造血干细胞移植受者在移植后期出现发热必须迅速评估，因为存在荚膜病原菌感染有导致致命性肺炎的可能。无脾导致的肺部感染最常见的致病菌是肺炎链球菌，其次为流感嗜血杆菌、脑膜炎奈瑟菌。

5. 糖皮质激素及其他淋巴细胞毒性药物　糖皮质激素可以改变肺泡巨噬细胞的吞噬功能，延迟免疫细胞的移动，影响抗原的呈递。其导致的肺部感染风险与其所用的剂量以及持续时间相关。低剂量短时间使用只轻微增加肺部感染的风险，泼尼松剂量超过10 mg/d或累计剂量超过700 mg时肺部感染风险明显增加。淋巴细胞毒性药物如氟达拉滨、阿仑珠单抗作用在淋巴细胞的相应靶点上，显著抑制淋巴细胞的生成，增加普通感染或机会性（特别是耶氏肺孢子菌病）感染的风险。

6. 造血干细胞移植　造血干细胞移植不仅导致中性粒细胞长时间重度下降，还抑制了宿主的免疫功能。因此患者除发生常见的医院获得性细菌感染外，还易发生病毒感染（常为巨细胞病毒），或各类机会病原体所致的感染，如耶氏肺孢子菌病、其他真菌感染等。

二、临床表现

肺部感染症状包括急性发作的畏寒、寒战、发热和咳痰，许多患者还可并发肺外症状，如头痛、乏力、腹胀、恶心、呕吐、纳差等。但中性粒细胞下降患者的症状可能表现为不典型或缺乏症状、体征，不到60%的中性粒细胞缺乏患者有咳痰，当中性粒细胞绝对值 $<1.0\times10^9/L$ 时，咳痰患者不到8%。老年或免疫力低下的患者往往无发热，仅表现为意识模糊、精神委靡或原有基础疾病加重。机械通气患者仅表现为需要加大吸氧浓度或出现气道阻力上升。但这些患者常有呼吸增快，肺部查体有湿性啰音，甚至实变体征。

三、诊断

肺部感染的诊断应该包括疾病诊断和病原学诊断，同时还应评价患者发展为感染相关并发症的风险，并收集患者的主要并发疾病和治疗史、距末次化疗间隔时间、近期使用的抗生素以及家庭成员的感染情况。典型的症状、体征和影像学表现很容易做出肺部感染的诊断。但是患者合并中性粒细胞减少或免疫力低下或同时使用糖皮质激素，有可能临床及影像学表现不典型。影像学上的肺部浸润病灶有时需与充血性心力衰竭、肺水肿、肺出血、肺梗死、药物性肺炎、肺放疗损伤、肺肿瘤、支气管炎、闭塞性脉管炎、急性呼吸窘迫综合征等非感染因素相鉴别。

1. 实验室检查　应包括全血细胞计数、血生化，以评估肝功能（如总胆红素、清蛋白、谷丙转氨酶和谷草转氨酶）和肾功能（如血肌酐、尿素氮和电解质）。痰、血等培养标本的采集应在开始使用或调整抗生素前常规进行。其他实验室检查还可以考虑尿抗原（针对嗜肺军团菌、荚膜组织胞浆菌、肺炎链球菌）检测、巨细胞病毒聚合酶链反应和抗原血症检测、隐球菌抗原、半乳糖甘露聚糖和（1–3）–β–D– 葡聚糖检测（针对真菌）。

2. 影像学检查　X 线胸片是诊断肺部感染的常规检查，常表现为实变、支气管血管周围浸润或结节病灶。胸部计算机断层扫描可以发现 X 线胸片检查没有发现的肺部浸润影。影像学上的形态特征对部分病原学诊断具有一定的特异性，同时结合病史对推测病原学诊断仍有重要参考意义。

3. 侵入性诊断方法　需要肺活检时可以考虑行支气管镜下的支气管肺泡灌洗、经支气管活检和胸腔镜肺活检。支气管肺泡灌洗液（bronchoalveolar lavage fluid，BALF）可用于诊断耶氏肺孢子菌和结核分枝杆菌感染。经支气管活检可用于真菌性或病毒性肺炎患者，以区分侵袭性感染还是炎症反应或药物毒性反应。肺外周病变可考虑行经皮肺穿刺活检、胸腔镜肺活检。

四、治疗

在确立肺部感染的临床诊断并安排合理病原学检查和标本采样后，选择适当抗感染药物和给药方案，及时实施初始经验性抗菌治疗。

（一）无中性粒细胞下降和免疫抑制治疗的社区获得性肺炎

社区获得性肺炎（community acquired pneumonia，CAP）是指在医院外罹患的感染性肺炎，包括具有明确潜伏期的病原体感染在入院后潜伏期内发病的肺炎。在我国，肺炎支原体和肺炎链球菌是社区获得性肺炎的重要致病菌。其他包括流感嗜血杆菌、肺炎衣原体、肺炎克雷伯菌及金黄色葡萄球菌。铜绿假单胞菌、鲍曼不动杆菌少见。

在治疗前应尽可能进行痰液及血液培养，对于中性粒细胞未减少或未接受免疫抑制治疗的患者，根据 CURB–65 量表或

PSI 量表判断肺炎严重程度（表 2–3，表 2–4）及患者是否需要住院治疗。

表 2–3 CURB–65 评分系统

因素	分值
意识障碍	
尿素氮 >7 mmol/L	
呼吸频率≥ 30 次 / 分	
收缩压 <90 mmHg 或舒张压≤ 60 mmHg	
年龄≥ 65 岁	

注：共 5 项指标，满足 1 项得 1 分。0 ~ 1 分为低危，原则门诊治疗即可；2 分为中危，建议住院或在严格随访下的院外治疗；3 ~ 5 分为高危，应住院治疗。

表 2–4 PSI 评分系统

因素	分值
人口学因素	
年龄与性别	男性：+ 年龄，女性：+ 年龄 –10
居住在养老院	+10
并发症	
肿瘤	+30
脑血管疾病	+10
充血性心力衰竭	+10
慢性肾疾病	+10
慢性肝病	+20
体征	
意识改变	+20
体温 < 35℃或≥ 40℃	+15

续表

因素	分值
脉搏≥ 125 次 /min	+10
呼吸频率≥ 30 次 /min	+20
收缩压 < 90 mmHg	+20
实验室辅助检查	
动脉血 pH < 7.35	+30
血尿素氮（BUN）≥ 11 mmol/L	+20
血细胞比容（HCT）< 30%	+10
动脉血氧分压（PaO_2）< 60 mmHg	+10
血钠 < 130 mmol/L	+20
血糖 > 13.9 mmol/L	+10
胸部影像	
胸腔积液	+10

注：等级划分：<51 分为Ⅰ级；51～70 分为Ⅱ级；71～90 分为Ⅲ级；91～130 分为Ⅳ级；> 130 分为Ⅴ级。处理建议：Ⅰ级和Ⅱ级的患者门诊治疗，Ⅲ级需要入住观察病房或短期住院治疗，Ⅳ级和Ⅴ级必须住院治疗。

如果无须住院治疗，可以采用如下抗菌药物治疗：①喹诺酮类药物（如左氧氟沙星、莫西沙星）。② β- 内酰胺类（如高剂量阿莫西林、阿莫西林 - 克拉维酸）加上四环素类或大环内酯类药物（如阿奇霉素）。这些方案可以治疗大部分常见的社区获得性肺炎病原体。对于需要住院治疗的患者来说，推荐使用喹诺酮类单药治疗或大环内酯类加上头孢曲松钠、头孢噻肟或厄他培南中的一种进行联合治疗。对于重度社区获得性肺炎患者（如需要进入重症监护室者），建议使用广谱抗菌方案（如抗铜绿假单胞菌药加上氟喹诺酮类或四环素类或大环内酯类）。以往有耐甲氧西林金黄色葡萄球菌感染或已知有耐甲氧西林金黄色葡萄球菌定植的需住院治疗的肺炎患者，应考虑加用万古霉素或利奈唑胺。

社区呼吸道病毒感染（如流感病毒、呼吸道合胞病毒、腺病毒、鼻病毒和偏肺病毒感染）有一定的季节模型（通常是11月份到4月份），而副流感病毒感染在全年均可发生。在流感的季节，考虑流感的患者在症状出现（如高热、流涕、肌痛和干咳）后48 h内可以考虑经验性抗病毒治疗。抗病毒治疗推荐使用神经氨酸酶抑制剂奥司他韦或扎那米韦，其对甲型和乙型流感病毒有效。只能用于静脉注射的培拉米韦与口服奥司他韦临床作用相似，用于无法口服奥司他韦或吸入扎那米韦的患者。

（二）医院获得性肺炎

医院获得性肺炎（hospital acquired pneumonia，HAP）是指患者入院48 h后在医院内发生的肺炎。患者出院或转院后近期发生的肺部感染，其潜伏期仍然在住院时间内者也属医院获得性肺炎。入院后4 d内发生的肺炎（早发性）与5 d后发生的肺炎（迟发性），两者病原学存在很大差别，前者多为对抗生素敏感的细菌所致，包括肺炎链球菌和流感嗜血杆菌，通常预后较好。而后者由多药耐药菌引起的可能性更大，包括铜绿假单胞菌、金黄色葡萄球菌、肺炎克雷伯菌和大肠埃希菌，预后差。但之前接受过抗生素治疗，或90 d内曾住院治疗的早发性医院获得性肺炎患者，定植或感染多药耐药致病菌的概率大大增加，其处理应等同于迟发性医院获得性肺炎。

迟发性医院获得性肺炎或者有感染多药耐药病原体风险患者，推荐使用广谱抗生素。这包括抗假单胞菌β-内酰胺酶类（如头孢他啶、头孢吡肟、亚胺培南/西司他丁、美罗培南、哌拉西林/他唑巴坦）联合抗假单胞菌的氟喹诺酮类（如环丙沙星、左氧氟沙星）或氨基糖苷类，再加上利奈唑胺或万古霉素（以覆盖耐甲氧西林金黄色葡萄球菌）。若可疑军团菌感染，应使用喹诺酮类，而非氨基糖苷类。抗生素的后续使用应根据培养结果进行调整。

（三）中性粒细胞缺乏患者合并肺部感染

中性粒细胞缺乏是指中性粒细胞绝对值 $< 0.5 \times 10^9$/L，或中性粒细胞绝对值 $< 1.0 \times 10^9$/L 且预期在 48 h 内会降至 0.5×10^9/L 以下。中性粒细胞缺乏不超过 7 d 的患者，肺部感染常由肠杆菌属（如大肠埃希菌、克雷伯菌属）、铜绿假单胞菌、金黄色葡萄球菌所致。通常考虑亚胺培南 / 西司他丁、美罗培南、哌拉西林 / 他唑巴坦或广谱抗假单胞菌的头孢菌素如头孢吡肟、头孢他啶静脉单药使用。

对于低风险患者（表 2–5）可以考虑抗生素口服联合使用，推荐环丙沙星联合阿莫西林 / 克拉维酸，也可使用莫西沙星。对可疑社区获得性肺炎患者，非典型病原体可使用抗铜绿假单胞菌 β– 内酰胺酶类联合大环内酯类或氟喹诺酮类治疗。对医院获得性肺炎则应使用抗铜绿假单胞菌 β– 内酰胺酶类药物，并考虑加用氨基糖苷类或氟喹诺酮类。疑为院内获得性军团菌感染者可加用大环内酯类或氟喹诺酮类作为经验性治疗。若是耐甲氧西林金黄色葡萄球菌引起的肺炎或在耐甲氧西林金黄色葡萄球菌较常见的医疗机构出现医院获得性肺炎，需要加用万古霉素或利奈唑胺。此外还需要考虑社区呼吸道病毒感染的可能性，特别在冬季。呼吸道合胞病毒、副流感病毒、流感病毒是急性淋巴细胞白血病和造血干细胞移植患者在中性粒细胞缺乏期间重要的病原菌。

中性粒细胞缺乏患者合并肺炎应考虑抗生素静脉单药使用。抗生素治疗应持续至中性粒细胞缺乏恢复，至少使用 7 ~ 14 d。中性粒细胞恢复正常后，可在随后疗程中换用口服抗生素。难治性肺炎表现为对初始抗生素耐药，此时需要考虑有无非细菌性感染的可能，如丝状真菌感染。胸部 CT 扫描有助于确定病变的部位以及形态，并可指导下一步的诊断措施。

在持续发热性粒细胞缺乏患者中出现“晕轮征”应高度怀疑侵袭性曲霉菌感染，此外其他丝状真菌及铜绿假单胞菌的血管侵袭性感染也可能有类似征象。持续时间较长（如超过 10 d）的中性粒细胞缺乏患者在接受广谱抗生素治疗过程中出现新的渗出性病灶或原病灶进展，应该考虑侵袭性曲霉菌病或其他真菌感染。在等待进一步诊断结果的同时需要考虑加用伏立康唑或两性霉素 B。

表 2–5　MASCC 风险指数评分

特征	分值
疾病负担	
无明显症状或轻度症状	5
中度症状	3
无低血压	5
无 COPD	4
实体肿瘤或血液肿瘤，既往无真菌感染	4
不伴有需静脉补液的脱水症状	3
院外状态	3
年龄 < 60 岁	2

注：高危患者，MASCC 评分<21，所有按 MASCC 评分或临床标准确定为高危的患者，如果还未住院，应首选入院接受经验性抗菌治疗；低危患者，MASCC 评分≥ 21 分，口服和（或）门诊经验性抗菌治疗适用于经仔细选择的低危患者。

（四）细胞免疫功能损伤合并肺部感染

细胞免疫功能损伤合并肺部感染多见于使用淋巴细胞毒性药物患者、异基因造血干细胞移植受者及进展期艾滋病患者。这类患者发生常见细菌感染和机会性感染的风险大大增加。这些感染病原体包括真菌（曲霉菌和其他丝状真菌、新型隐球菌、双相型真菌）、军团菌、耶氏肺孢子菌、结核分枝杆菌、非结核分枝杆菌、诺卡菌和病毒。若临床及影像学检查提示为急性细菌性肺炎（如出现急性发热、呼吸道症状、灶性浸润），其诊断和处理与中性粒细胞缺乏患者相似。

常见抗细菌药的剂量及抗菌谱、常见抗病毒药的剂量及抗菌谱、常见抗真菌药的剂量及抗菌谱以及肺部感染推荐最短治疗时间见表 2–6 ~ 表2–9。

表 2–6　常见抗细菌药的剂量及抗菌谱

	抗菌药	剂量与用法	抗菌谱
革兰阳性菌	万古霉素	15 mg/kg，iv q12 h 艰难梭菌：125 mg，po，q6 h	革兰阳性（G^+）细菌，除外 VRE 及一些罕见的 G^+ 菌
	利奈唑胺	600 mg，po/iv，q12 h	G^+ 菌，包括 VRE
假单胞菌	头孢吡肟	2 g，iv，q8 h	对大多数 G^+ 菌、G^- 菌具有广谱抗菌活性 对大多数厌氧菌、肠球菌缺乏活性
	头孢他啶	2 g，iv，q8 h	抗 G^+ 菌活性相对较差 对链球菌有效 对大多数厌氧菌、肠球菌缺乏活性
	亚胺培南 / 西司他丁钠	500 mg，iv，q6 h	对大多数 G^+ 菌、G^- 菌及厌氧菌具有广谱抗菌活性
	美罗培南	1 g，iv，q8 h	更适用于 ESBL 感染及严重肠杆菌感染
	哌拉西林 / 他唑巴坦	4.5 g，iv，q6 h 或 3.375 g，iv，q8 h	对大多数 G^+ 菌、G^- 菌及厌氧菌具有广谱抗菌活性

续表

	抗菌药	剂量与用法	抗菌谱
其他抗菌药物	氨基糖苷类 阿米卡星 庆大霉素 妥布霉素	个体化给药剂量（根据病情严重程度及肾功能情况调整）	主要针对 G$^-$ 菌具有抗菌活性
	环丙沙星 联合	500 ~ 750 mg，po，q12 h 或 400 mg，iv，q8 ~ 12 h	对 G$^-$ 菌及非典型感染（如军团菌属）活性高 针对 G$^+$ 菌，其活性差于左氧氟沙星、莫西沙星 环丙沙星对厌氧菌无效
	阿莫西林 / 克拉维酸	875 mg，po，q12 h	
	左氧氟沙星	500 ~ 750 mg，po 或 iv，qd	对 G$^-$ 菌及非典型感染（如军团菌属）活性高 相对环丙沙星，抗 G$^+$ 菌活性更高 左氧氟沙星对厌氧菌没有活性
	莫西沙星	400 mg，po 或 iv，qd	莫西沙星对假单胞菌有一定活性
	甲硝唑	500 mg，iv，q6 h 或 500 mg，po，q6 ~ 8 h	针对厌氧菌有较好活性
	复方磺胺异噁唑	15 mg/（kg · d），分次给予	对耶氏肺孢子菌有活性

注：G$^+$ 菌，革兰阳性细菌；G$^-$ 菌，革兰阴性细菌；VRE，耐万古霉素肠球菌；ESBL，超广谱 β- 内酰胺酶。

表 2-7 常见抗病毒药的剂量及抗病毒谱

抗病毒药	剂量	抗病毒谱
更昔洛韦	5 mg/kg，q12 h × 2 周，随后 5 ~ 6 mg（kg · d）至少再用 2 ~ 4 周直至症状缓解。对 CMV 肺炎考虑加用静脉注射用人免疫球蛋白	CMV

续表

抗病毒药	剂量	抗病毒谱
奥司他韦	75 mg，po，bid	甲 / 乙型流感病毒
扎那米韦	2 喷（5 mg/ 喷）bid	甲 / 乙型流感病毒
静脉注射用人免疫球蛋白（IVIG）	在细小病毒 B19 感染中 400 ~ 500 mg/（kg · d）是常用剂量 对于 CMV 肺炎和 RSV 感染中辅助用药剂量一般为 400 mg/kg，共用 3 ~ 5 次	RSV、CMV 细小病毒 B19

注：RSV，呼吸道合胞病毒；CMV，巨细胞病毒。

表 2–8 常见抗真菌药的剂量及抗真菌谱

抗真菌药	剂量	抗真菌谱
氟康唑	肾功能正常的成年人：400 mg，iv/po，qd	念珠菌、球孢子菌、新型隐球菌
伊曲康唑	400 mg，po，qd（治疗 7 d 后谷浓度要 > 0.25 mg/mL）	念珠菌、曲霉菌及一些少见的真菌 双相型真菌、新型隐球菌
伏立康唑	静脉：6 mg/kg，q12 h，2 次给药后改为 4 mg/kg，q12 h；po：200 mg，bid（侵袭性曲霉菌病）	念珠菌、曲霉菌及一些少见的真菌 双相型真菌、新型隐球菌 侵袭性曲霉菌病的标准治疗
	静脉：6 mg/kg，q12 h，2 次给药后改为 3 mg/kg，q12 h（非中性粒细胞缺乏患者念珠菌血症）	对非中性粒细胞缺乏患者念珠菌感染有效
两性霉素 B 脱氧胆酸盐（AmB–D）	通常剂量：0.5 ~ 1.5 mg/（kg · d），可根据临床情况进行个体化调整	广谱抗真菌活性，包括：念珠菌、曲霉菌（除外土曲霉）、接合菌、双相型真菌、新型隐球菌及一些少见的真菌

续表

抗真菌药	剂量	抗真菌谱
两性霉素B脂质复合物（ABLC）	5 mg/（kg·d），iv，用于侵袭性霉菌感染	
两性霉素B脂质体（L-AMB）	3 ~ 5 mg/（kg·d），iv	
卡泊芬净	70 mg，iv，用药1次，然后50 mg，iv，qd（中度肝病患者35 mg，iv，qd）	主要用于念珠菌和曲霉菌感染，对于其他真菌感染疗效不确切

表 2-9　肺部感染推荐最短治疗时间

肺部感染类型	推荐的最短治疗时间
细菌	7 ~ 14 d
真菌	
念珠菌	血培养阴性后至少需要2周
真菌（如曲真菌）	至少需要24周
流感病毒	
奥司他韦（免疫功能完整的健康非卧床患者）	5 d
奥司他韦（免疫功能高度不全的患者）	延长治疗时间（如至少10 d）直到症状缓解

典型病例

患者男性，66 岁。2016 年 11 月 30 日因“间断咳嗽、咳痰 2 月余，发热 1 天”入院。2 个月前无明显诱因出现咳嗽、咳痰，黄白色脓痰，痰中带暗红色血丝，无胸痛、呼吸困难、发热等症状。9 月行支气管活检病理诊断：中分化鳞癌。综合考虑患者情况未予手术治疗，给予止血、祛痰、中药抗肿瘤、平喘对症处理后咳嗽咳痰缓解后出院。1 天前患者夜间发热 39.3℃，咳嗽咳痰，痰呈白色黏液，无胸痛，心率 130 次 / 分。门诊查血常规：WBC15.8×10^9/L，N12.4×10^9/L，N%78.5；生化：TP58 g/L，ALB35.5 g/L；尿常规（－），便常规（－）。

该病例考虑肺癌合并肺部感染，CURB−65 评分 1 分，留取痰培养、血培养 + 药敏，现根据临床经验用抗生素，给予左氧氟沙星 500 mg，po，物理降温，待药敏培养出结果后再调整抗生素。根本治疗手段为抗肿瘤治疗，解除气道梗阻。

（林榕波　万　钧）

第三节　胸 腔 积 液

当胸膜腔内液体滤出与吸收的动态平衡被打破，胸膜腔内液体形成过快或吸收过缓，即产生胸腔积液（pleural effusion）。胸腔积液是恶性肿瘤常见并发症，而恶性肿瘤又是胸腔积液常见病因，在症状性胸腔积液中恶性肿瘤约占 40%。

一、病因及病理生理

胸膜腔是由脏壁两层胸膜在左右两肺周围形成的一个密闭的潜在性腔隙，腔内含少量浆液，起到润滑作用。正常人胸膜腔内有 3 ~ 15 mL 液体，在呼吸运动时起润滑作用。正常成人每 24 h 有 500 ~ 1 000 mL 的液体形成与吸收。胸膜腔内 80% ~ 90% 的液体由毛细血管静脉端再吸收，其余的液体由淋巴系统回收至血液，滤出与吸收处于动态平衡状态。若由于全身或局部病变破坏了此种平衡，使胸膜腔内液体形成过快或吸收过缓，则产生胸腔积液。

（一）病因

恶性肿瘤出现胸腔积液有以下病因：

1. 恶性肿瘤直接诱发胸腔积液　几乎所有恶性肿瘤均可侵犯胸膜，病理类型以腺癌最多见。据统计，在所有累及胸膜的恶性肿瘤中，肺癌、乳腺癌、卵巢癌、淋巴瘤最为常见，约占 75%。其他如泌尿系统肿瘤、消化系统肿瘤也有报道。还有 5% ~ 10% 的患者始终无法找到原发肿瘤灶。

2. 恶性肿瘤间接诱发胸腔积液

（1）因免疫力低下或支气管堵塞造成的肺炎。

（2）肺栓塞：肿瘤患者血液中组织因子水平升高或高血凝状态激活凝血级联反应诱发栓塞。

（3）乳糜胸：恶性肿瘤发生纵隔淋巴结转移阻塞胸导管。

（4）上腔静脉梗阻，液体漏出。

（5）因营养状态差导致低蛋白血症，引起对胸腔内液体吸收能力的下降。

3. 治疗相关性胸腔积液

（1）放射相关的胸腔积液：肺癌、间皮瘤、淋巴瘤或乳腺癌等在胸部照射后，可诱发照射相关性胸腔积液（通常在 6 个月内出现）。同时纵隔照射还可引起纵隔淋巴纤维化，从而影响胸腔淋巴回流产生乳糜积液。

（2）化疗相关的胸腔积液：使用部分化疗药物后，可产生胸膜炎，诱发胸腔积液。最常见药物有甲氨蝶呤、环磷酰胺、博来霉素、多西他赛、伊马替尼和达沙替尼等。

（二）分类

恶性肿瘤患者合并的胸腔积液按病因可以分为恶性胸腔积液（malignant pleural effusion，MPE）和类恶性胸腔积液（paramalignant pleural effusion，PMPE）。

1. 恶性胸腔积液　是指胸腔积液中存在恶性肿瘤细胞，或胸膜活检检到恶性肿瘤细胞，或影像学检查提示胸膜腔存在肿瘤。恶性胸腔积液是由恶性肿瘤直接侵犯胸膜所致。

2. 类恶性胸腔积液　是指胸腔积液中不存在恶性肿瘤细胞，且胸膜活检未检到恶性肿瘤，或影像学在胸膜腔未见肿瘤。类恶性胸腔积液有可能为上述除恶性肿瘤直接侵犯胸膜外的其他病因所致，而这些病因常常是可治疗的。因此，此分类方法在肿瘤分期、预后和治疗中有重要意义。

二、临床表现

大多数的恶性胸腔积液患者伴有症状。当恶性胸腔积液得不到有效控制时，大量的胸腔积液可压迫肺组织，诱发呼吸困难，影响肺功能，这也是恶性胸腔积液患者最常见的不适，约占 96%。而小于 25% 患者可无明显症状，这部分患者的胸腔积液量通常在 500 mL 以下。出现劳力性呼吸困难的患者，其胸腔积液通常在 500～1 000 mL。此外，恶性胸腔积液患者常伴有咳嗽（44%）、胸痛（56%）等症状。20% 的患者还可出现体重下降和疲乏。查体可见呼吸急促，患侧叩诊呈浊音，听诊呼吸音减弱及触觉语颤减低。

三、诊断

恶性胸腔积液几乎都是渗出液（表2–10）。只有大约5%的恶性胸腔积液是漏出液同时存在肿瘤细胞，在这类患者中充血性心力衰竭或上腔静脉压迫等因素可能是导致胸腔积液的主要病因。约50%的恶性胸腔积液为血性胸腔积液，血性胸腔积液最常见的病因也为恶性肿瘤。在胸腔积液细胞分类方面，通常以淋巴细胞为主，但有的也可以以单核细胞或嗜酸细胞为主。区别胸水为漏出液还是渗出液的标准见表2–10。

表2–10 区别漏出液和渗出液的Light标准

1. 胸腔积液蛋白与血清蛋白的比值＞0.5
2. 胸腔积液乳酸脱氢酶与血清乳酸脱氢酶的比值＞0.6
3. 胸腔积液乳酸脱氢酶大于正常血清乳酸脱氢酶的2/3上限

符合以上一个或一个以上标准的为渗出液，该标准的敏感性、特异性均＞99%。

约50%恶性肿瘤患者的胸腔积液并非恶性肿瘤直接所致，因此确定胸腔积液为恶性胸腔积液还是类恶性胸腔积液是首要也是最重要的步骤（图2–3）。当患者被诊断为恶性胸腔积液时，癌症治疗目标将从治愈性转为姑息性。

胸腔积液细胞学检查是最容易诊断恶性胸腔积液的方法。胸腔积液的细胞学检查通常需要至少250 mL的胸腔积液。在胸腔积液中常常同时存在异型间皮细胞和巨噬细胞，因此从形态学上区分胸腔积液细胞的良、恶性有时存在一定的困难。胸腔积液细胞学检查的敏感性大约在65%，特异性在97%左右。流式细胞仪也可用于诊断，特别是在淋巴瘤患者中。

胸部X线片及计算机断层显像扫描（CT）不仅可以评估胸腔积液量，还可以对病灶浸润的程度、大小、深度、位置以

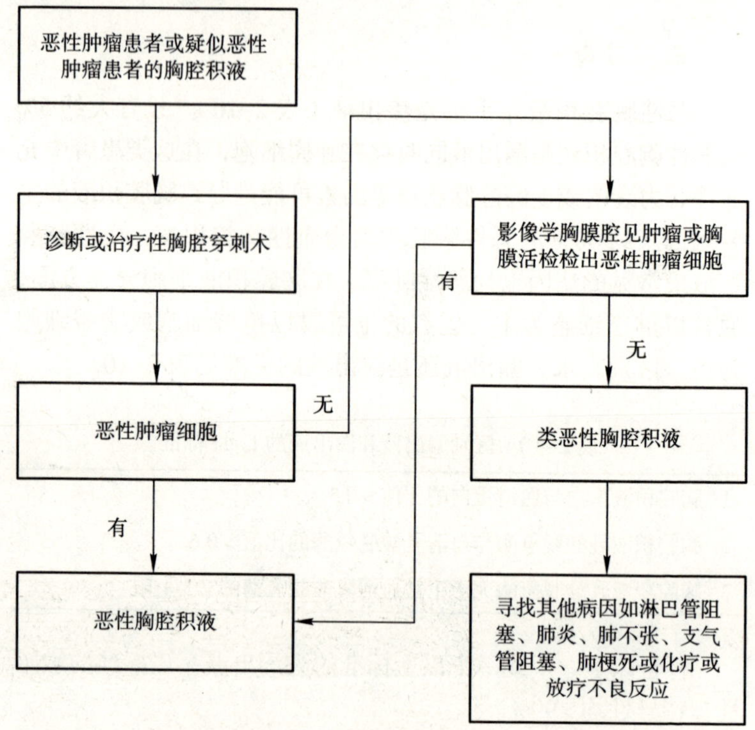

图 2–3 恶性肿瘤患者或疑似恶性肿瘤患者的胸腔积液诊断流程图

及有无气管堵塞、胸膜增厚和纵隔转移做出评估。在影像学上，约 175 mL 的胸腔积液就可导致肋膈角变钝。如果随着体位的变化，积液不产生流动，则应高度怀疑分隔的形成。大量恶性胸腔积液的患者如果纵隔未向对侧移位，提示纵隔固定。支气管主干被肿瘤堵塞而出现肺不张或胸膜广泛浸润常见于恶性胸膜间皮瘤。如果观察到胸膜斑，则提示患者曾有石棉暴露史。胸部 CT 比单纯胸部 X 线片更敏感，例如像一些在横膈顶后方 500 mL 之内的分隔性胸腔积液可能无法被单纯胸部 X 线片发现，这时可使用 CT 检查。超声检查有助于了解恶性胸腔积液患者的胸膜受累情况，并有助于少量恶性胸腔积液的胸腔穿刺术定位，从而减少胸腔穿刺术的并发症。

磁共振成像（MRI）对恶性胸腔积液的诊断价值有限，但可能有助于评估肿瘤侵袭纵隔或胸壁范围。如果影像学发现肺不张，支气管镜检查可用来排除气管内的病变。

在恶性胸腔积液的诊断中，通常很少用到胸腔镜和胸膜活检，但分隔性积液在常规途径采集胸水困难时则有它们的运用价值。胸腔镜辅助下活检需要在麻醉下进行，但其比胸廓切开术安全性和成功率更高。

四、治疗

（一）治疗原则

根据患者有无症状，胸腔积液增长速度，原发肿瘤病理类型、全身化疗的疗效，患者的预后，胸穿后胸腔积液增长的速度以及患者一般情况而决定治疗方式。在治疗胸腔积液的同时，应考虑到及时治疗原发肿瘤。临床上一旦确诊为恶性胸腔积液，即应决定采用全身或局部针对性治疗。

（二）全身治疗

小细胞肺癌、恶性淋巴瘤对全身化疗敏感，应首选全身化疗，同时应用生物治疗，中医中药及对症支持治疗，以获得最好的治疗效果。

（三）胸腔内治疗

1. 单纯胸腔穿刺和置管引流　胸腔穿刺排液、胸腔置管引流或胸腔闭式引流，操作简单、症状缓解快，仍为临床常用治疗手段，现多在超声定位下穿刺，对包裹性胸腔积液能提高准确性和疗效。单纯胸腔引流只能暂时缓解症状，绝大多数情况下要配合胸腔内注入化疗药物、硬化剂、生物制剂或中药等，才有可能使胸腔积液得到长期控制。胸腔穿刺引流总量应根据患者的症状决定，单次引流量一般不宜超过1 000 ~ 1 500 mL。

2. 胸腔内化疗　局部化疗可提高胸腔内化疗药物浓度，减轻全身化疗不良反应，并能刺激胸膜造成化学性胸膜炎使胸膜粘连，以及在胸腔内直接杀灭肿瘤细胞。常用的胸腔内化疗药物有顺铂、卡铂、氟尿嘧啶、多柔比星、博来霉素、丝裂霉素等，化疗药物与其他治疗手段特别是生物免疫治疗及热疗联合目前是一种趋势，可以达到高效低毒的效果。

3. 胸腔内生物免疫治疗　基本原理是使胸膜产生化学性炎，使其粘连、固定、闭塞胸膜腔，减少肿瘤血管的通透性。常用的生物制剂有：白介素–2、高聚金葡素、短小棒状杆菌、胞必佳等，生物免疫治疗是当前肿瘤治疗中发展最为迅速、研究最为活跃的领域之一。

4. 胸腔内注射硬化剂治疗　在胸腔积液引流彻底后，向胸腔内注入硬化剂，使胸膜产生无菌性炎症，促进脏胸膜和壁胸膜粘连闭锁，防止积液发生。目前常用的硬化剂有滑石粉、四环素、红霉素、博来霉素等。滑石粉是用于胸膜固定术最有效的硬化剂。

（四）放射治疗

放射治疗包括纵隔放疗和胸膜放疗，可采取胸膜外照射和胸腔内照射。放射性核素 ^{192}Au 和 ^{32}P 等可用于胸腔内放射治疗，但由于核素的衰减、剂量不易掌握和放疗防护等问题，未能在临床普遍开展。

目前放射治疗在恶性胸腔积液治疗中并不占重要地位，但随着影像技术的进步，放疗设备的发展，可以更加精确地确定纵隔及胸膜肿瘤转移或侵犯的部位及范围，有可能采用高剂量、短疗程、高度聚焦的放疗技术摧毁肿瘤，使恶性胸腔积液得到控制，这也是今后研究的方向之一。

（五）热疗

热疗是综合治疗恶性胸腔积液的常用方法之一。热疗可以直接杀伤肿瘤细胞，促进胸膜化学性炎症形成，而且还可以促进某些化疗药物的敏感性。肿瘤具有热敏感性，与正常的组织细胞有不同的温度耐受性正常组织细胞能耐受45℃高温，而肿瘤组织在43℃持续1 h即可出现不可逆的损伤，胸腔内热化疗能使胸腔内温度达到42～43℃，可使肿瘤细胞受到不可逆的损伤。目前热化疗胸腔灌注已经成为治疗恶性胸腔积液新的综合治疗模式之一，临床研究表明铂类化疗药物与热疗联合应用治疗恶性胸腔积液效果显著。

（六）手术治疗

对一般情况良好生存期相对较长的患者，传统外科手术以及胸腔镜手术可以行胸膜切除术、胸膜固定术及胸腹腔分流术，是控制恶性胸腔积液有效的治疗方法之一。

恶性胸腔积液的治疗已发展成为多学科、多模式的综合治疗，有效率不断提高，不良反应不断减轻。然而恶性胸腔积液的治疗目前尽管取得了一些新进展，但总的治疗效果仍然不佳。目前国内外尚无统一的治疗规范，缺少大规模多中心前瞻性的临床实验研究及更多的循证医学证据。但相信随着对胸腔积液形成机制的进一步认识和更多新治疗方法应用于临床，将改善患者生存质量，延长患者生存时间。

五、预后

恶性胸腔积液通常被认为是肿瘤晚期、不可手术切除或疾病进展的标志。中位生存时间只有3～4个月。恶性胸腔积液的治疗目的通常是姑息性的，主要是为了缓解或消除患者呼吸困难、恢复正常活动和提高生活质量。

典型病例

患者男性，74岁。主因“结肠癌术后5年，喘憋气促3天”入院。患者5年前无明显诱因腹泻行肠镜检查示乙状结肠区溃疡型肿物，病理：腺癌。行乙状结肠癌根治术，术后病理：中分化腺癌。术后分期：$T_3N_2M_0$。行FOLFOX6方案化疗6次后定期复查，病情稳定。3天前患者喘憋气促就诊，查心电图示窦性心律，正常心电图。BNP 63.1 pg/mL。超声心动图心内结构及各瓣口血流正常，左心功能正常。胸部CT示：左侧肺门肿物29 mm×24 mm，纵隔、肺门多发肿大淋巴结，左侧胸腔积液。给予胸腔穿刺引流胸腔积液后喘憋症状好转，胸腔积液病理学检查：可见恶性肿瘤细胞。

该病例考虑结肠癌肺转移引起恶性胸腔积液，充分引流胸腔积液后给予顺铂40 mg胸腔注射，随诊1周胸腔积液量未增长。

（林榕波　李　娟）

第四节　咯　　血

咯血（hemoptysis）是指支气管或肺组织出血，并经咳嗽排出的过程。其表现可以从血丝痰到大咯血。大多数的咯血为自限性事件，只有不到5%的咯血为大咯血。大咯血可威胁患者生命，需紧急救治。大咯血通常指咯血量大或出血迅猛。咯血量多少可定义为大咯血一直存在争议，咯血100～1 000 mL都被用于定义大咯血，但没有哪一个数值被广泛接受。需要强调的是，不应过分拘泥于咯血量的多少来定义大咯血，而应结合咯血是否影响肺部气体交换、导致气道堵塞及影响血流动力学这些威胁生命的因素来综合判断。未及时治疗的大咯血病死率可高达80%以上。

一、病因及病理生理

咯血的病因通常分为肺实质病变、气道病变和血管病变。出血可来源于肺的小血管或大血管。小血管通常导致局灶或弥漫性肺泡出血，其主要由免疫、血管炎和凝血等方面原因所致。大血管出血主要由感染、心血管疾病、先天性疾病、肿瘤和血管炎性病变所致。

肺有两套动脉系统供血：肺动脉和支气管动脉。肺动脉提供 99% 的动脉血到肺进行气体交换。支气管动脉则给肺内外气道和肺动脉（血管的滋养血管）提供营养，不参与气体交换。纵隔淋巴结和神经、脏胸膜、食管、主动脉和肺静脉也由支气管动脉供血。

肺动脉和支气管动脉之间存在复杂的毛细血管吻合。当肺动脉循环受阻（如血栓、血管炎和缺氧性血管收缩），支气管动脉吻合血管的流量逐渐增加，导致吻合血管膨胀，管壁变薄变脆，从而易破裂出血。而慢性炎症（如支气管扩张、慢性支气管炎、肺结核、肺真菌病和肺脓肿）和肿瘤会释放血管生长因子促进新生血管生成、肺血管重塑和侧支血管建立。这些新生血管和侧支血管也很容易破裂出血。在大咯血的患者中，出血来自支气管动脉和肺动脉分别为 90% 和 5%。剩余 5% 来自非支气管系统动脉，还有极少报道出血来自肺和支气管静脉和毛细血管。

25% ~ 50% 肺癌患者的首发临床表现为咯血。肺癌引发大咯血最主要的原因不是肺癌本身，而是放射治疗后继发组织坏死。一项对 877 例肺癌患者进行的回顾性分析，其中 29 例患者大咯血与空洞、鳞癌、中央性肿瘤明显相关。贝伐珠单抗可轻微增加小细胞肺癌出血的风险。超过 40% 的咯血患者可能找不到病因，这些病例大多数可能由非恶性肿瘤因素导致咯血。在肿瘤患者中，还应特别注意其他因素的诊断和管理，例如血小板下降和肝转移患者维生素 K 依赖的凝血因子缺乏导致凝血功能异常等，这些因素往往可导致或加剧咯血。窒息是大咯血导致死亡的主要原因。

二、诊断

患者出现咯血应常规进行病史采集和体格检查。同时应与鼻出血、口咽出血、呕血等进行鉴别诊断。常规检查项目应包括 X 线胸片、全血细胞计数、肾功能、肝功能、凝血酶原时间和部分促凝血酶原激酶时间。痰标本也应常规送检以评估是否存在感染。

咯血的常用检查方法包括 X 线胸片、支气管镜、计算机断层显像扫描（CT）、计算机断层显像扫描血管造影术（computed tomography angiography，CTA）和支气管镜检查。

X 线胸片检查因快捷、便宜和普及性好的特点，仍被常规使用。胸片可协助诊断出血部位。出血在胸片上通常表现为肺实质浸润，但这并不能准确反映出血的部位，因为血液可被吸入出血部位的远端肺组织。X 线胸片还可发现肺实质和胸膜病变，如肿块、肺炎、肺部慢性疾病、肺不张、肺空洞以及肺泡出血。只有约 1/2 病例胸片检查可发现出血部位，1/3 病例可发现出血原因。因此 X 线胸片阴性的咯血患者，应进一步行支气管镜和（或）CT 检查。

支气管镜检查在发现出血位置、隔离受累气道、控制出血和治疗原发病方面有着重要的地位。在危及生命的大咯血中，硬质支气管镜比纤维支气管镜在维持气道通畅和清除分泌物、改善视野方面更为有效。纤维支气管镜的优点是可以在硬质支气管镜的引导下到达肺上叶和外周支气管。并且纤维支气管镜可在床边进行，无须麻醉，临床更为常用。支气管镜对出血位置的检出率取决于出血的速率和严重程度。研究显示支气管镜在发现中度和重度咯血的出血位置（64% 和 67%）方面优于轻度咯血（49%）。支气管镜寻找出血部位的最佳时机仍存在着争议。活动性出血时进行支气管镜检查，虽然气道的可视性下降，但发现出血部位的概率却明显增加。支气管镜的弊端主要为支气管灌洗和支气管镜本身能导致支气管黏膜刺激和再出血；在发现咯血病因方面支气管镜的敏感性也远低于CT。在Reveal等的研究表明，咯血病因的检出率支气管镜为8%，而CT为77%。但支气管镜的优势在于可对支气管内部的病灶可提供更多额外的信息，且可以进行组织样本采集和微生物培养。

CT检查为非侵袭性的影像学检查，能够全面评估肺实质、气道和胸部血管的情况。CT发现出血位置的能力和支气管镜相当，而且可以互补。支气管镜能够直接发现近端气道的出血位置，如支气管炎和中央支气管内病变。在支气管扩张、肺脓肿和外周型肿瘤中，胸部CT价值更为明显。在出血的病因诊断方面CT可显示支气管镜不能到达的远端气道和肺实质，这一点明显优于支气管镜。CT对支气管内病灶的敏感性可以达90%以上。经CT引导的经皮肺病灶活检也可协助明确病因诊断。但是，在CT影像上，支气管内血块和肿瘤类似，不易区分，且CT也无法观察支气管腔内活动性出血的情况。在这些病例中，支气管镜是CT检查的重要补充。目前认为，CT联合支气管镜是咯血患者最准确的评估方法，且CT检查应该在支气管镜检查前进行。

CTA可以准确、细致、全面的提供胸部血管的细节，具有无创和操作简便的特点，对咯血的进一步治疗有重要指导意义。CTA提供的血管细节甚至更优于DSA。在动脉栓塞治疗前行胸部CTA检查可以评估支气管动脉的数目和起源，发现是否存在其他非支气管动脉共同供血的问题，以确定最佳血管造影的方法。如果在血管内治疗前发现一个以上的供血动脉，将有助于对异常血管进行栓塞，防止初次治疗成功患者的再咯血。同时这还有助于减少寻找异常血管的时间，从而缩短血管造影时间。对于病情不稳定的患者，以及减少造影剂的使用和降低 X 线透视对病人和操作者的辐射有重要作用。

三、治疗

咯血的治疗首先应保证患者气道通畅和气体交换充足，其次需纠正血容量。如果可能，应直接进行病因治疗，如抗肿瘤治疗、抗生素治疗、抗结核或抗真菌治疗，以及纠正凝血障碍等。非甾体抗炎药或抗凝血药等应立即停用。全身治疗包括吸氧、口服或静脉注射止血药物（垂体后叶素等）等。

对于大咯血患者，快速的诊断和治疗通常应同步进行，以减少窒息导致死亡的风险。积极呼吸内科和胸外科同时会诊。保护非出血侧肺十分重要，但有时确定出血的位置很困难。如果患者出血位置是确定的，应保持患侧卧位，以防止血液扩散到健侧肺。如果出现气体交换障碍或持续性新鲜出血，应予口腔置管，可在进行支气管镜操作时同时完成。通常选择单腔管置入健侧肺主支气管，进行健侧肺通气。如果出血在左侧肺，右侧主支气管置管相对更容易完成。但这会阻塞右上肺叶支气管，进一步影响通气。也可以考虑放置双腔管，但操作相对更困难，且因单个管腔狭小，支气管镜无法进入，也更易被血块堵塞。因此双腔管通常是其他方法失败后的选择。

支气管镜不仅可以确定出血位置，还可以注入包括冷盐水、肾上腺素、凝血酶等药物止血。可于支气管内放置气球、支架、套管、氧化再生纤维素网、生物相容性胶进行压迫止血。支气管内肿瘤出血可用激光凝固法、氩等离子凝固法或电凝固法止血。硬支气管镜在吸引、烧灼和填充止血方面较纤维支气管镜更有优势。但其视野范围有限，经常需与纤维支气管镜联合使用。

支气管动脉栓塞是公认的疗效最好、侵入性最小的治疗方法。它适用于大咯血、反复咯血、内科治疗失败以及外科手术风险大的咯血患者。支气管动脉栓塞不仅可以单独作为止血手段，还可以作为外科治疗前稳定病情的手段。栓塞可减少肺病变区域供血动脉的压力，从而减少围术期出血的风险。支气管动脉栓塞对 85% 以上的急性咯血病例有效，但 10%～20% 的病例在 6～12 个月会再次出血。

支气管动脉栓塞常见并发症包括胸痛、发热、一过性吞咽困难、腹股沟血肿和造影剂肾病等。最严重的并发症是脊髓缺血导致的神经功能障碍，其发生率在 1.4%～6.5%。给脊髓前动脉供血的腰膨大动脉意外堵塞可导致脊髓缺血的发生。因此在血管造影中应小心避免栓塞腰膨大动脉，同时选择在脊髓分支之后的血管进针，也可以减少脊髓缺血的发生。支气管栓塞总体病死率为 7.1%～18.2%，相对于急诊手术 40% 的病死率，还是可以接受的。

内科治疗对大多数患者有效。如果经过充分的内科治疗威胁生命的咯血仍持续存在，需行外科急诊手术。急性出血期间手术并发症的发生率高，病死率高达 7%～18%，急诊手术病死率可高达 40%。目前，外科手术治疗咯血逐渐被更有效、安全的支气管动脉栓塞技术取代。此外，外科手术不适合一般状况差、中重度肺功能不全和双侧肺病变或有其他并发症的患者。

在非大咯血患者中，预防性使用抗生素、卧床及止咳治疗通常可以减少出血，这同时也为明确出血部位和直接治疗创造了时机。支气管肿瘤患者局部外照射可能对控制咯血有效。对外照射治疗无效患者，还可以考虑支气管内照射。

癌症患者的咯血还可能由肺动脉栓塞导致。在这些病例中，应在进一步咯血的风险和预防血栓复发的抗凝需求之间进行平衡。低分子量肝素抗凝比华法林有更低的出血风险、血栓复发率。

晚期癌症的咯血治疗不仅应考虑病因和出血严重程度，还应考虑患者预期生存时间、生活质量，以及患者和其家属的需求等因素。因此必须预先制定一套治疗计划，并充分告知患者和家属，讨论各种可能治疗手段，使他们有充分的心理准备。有大咯血风险患者应在床边备好急症箱和必要的药品及毛巾。发生威胁生命的大咯血应考虑姑息性镇静以减轻压力，如静脉给予咪达唑仑 2.5 ~ 5.0 mg。吗啡也可以用于减少呼吸困难和紧张情绪。黑毛毯、黑面盆可以减少视觉冲击。大咯血不仅对患者心理影响是巨大的，同时对目睹这个事件的患者家属甚至参加抢救的医务人员的心理都会产生很大的影响，因此他们同样需要心理方面的关注和支持。

典型病例

患者男性，76 岁。主因“咳嗽、咳痰 1 月余，咯血 1 周”入院。患者 1 个月前着凉后咳嗽，白痰能自行咳出，无发热、寒战，无胸痛，乏力，消瘦，体重减轻约 5 kg。门诊胸 CT 示左肺大片实变影，抗感染治疗后症状无改善，1 周前出现咳痰加重，伴有咯血，鲜红色，每次量 5 ~ 10 mL，每日 5 ~ 8 次。复查胸部 CT 示左肺下叶可见大片高密度影，纵隔窗消融明显，后外基底段基本实变，宽基底与胸膜相连，左侧胸腔积液，心包少量积液（图 2–4），门诊收入院。行电子气管镜检查示左下前内基底段黏膜增厚，内基底段呈闭锁状，黏膜不平（图 2–5）。病理回报诊断：腺癌。

该病例考虑与肺癌疾病本身、阻塞性肺炎有关，患者整体状态差，暂不能耐受全身化疗，入院后吸氧，给予垂体后叶素、氨甲环酸静脉滴注，拉氧头孢静脉滴注控制感染及对症支持治疗。患者咯血量逐渐减少，呈暗红色。治疗原发病是根本，待病情改善后进一步姑息化疗、放疗，控制肿瘤，必要时血管介入栓塞。

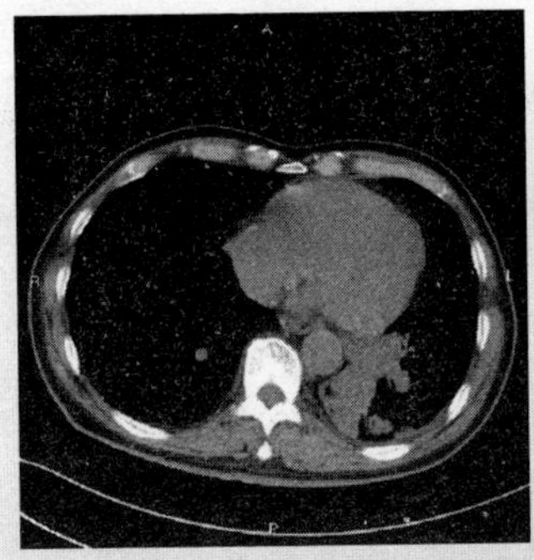
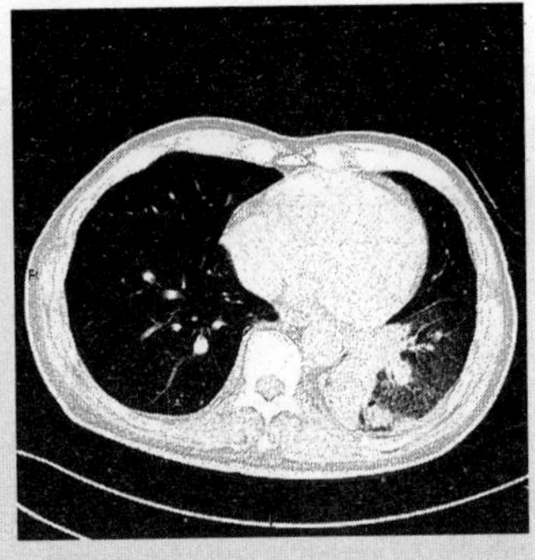

图 2-4 胸部 CT

左肺下叶可见大片高密度影，纵隔窗消融明显，后外基底段基本实变，宽基底与胸膜相连，左侧胸腔积液，心包少量积液

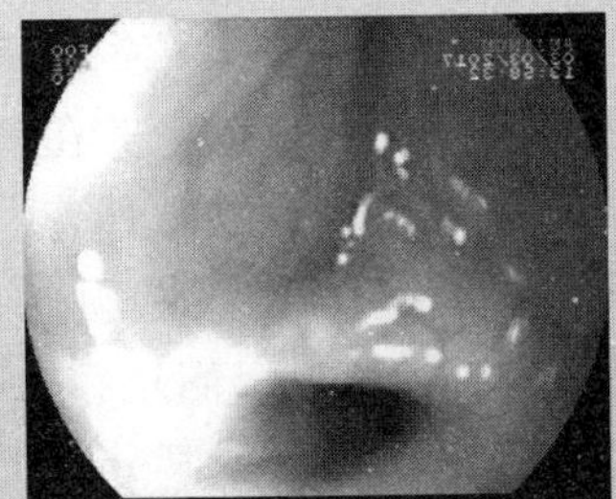
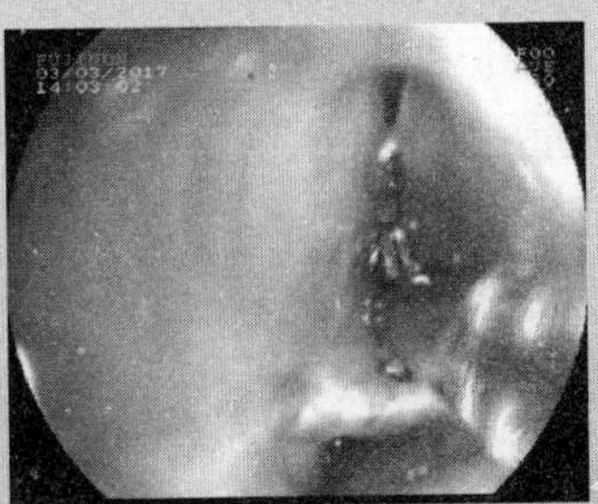

图 2-5 气管镜

左下前内基底段黏膜增厚，内基底段呈闭锁状，黏膜不平，活检 5 块

（林榕波 李 娟）

网上更多

教学 PPT　　微视频　　自测题

第三章

肿瘤循环系统病症的治疗

第一节　静脉血栓栓塞症

静脉血栓栓塞症（venous thromboembolism，VTE）指静脉管腔内血栓栓子形成，包括深静脉血栓形成（deep venous thrombosis，DVT）、肺动脉血栓栓塞（pulmonary thromboemlism，PTE）、浅静脉血栓形成（superficial vein thrombosis，SVT）以及其他部位如门静脉、肠系膜静脉血管的血栓等。根据发病率及严重性，本章节重点讲述 DVT 及 PTE，两者是 VTE 在不同阶段、不同部位的两种表现形式。DVT 特指深静脉管腔内血栓形成，包括颅内静脉、颈内静脉、锁骨下静脉、肱静脉、腋静脉、胫前静脉、胫后静脉、腘静脉、股静脉、髂外静脉等。PTE 指来自静脉系统或右心的血栓阻塞肺动脉或其分支所致疾病，以肺循环和呼吸功能障碍为其主要临床和病理生理学特征。

在所有 VTE 患者中，肿瘤患者约占 20%。VTE 是肿瘤常见的并发症，发生率为一般人群的 4 ~ 8 倍，4% ~ 20%，是肿瘤患者死亡的第二大病因。肿瘤患者合并 VTE，不仅增加手术、化疗等抗肿瘤治疗的难度、复杂性，而且降低患者生活质量、增加死亡风险、缩短生存时间，因此恶性肿瘤合并 VTE 的及时诊断、规范治疗、风险评估及预防至关重要。

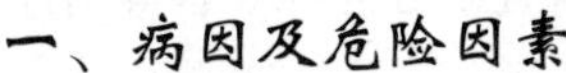

一、病因及危险因素

肿瘤相关性 VTE 血栓形成的机制至今尚不完全明确，目前仍主要以德国病理学家 Virchow 提出的血栓三要素包括血流淤滞、血管损伤和高凝状态来解释：肿瘤患者长期卧床、制动时间延长导致血流淤滞；肿瘤浸润、手术损伤或留置中心静脉导管直接损伤血管内皮；肿瘤细胞释放半胱胺酸蛋白酶、组织因子及黏蛋白促凝血物质等促凝物，抑制血浆纤溶活性，肿瘤细胞直接与血小板等血细胞相互作用造成机体高凝状态。

按照患者本身、肿瘤及治疗三部分将肿瘤相关性 VTE 的危险因素总结如下。

1. 患者相关危险因素　女性、高龄、肥胖（体重指数≥ 35 kg/m^2）、长期卧床或制动、吸烟、既往曾发生 VTE，以及合并心房颤动、心脏瓣膜病或糖尿病等是肿瘤患者发生 VTE 的高危因素。治疗前血小板计数或白细胞计数较正常值升高、血红蛋白 < 100 g/L 等也是化疗患者发生 VTE 的危险因素。

2. 肿瘤相关因素　VTE 发生率与原发肿瘤部位及肿瘤分期、分化程度等相关。VTE 发生率较高的肿瘤如胰腺癌、胃癌、肺癌、妇科肿瘤、头部肿瘤及血液系统肿瘤等，发生率较低的肿瘤如乳腺癌、黑色素瘤等。肿瘤分期越晚、分化程度越低，发生 VTE 的风险越高。

3. 治疗相关因素　手术或有创伤性操作增加 VTE 的发生风险，这与血管内皮的机械性损伤、术后制动及使用止血药物等相关，其中骨科手术及神经外科手术尤其需要重视。放射治疗可能损伤血管内皮，诱导内皮细胞增生及纤维化，促进局部凝血等加重 VTE 的风险。化疗患者 VTE 的相对危险度为一般肿瘤患者 6 ~ 8 倍，尤其是使用贝伐珠单抗、沙立度胺、来那度胺、重组人血管内皮抑制素等抗血管生成药物。此外，应用促红细胞生成素、激素及输血、留置中心静脉导管等治疗方式也会增加患者 VTE 的风险。

二、临床表现

约 95% 的 VTE 为无症状性 VTE，常常无典型的临床主诉或体征，不易被临床医生发现，而症状性的 VTE 往往症状典型且特异度高。症状性 DVT 最常见于单侧下肢，腘静脉以上部位的近端 DVT 血栓脱落是导致 PTE 的主要来源。

1. 典型 DVT 临床表现

（1）肢体肿胀与疼痛：主要原因为血栓堵塞深静脉管腔造成远端血液回流障碍、静脉淤血扩张，同时血栓刺激静脉造成炎症反应。大多数疼痛为胀痛，疼痛的范围与血栓所在静脉位置相关，抬高患肢可以减轻疼痛。

（2）浅静脉怒张：深静脉管腔被堵塞造成远端静脉血液回流障碍，代偿性地浅静脉怒张。

（3）全身反应：主要表现为不同程度的体温升高、脉搏加快等。

2. 典型 PTE 临床表现

（1）呼吸困难：最常见，往往无明显诱因且起病急骤。严重的呼吸困难表现为静息位喘憋、端坐位喘憋、血氧饱和度下降等。

（2）胸痛：深呼吸或咳嗽时胸痛加剧，提示小的周围肺血管栓塞；胸骨后非对称性压榨感，向肩胛和颈部放射的剧烈疼痛，须警惕大血管栓塞造成的肺动脉急性扩张和冠状动脉缺血。

（3）咯血：多在 PTE 后 24 h 内发生，一般量不多，色鲜红，数天后可变成暗红色。

（4）晕厥：大血管急性栓塞导致心排血量急剧降低，可造成脑缺血缺氧。

三、辅助检查

1. 血浆 D- 二聚体（D-dimer） D- 二聚体是交联纤维蛋白的降解产物，是继发性纤溶的分子标志物。手术、肿瘤本身及感染等多种因素均可导致 D- 二聚体升高，故 D- 二聚体高于正常值，不一定存在 VTE。当 D- 二聚体水平 < 500 μg/L，基本可除外 PTE，其阴性预测值大于 95%。

2. 多普勒超声检查及血管加压测定 多普勒超声具有无创、安全、操作简单、可重复等优势，是目前临床最常用诊断 DVT 的方法。DVT 特异性的多普勒超声表现：①静脉腔内强弱不等的实性回声，部分或全部占据血管腔。②探头加压，静脉管腔不变瘪或者部分变瘪。③彩色多普勒显示血液充盈缺损，部分病例仅在挤压远端肢体后，才可见细小血流通过。使用静脉加压分析有助于进一步诊断 DVT。

3. 静脉造影检查 可准确显示血栓的部位、大小、范围、堵塞的程度及侧支循环建立的情况，为确诊 DVT 的“金标准”，但它费用相对较高、有创伤、接触辐射、存在感染等风险，且严重的肾功能不全和含碘对比剂过敏者为禁忌证，因此目前主要用于超声诊断不明确或者超声检查阴性但临床仍高度怀疑 VTE 的患者，以及静脉插管溶栓治疗前检查。

4. CT 肺动脉造影（CT pulmonary angiography，CTPA） CTPA 已成为诊断 PTE 的主要手段。近年来，随着 64 排及多源 CT 的普遍应用，CTPA 对亚段及以上的 PTE 有很好的显影，诊断 PTE 的灵敏度为 83%，特异度为 96%。PTE 的直接征象为肺动脉内的低密度充盈缺损，部分或完全包围在不透光的血流之间（轨道征），或者呈完全充盈缺损，远端血管不显影；间接征象包括肺野楔形密度增高影，条带状的高密度区或盘状肺不张，中心肺动脉扩张及远端血管分支减少或消失等。CT 扫描还可以同时显示肺及肺外的其他胸部疾患。CTPA 虽然是诊断

PTE 的重要手段，但在老年患者中常由于肾功能受损而受限。

5. 肺动脉造影　为 PTE 诊断的“金标准”。PTE 的直接征象有肺血管内造影剂充盈缺损，伴或不伴轨道征的血流阻断；间接征象有肺动脉造影剂流动缓慢，局部低灌注，静脉回流延迟等。如缺乏 PTE 的直接征象，不能诊断 PTE。肺动脉造影是一种有创性检查，发生致命性或严重并发症的可能性分别为 0.1% 和 1.5%。如果其他检查无法确诊 PTE，则可进行肺动脉造影。

6. PTE 其他检查

（1）发生 PTE 时因肺泡通气与血流灌注比值失调或过度通气，肺通气 / 灌注扫描结果正常基本上能够排除 PTE，血气分析可提示正常或低氧血症、高二氧化碳血症，严重时亦可能出现二氧化碳潴留。

（2）典型胸部 X 线可表现为一侧胸腔积液，或部分肺不张。

（3）心电图异常较为常见，但缺乏特异性。最常见的改变是 $V_1 \sim V_2$ 导联的 T 波倒置和 ST 段压低，比较有意义的改变是Ⅰ导联 S 波变深，Ⅲ导联出现深的 Q 波和倒置的 T 波。

四、治疗

肿瘤相关性 VTE 的治疗包括一般治疗、抗凝、溶栓、手术及介入治疗等。

1. 一般治疗　严格卧床休息，吸氧，若喘憋严重可半坐位或端坐位。诊断或怀疑 DVT 患者应抬高患肢利于静脉回流，同时禁忌患肢局部按摩或挤压，避免血栓脱落。对于 PTE 患者应该监测心率、血压、血氧饱和度等生命体征。

2. 抗凝治疗　对于不合并抗凝禁忌证的肿瘤患者，一旦确诊 VTE，应立即使用低分子量肝素、普通肝素或磺达肝癸钠开始抗凝治疗。肿瘤患者抗凝治疗的禁忌证：①近期中枢神经系统出血、颅内或脊髓高危出血病灶。②活动性出血（大出血）如 24 h 输血超过 2 个单位。③慢性、有临床意义的可测量出血 > 48 h。④血小板 < 50×10^9/L。⑤尿毒症、再生障碍性贫血等相关的血小板严重功能障碍。⑥近期进行出血风险很高的大手术。⑦凝血障碍基础疾病。⑧凝血因子异常如Ⅷ因子缺乏、严重肝病。⑨凝血酶原时间或活化部分凝血活酶时间升高。⑩腰麻或腰椎穿刺。⑪高危跌倒（头部创伤）等。其中前两种情况为绝对禁忌证，其他为相对禁忌证。

当前推荐首选抗凝药物为低分子量肝素（low molecular weight heparin，LMWH），此外常应用的药物为普通肝素（unfractionated heparin，UFH）、维生素 K 拮抗剂、华法林、间接Ⅹa 因子抑制剂（磺达肝癸钠）。Ⅹa 因子抑制剂（利伐沙班）及直接凝血酶抑制剂达比加群酯这类新型药物在肿瘤 VTE 患者的有效性、安全性尚有待进一步验证。应用 UFH 时应监测凝血酶原国际标准化比值（international normalization ratio，INR）等来调整剂量。如果应用华法林维持用药，应该先与注射用抗凝血药（如 UFH、LMWH 或磺达肝癸钠）联合使用至少 5 d，使 INR ≥ 2，使用过程中监测 INR 为 2 ~ 3。合并 DVT 的肿瘤患者，抗凝治疗疗程 3 ~ 6 个月；合并 PTE 的肿瘤患者，抗凝治疗疗程应 12 个月以上。对于活动性肿瘤或持续高危的患者，应考虑无限期抗凝治疗。肝肾功能基本正常患者相关抗凝药物的使用方法见表 3–1。

表 3–1　肿瘤确诊 VTE 患者抗凝治疗药物使用方法

药物名称	治疗 VTE 方法
普通肝素	静脉给药，负荷剂量为 80U/kg，继以每小时 18U/kg 持续泵入，使活化部分凝血活酶时间（APTT）达到 2 ~ 2.5 倍正常值
低分子量肝素	皮下注射，80 ~ 100 U/kg，每 12 h 1 次

续表

药物名称	治疗 VTE 方法
华法林	口服，5～10 mg，每日 1 次；调整剂量使 INR 在 2～3
磺达肝癸钠	皮下注射，若体重＜50kg，5 mg，每日 1 次；体重 50～100 kg，7.5 mg，每日 1 次；体重 >100 kg，10 mg，每日 1 次

3. 溶栓治疗　2016 年，美国国立综合癌症网络（National Comprehensive Cancer Network，NCCN）指南中指出肿瘤 VTE 患者溶栓治疗的绝对禁忌证：出血性卒中或不明原因卒中病史；颅内肿瘤；近 3 月内曾缺血性卒中；近 3 周内曾发生严重创伤、严重手术或头部受伤；血小板＜100 000/mm^3；活动性出血；出血素质。溶栓治疗的指征如下：急性近端 DVT 危及肢体或生命；有症状的髂－股静脉血栓形成；超过 2 个肺叶血管的 PTE 或 PTE 危及生命；缺血风险高的肠系膜内脏静脉血栓形成。溶栓的时间窗一般为出现症状的 2 周内，常用药物为尿激酶、链激酶及重组组织型纤溶酶原激活剂（recombinant tissue plasminogen activator，rt-PA）。常用方法如下：尿激酶：负荷量为 4 400 U/kg，静脉滴注 10 min，继以 2 200 U/（kg · h），持续静脉滴注 12 h。链激酶：负荷量为 25 万 U，静脉滴注 30 min，继以 10 万 U/h，持续静脉滴注 24 h，治疗前应予以地塞米松或苯海拉明预防过敏反应。rt-PA：50～100 mg，静脉滴注 2 h。

4. 外科手术及介入治疗　对于已经确诊 DVT 的肿瘤患者，若存在抗凝或溶栓禁忌证，置入滤网可有效降低 PTE 的发生。对于经上述治疗症状和体征仍无法缓解的 VTE 患者，除外治疗的禁忌证，可考虑外科手术治疗及介入治疗方法。手术方式主要包括血栓切除术、静脉成形术、静脉旁路术和胸廓出口综合征减压术。介入治疗主要包括支架植入、经导管取栓术、血栓吸除术、血栓旋切术和球囊成形术等。

五、预防

应用Khorana评分（表3–2）及Wells评分（表3–3）等评估工具，对肿瘤患者进行个体化的VTE风险评估，根据不同的评分结果提出抗凝建议。

表3–2 Khorana评分

变量	分值
原发灶极高风险：胃、胰腺	2
原发灶高风险：肺、淋巴瘤、妇科系统、膀胱、睾丸	1
PLT ≥ 350 × 10^9/L	1
HGB < 10 g/dL或使用促红细胞生成素	1
WBC ＞ 11 × 10^9/L	1
BMI ≥ 35 kg/m^2	1

低危0分；中危1～2分；高危≥3分。

表3–3 Wells评分

变量（易发因素、症状、体征）	分值
近期卧床 >3 d，或12周内需要全身麻醉或局部麻醉的大手术	1
瘫痪、不完全瘫痪或近期下肢石膏固定	1
肿瘤	1
沿深静脉行走的局部疼痛	1
全下肢的水肿	1
与无症状侧相比，小腿水肿 > 3 cm（胫骨粗隆下10 cm）	1
局限于有症状下肢的可压凹性水肿	1
可做出非VTE的其他诊断	–2

危险因素分层：低度≤0分；中度1～2分；高度≥3分；
<2分不可能发生VTE，≥2分可能发生VTE。

目前最常用的预防方式包括机械性预防和药物预防。

1. 机械性预防　主要针对住院的肿瘤患者应用静脉加压装置（venous compression device，VCD）进行机械性预防，但首先应该除外机械性预防的禁忌证，如已确诊急性 DVT、急性 SVT、外周动脉疾病、开放性伤口、充血性心力衰竭等。应用 VCD 不存在相关的出血风险，但是佩戴此装置可能干扰患者日常活动。此外分级加压弹力袜作为一种机械性预防方法，亦可与 VCD 联合使用。

2. 药物预防　相关指南建议住院肿瘤患者根据 VTE 评估结果酌情、规范应用预防性抗凝治疗，但应该注意随访及出血等风险。目前推荐的预防性抗凝药物是 LMWH，一般 2 000 ~ 5 000 U，每日 1 次，或 2 000 ~ 2 500 U，每日 2 次，皮下注射。

典型病例

患者女性，65 岁。主因“诊断卵巢癌半年，化疗后 3 周，左下肢胀痛 1 周”入院。患者半年前因腹胀检查，CT 示“左侧卵巢癌腹膜转移腹盆腔积液”，腹腔积液细胞学示腺癌细胞，CA125 460U/mL，行紫杉醇联合卡铂方案化疗 4 周期。1 周前始出现左下肢胀痛，伴皮温升高，无发热。查体：左下肢水肿，色红，皮温较对侧明显升高。凝血功能示：D- 二聚体 1 000 ng/mL、FDP 20 mg/L。超声提示：左髂静脉血栓形成（图 3-1）。

该病例考虑卵巢癌患者合并DVT，入院后即制动、卧床、下肢稍抬高，避免按摩。患者无抗凝治疗的禁忌证，予低分子量肝素钠注射液 5 000 U 皮下注射，Q12 h。2 周后复查超声未见明显血栓形成。继续使用低

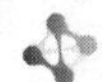

分子量肝素，3 个月时复查超声未见血栓停药。

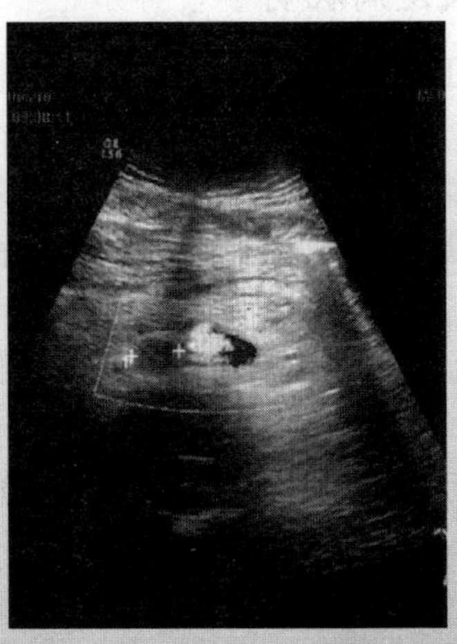

图 3-1 血管超声
左髂静脉血栓形成

（罗素霞 杨 敏）

第二节 上腔静脉综合征

上腔静脉综合征（superior vena cava syndrome，SVCS）指上腔静脉或其周围的病变引起上腔静脉不同程度的狭窄或闭塞，导致经上腔静脉回流到右心房的血液部分或完全受阻所引起的临床症候群。

恶性肿瘤引起的 SVCS 约占 90%，超过 50% 的患者在肿瘤被确诊前已出现症状，且 90% 的 SVCS 有典型的临床症状。肿瘤并发 SVCS 的预计中位生存期约 6 个月，但由于不同病理类型肿瘤的预后仍存在显著差异。肿瘤患者出现 SVCS 往往提示病程晚、病情重、预后差，须及时诊治。

一、病因及发病机制

上腔静脉位于上纵隔右前方，由左右无名静脉汇合而成，是一条粗而短的静脉干。长 6～8 cm，收纳来自头、颈、上肢、胸壁的静脉血回流至右心房。上腔静脉被右主支气管、肺动脉、主动脉、头臂动脉、胸腺及许多淋巴结所包绕，因其管壁较薄，内部血流压力低，容易被周围占位组织压迫，同时上腔静脉内癌栓或血栓形成阻塞血管腔，均导致上腔静脉支配的区域及脏器组织淤血、水肿和缺氧。上腔静脉长时间受压或阻塞，会导致严重呼吸循环系统和神经系统并发症。

肿瘤相关性 SVCS 最常见于胸腔内肿瘤，主要为肺癌，其次为非霍奇金淋巴瘤、纵隔转移性肿瘤、纵隔原发恶性肿瘤。其中肺癌以非小细胞肺癌、右肺癌更多见，原因是右肺癌更邻近上纵隔，向纵隔淋巴结引流途径短，滤过淋巴站少，肿瘤更容易转移至纵隔淋巴结。

二、临床表现

1. 静脉回流障碍　上腔静脉支配区域如面颈部、上肢、胸背部非凹陷性水肿，颈静脉怒张，胸壁静脉曲张且血流方向向下。皮肤及口唇发绀，呼吸困难，常伴头晕、头胀、头痛，平卧位或弯腰时加重，上半身直立后可缓解。上肢血压显著高于下肢。

2. 压迫症状　肿瘤压迫气管、食管及周围神经，可相应出现咳嗽、呼吸困难、进食不畅、声音嘶哑、上睑下垂、瞳孔缩小、面部无汗等。其中肿瘤压迫交感神经可导致 Horner 综合征，即颈交感神经麻痹综合征，临床表现即瞳孔缩小、上睑下垂、眼裂狭小、眼球内陷及患侧额部无汗。肿瘤侵犯喉返神经可导致同侧声带麻痹，出现声音嘶哑。

三、辅助检查

1. 胸部X线 纵隔增宽、上纵隔占位，75%~80%在右侧，部分患者可见胸腔积液。

2. 多普勒超声 主要用于明确血栓原因引起上腔静脉堵塞程度。

3. 胸部CT及MRI 主要显示上腔静脉受阻的具体部位及侧支循环情况，同时显示胸腔内结构，明确肿瘤情况。其中MRI对上腔静脉内癌栓的诊断具有较大意义。

4. 上腔静脉造影 主要显示上腔静脉梗阻的部位，以及远心端、近心端情况，但上腔静脉造影为有创性检查，且有辐射及感染风险，不推荐常规使用。

四、治疗

肿瘤相关性SVCS不需病理确诊后才开始治疗，应针对肿瘤病因积极缓解症状，同时争取在治疗前获取病理标本。治疗包括一般治疗、抗凝治疗、放射治疗、化疗、介入治疗和外科手术治疗等。

1. 一般治疗 半坐位或高枕卧位、低盐饮食、吸氧、严格禁止上肢输液，限制液体及钠盐入量，适当应用呋塞米或20%甘露醇利尿，减少心排血量和静脉压力；适当地使用镇静或镇痛药有助于缓解焦虑及不适；对于严重的呼吸困难或颅内压增高者，可短期应用糖皮质激素等能抑制炎性反应，从而减轻压迫及水肿；若肿瘤造成气道梗阻，必要时行气管插管或气管切开。

2. 抗凝治疗 SVCS常伴有血栓形成，应该根据血栓形成风险评估工具评估，对于高危患者除外抗凝禁忌证后预防性使用。目前常用药物为低分子量肝素及华法林。需要注意，抗凝治疗可能造成出血、血小板减少等不良反应。

3. 放射治疗　对大多数恶性肿瘤所致的SVCS有效，70%～90%的患者症状可得到缓解，病情危急时可作为首选治疗方法，特别是化疗后复发或对化疗不敏感的肿瘤如非小细胞肺癌。放疗开始时局部水肿加重，可联合使用糖皮质激素和利尿药。若同时存在上腔静脉血栓形成，放疗效果可能不满意。

4. 化疗　对于小细胞肺癌、生殖细胞肿瘤及恶性淋巴瘤等对化疗敏感的肿瘤，可首选全身化疗，之后再酌情放疗，避免放疗初期暂时性水肿导致的病情一过性加重。化疗应首选作用快的细胞周期非特异性药物，剂量应偏大，建议同时给予糖皮质激素。

5. 介入治疗　随着介入放射学的进展，支架植入等介入治疗的出现为肿瘤相关性SVCS提供了一种全新的治疗方法，尤其适用于恶性肿瘤侵犯范围广或有远处转移，以及静脉受压或血管内血栓阻塞严重造成生命危险、化疗或放疗无效等患者。支架分为临时性或永久性，因肿瘤相关性SVCS患者绝大部分为晚期患者，预计生存期有限，往往选择永久性支架在体内终生保留。有学者建议把支架作为早期SVCS治疗的一线方案。

6. 外科治疗　主要适用于胸骨后甲状腺肿、主动脉瘤等良性疾病所造成的SVCS，恶性肿瘤侵犯或压迫上腔静脉导致症状严重，且肿瘤无远处转移，切除后预期可延长生存时间者，可考虑原发肿瘤与上腔静脉一同切除，同时视上腔静脉的缺损范围予以自体血管补片或人工血管修补，缺损较大时需建立旁路转流。

典型病例

患者男性，55岁。主因咳嗽、咳痰2个月，喘憋2周，颜面部水肿1周入院。入院查体：发育正常，营养中等，端坐位，颜面部水肿。右侧锁骨上扪及质硬融合肿大淋巴结，固定，无触痛、边界清，最大直径约 3 cm。颈静脉怒张。胸壁可见静脉曲张，双肺呼吸音粗，未闻及明显干湿性啰音。心率 80 次 / 分，律齐。双下肢水肿。胸部 CT 示“右肺上叶占位考虑肺癌可能性大，纵隔淋巴结转移”（图 3–2）。

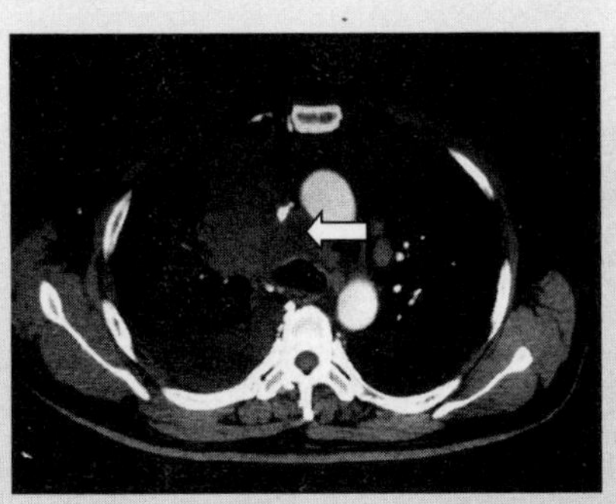

图 3–2 胸部 CT

纵隔淋巴结转移压迫上腔静脉

该病例诊断原发性肺癌合并 SVCS，入院后即吸氧、予以地塞米松、呋塞米，同时行超声引导下颈部淋巴结穿刺活检，病理报告：肺腺癌。双侧颈内静脉及上肢静脉超声检查未见血栓形成，患者无抗凝治疗的禁忌证，予以低分子量肝素钠注射液 5 000 U 皮下注射，Qd，预防血栓形成。患者喘憋及颜面部水肿逐渐缓解。同时予以培美曲塞联合卡铂方案化疗，入院 1 个月后患者一般活动后无明显喘憋，颜面部无明显水肿。

（杨　敏）

第三节　心 包 积 液

心包积液是肿瘤患者常见并发症，发生率约 10%。恶性心包积液（malignant pericardial effusion，MPCE）特指心包积液细胞学或组织学检查发现肿瘤细胞，往往症状严重、疗效差，约 15% 会出现心脏压塞症状，常为临终前表现，需要及时诊治。

一、病因及发病机制

心包由壁层和脏层组成，两层之间为心包腔，正常情况下心包腔内含 10 ~ 50 mL 液体，起到润滑作用。正常时心包容量较心脏容量大 10% ~ 20%，心包腔内压力低于大气压及心房压和心室舒张压。当心包腔内积液不断增多或急剧增多到一定程度时，心包内压力上升可出现心脏压塞，导致心室舒张及充盈受限、心排血量减少。同时心包内压力升高影响血液回流至右心，导致肺循环阻力和体循环阻力均升高。

肿瘤相关性心包积液的病因主要见于肿瘤血运转移所致，部分患者因胸腔内肿瘤直接侵犯，原发于心脏和心包的肿瘤很少。人体任何部位原发的恶性肿瘤都可能转移到心包，其中以肺癌、乳腺癌、恶性淋巴瘤和白血病最为常见，其他如胃肠道肿瘤、肉瘤、黑色素瘤、甲状腺癌、胸腺肿瘤、肾癌和宫颈癌等也可发生。心脏和心包原发肿瘤多为间皮瘤，其他如良性纤维间皮瘤、恶性纤维肉瘤、黑色素瘤等。但是并非肿瘤相关性心包积液均为 MPCE，如纵隔淋巴瘤、胸腺瘤常出现无症状的、暂时性的心包积液，考虑原因为淋巴回流障碍；胸部放疗也可出现心脏损伤，表现为放射性心包炎等。

二、临床表现

肿瘤相关性心包积液的临床表现主要取决于积液产生的速

度及容量。

1. 常见症状 胸骨后或心前区疼痛、呼吸困难、乏力、咳嗽、心悸等。当积液快速产生或容量达到一定程度时，则可导致心脏压塞，表现为端坐呼吸、心悸、血压下降、少尿及意识障碍等。同时大量心包积液可能压迫邻近的脏器如气管，产生呼吸困难、喘憋等相应的症状，当患者采取前倾坐位时，相应压迫症状可一定程度得到缓解。

2. 典型体征 心包摩擦音是急性放射性心包炎渗出早期常见的典型体征，在胸骨左缘第 3、4 肋间及胸骨下区和剑突附近较清晰。当心包积液持续增加后，心包摩擦音逐渐消失。当心包积液量 > 200 ~ 300 mL 时，可出现心尖冲动减弱，心浊音界向两侧扩大，心音低钝而遥远。心脏压塞患者会出现血压下降、颈静脉怒张以及肝颈静脉反流征阳性、奇脉、肝大、下肢水肿等体征。

三、辅助检查

1. 胸部 X 线检查 绝大多数患者心缘的正常轮廓消失，心影扩大呈烧瓶状，肺癌患者常可见患侧肋膈角消失。

2. 心电图检查 病变局限或渗出量少时心电图改变多不明显。早期表现为 ST 段弓背向下型抬高、T 波高尖，一般持续 2 天至 2 周；之后出现 T 波减低、变平，QRS 波低电压。如伴有心律失常，多为窦性心动过速、快速型房性心律失常。

3. 心脏超声检查 心包腔内液性暗区提示心包积液，部分患者可见不规则肿块突入心包。超声检查对于心包积液的诊断敏感性及特异性均高。

4. 心包积液穿刺细胞学检查 MPCE 患者的心包积液常呈血性，均可检测到癌细胞。少数患者心包穿刺细胞学检测未见肿瘤细胞，临床诊断必要时可考虑经前胸切开做心包活检术。

四、治疗

肿瘤相关性心包积液的治疗分为全身治疗和局部治疗两部分。

1. 全身治疗　主要指化疗，适用于化疗敏感的肿瘤，如小细胞肺癌、恶性淋巴瘤、急性白血病等，其次还包括吸氧及使用利尿药或糖皮质激素等药物降低心脏负荷等。

2. 局部治疗　方法包括经皮心包穿刺引流或置管引流术、心包开窗引流、心包切除术，以及开胸或电视镜下心包切开术。其中超声引导下经皮心包穿刺置管引流操作简单、安全、微创，避免了患者反复行心包穿刺的痛苦，降低了损伤心脏或血管的风险，同时还可控制引流的速度及引流量，也为腔内用药提供通路，是当前临床应用最广泛的治疗方式。穿刺置管后经导管注入药物至心包腔，药物可与心包壁广泛接触，且心包内药物浓度远远高于全身用药浓度，治疗 MPCE 有效率明显提高，且不良反应小、耐受性好。尽管当前研究显示，多种药物可以通过心包腔内注射治疗 MPCE，但迄今为止，国内外尚缺乏长期控制积液的有效方法，通常需要针对原发病变进行有效的治疗。当前临床应用较广泛的注射药物有顺铂、博来霉素、白细胞介素 -2 和重组人血管内皮抑素。胸腔注药常见的不良反应有轻度胃肠道反应、一过性发热、偶胸痛等，需要警惕过敏性休克等。国内大量研究显示腔内热疗联合腔内注药，MPCE 的治疗效果显著提高，但尚缺乏大样本的循证医学数据，有待进一步证实。

典型病例

患者男性，55 岁。主因确诊右肺腺癌 2 年，进行性喘憋加重 1 月入院。患者 2 年前因查体发现右肺占位，行气管镜明确病理为腺癌，完善CT、MRI、全身骨扫描等检查诊断为右肺腺癌 $T_4N_3M_1$ IV期，右侧锁骨上淋巴结转移，纵隔淋巴结转移，骨转移。行化疗4周期后疾病进展，出现右侧胸腔积液，细胞学检查示腺癌细胞，患者拒绝继续抗肿瘤治疗。1个月前患者出现进行性喘憋加重，伴干咳、胸前区疼痛、心慌、双下肢水肿，近1周偶夜间端坐呼吸。尿量较前减少，24 h约600 mL。入院时查体：BP110/70 mmHg，SPO_2 98%（自然状态），P126次/分，端坐位，喘憋貌，唇发绀，双侧锁骨上触及质硬肿大淋巴结，固定，最大径约3 cm。颈静脉怒张，右肺呼吸音低，双肺未及明显干、湿啰音。心音低钝遥远、心率126次/分，律齐，心界扩大，未及明显心包摩擦音。双下肢水肿。患者入院前3天CT示“右肺占位、心包积液、右侧胸腔积液”（图3–3）。

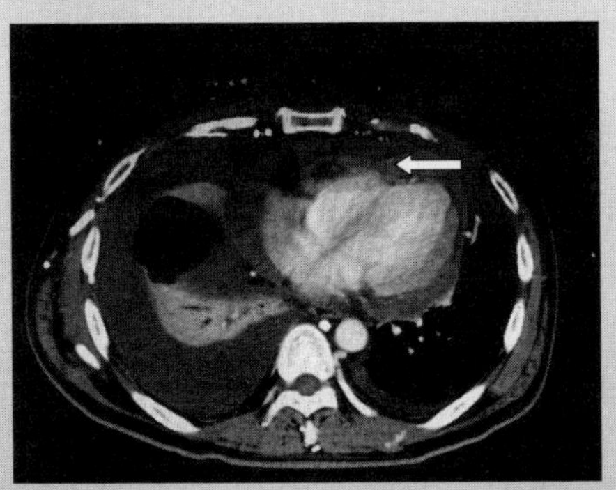

图3–3 胸部CT

大量心包积液

该病例考虑肺癌晚期并发心包积液、心脏压塞，即刻予以吸氧、心电监护的同时，行超声引导下心包积液穿刺置管引流，引流液呈血性，引流 400 mL 后症状明显缓解。细胞学检查示腺癌细胞，待引流液流尽后，予以白细胞介素 -2 200 万 U 加入生理盐水 20 mL 心包腔内注入后拔管，予以办理出院。

（杨 敏）

第四节 淋 巴 水 肿

恶性肿瘤细胞进入淋巴管及淋巴结并在其内增殖时则堵塞淋巴管，当对肿瘤组织进行手术切除或放射治疗时，则不可避免地破坏了术区或照射范围内淋巴管的相互融合，以上情形均可造成淋巴管功能不全，使淋巴 - 血液循环障碍而导致液体积聚组织间隙，从而发生淋巴水肿（lymphedema）。

一、发病机制

人体皮下组织间隙中广泛分布着大量毛细淋巴管，其组成的毛细淋巴管网通透性较大，将组织间液中不易透过毛细血管的蛋白质、细菌、肿瘤细胞等大分子物质吸收并汇总入更高级别的、具有瓣膜的深、浅两组的淋巴管和淋巴结，浅淋巴管位于浅筋膜内，与浅静脉伴行，深淋巴管位于肌肉、关节、滑膜的深部，多与深部的血管、神经等伴行，这两组淋巴管相互独立运行，但在部分区域相互汇合，形成 9 条淋巴干，最终汇总成 2 条淋巴导管进入血液循环，整个淋巴液的汇总是单向的。

上肢淋巴水肿可在乳腺癌切除术后数目至 30 年内发生，下肢淋巴水肿在妇科肿瘤、前列腺癌、淋巴瘤或恶性黑色素瘤中广泛发生。淋巴水肿发生后将对该区域血管造成压力，静脉血流量较生理状态增加 20%～30%，这将加重局部血液循环的压力，且随着病情的进展，组织间液中的蛋白质会变质、机化，形成组织无菌性炎症和纤维化，皮下组织的纤维化会破坏淋巴管及相应静脉管的管壁，致使其弹性下降，组织通透性下降，进一步阻碍组织间液的吸收，继而淋巴管内淋巴液的回流更加不畅，最终加重局部组织水肿。

二、临床表现

1. 早期表现　肿瘤淋巴水肿早期表现并不明显，其首发症状可能是因为组织间隙中丰富的蛋白质易发生反复的感染，也可能是皮肤肿胀或紧张感，当上肢水肿时，则穿戴以前合身的戒指、手镯、手表出现困难；下肢水肿则表现为穿鞋困难、下肢或足部瘙痒或柔软的压凹性水肿，此时患处皮肤大多外观正常，抬高患肢后上述症状即可减轻，甚至消退。

2. 中期表现　随着病程的发生，患者会因组织水肿而出现皮肤和皮下组织增生，皮皱加深，皮肤增厚、变硬粗糙，并可有棘刺和疣状突起，外观似大象皮肤。

3. 晚期表现　晚期患肢肿大明显（图 3–4），表面角化粗糙，呈非凹陷性象皮肿，少数可有皮肤裂开、溃疡或出现疣状赘生物。故肿瘤相关淋巴水肿的早期即可影响患者参与日常生活和工作的积极性或兴趣，中晚期则对

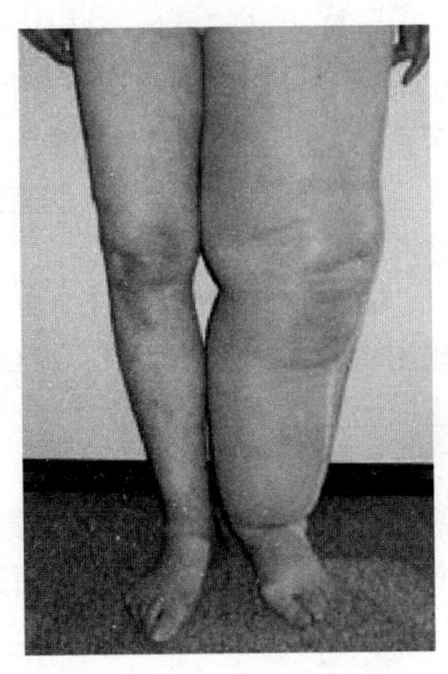

图 3–4　肿瘤患者左下肢淋巴水肿

患者的生活工作能力产生直接影响。

三、危险因素与诊断评估

1. 危险因素 腋窝淋巴结清扫的程度、未接受前哨淋巴结活检术、肥胖、手术切除范围、淋巴引流区域（腋窝、腹股沟、盆腔或锁骨上区）的放疗、手术切口感染或延迟愈合、肿瘤导致淋巴结转移或淋巴管受压均与淋巴水肿的发生存在正相关。

2. 评估方法

（1）乳腺癌术后的上肢水肿基本采用上肢周径测量法，该法将乳腺癌术后上肢淋巴水肿分为三级。

轻度水肿：乳腺癌术后短期内即出现上肢水肿样改变，患侧上肢的周径较健侧略粗，多在 3 cm 以下，水肿范围多限于上臂近端。

中度水肿：水肿的范围扩大，影响包括前臂和手背的整个上肢，患侧上肢的周径比健侧更为粗大，范围在 3 ~ 6 cm。

重度水肿：患侧上肢的周径比健侧明显增粗，范围多在 6 cm 及以上，皮肤硬韧，水肿范围波及患者整个上臂和肩关节活动，肢体活动严重受限。

（2）国际淋巴学协会制定的水肿判断标准。该标准将淋巴水肿分为四级。

0 级：属急性期水肿，患肢水肿症状不明显，但肢体可表现出沉重紧缩及乏力感，此级水肿临床上可逆；体征主要为患肢周径增加 0 ~ 1 cm 或组织液体积增加 0 ~ 80 mL；指压无凹痕。

Ⅰ级：属于亚急性期水肿。临床表现为凹陷性水肿，抬高肢体时水肿可消退，临床上可逆；体征为患肢周径较健侧增加 1 ~ 2 cm，或体积增加 80 ~ 120 mL；指压轻度凹陷性。

Ⅱ级：此级水肿临床不可逆，早期慢性期，肢体皮肤增厚变硬，水肿无凹陷性；体征主要为患肢周径增加 2～4 cm，体积增加 120～200 mL。

Ⅲ级：此期水肿在临床呈现出不可逆性，慢性反复发作；肢体出现巨大皱褶伴象皮肿样改变；体征为患肢周径增加常 > 4 cm，肢体体积增加 > 200 mL，非凹陷性。

四、治疗

治疗原则：早期发现，适量运动，避免皮肤破溃、避免感染与组织炎症、抬高患肢及避免患肢淤血。目前针对乳癌术后上肢淋巴水肿治疗常用的方法包括物理治疗，药物治疗及手术治疗。

1. 物理治疗　对恶性肿瘤术后肢体轻度的淋巴水肿疗效显著，临床上应用较广泛的物理治疗方法如下：

（1）被动抬高患肢，但不能压迫上肢，垫枕要以柔软为主。

（2）中医按摩可加速淋巴回流，应注意手法和力度，要以手法娴熟，经验丰富的医师为主，不适当的剧烈按摩反而会加重症状。

（3）采用弹力袖套进行加压包扎，减少术区组织弹性，促进淋巴液在瓣膜丰富的淋巴管内回流。

（4）充气压缩装置原理类似按摩方法，不足之处是常引发疼痛和神经压迫。

（5）激光和微波治疗治疗：原理为减少纤维化，刺激巨噬细胞和免疫系统进而动员淋巴管发挥的作用等。

2. 药物治疗

（1）利尿药：螺内酯：每日 40～120 mg，分 2～4 次服用，至少连服 5 日。根据病情变化进行剂量的调整。托拉塞米：一般初始剂量为 5 mg 或 10 mg，Qd，如果效果不满意可增至 20 mg，每日最大剂量为 20 mg；若合并有肾疾病所致水肿，初始剂量为 20 mg，Qd，可根据病情需要增至 100 mg，Qd。

利尿药缺点是作用有限，且存在低血钾等并发症及导致血管内血容量减少后增加血栓发生风险等不足，故其在国外的应用指证缺乏。

（2）华法林等香豆素类药物：具有水解蛋白的功能，能水解淤积在淋巴管及组织中的蛋白质，使用时应密切关注该类药物对肝肾功能的影响。

（3）中药：中药因其低毒性有可能成为治疗恶性肿瘤淋巴水肿的主要药物，并已在一些恶性肿瘤术后淋巴水肿的治疗中表现了良好的疗效。

3. 手术治疗

手术适应证：部分恶性肿瘤术后患肢水肿经非手术治疗无效的患者。

（1）传统术式：去除皮下脂肪和纤维组织、深浅淋巴管吻合术等，这种手术方法对晚期顽固性上肢淋巴水肿患者有一定效果，但手术创伤大、瘢痕明显、术后伤口愈合差，可伴发淋巴瘘及部分患者难以接受等，临床应用较少。

（2）负压抽吸术：通过移除患肢多余的脂肪而减轻水肿的方法。这一技术使皮下脂肪组织及聚集的淋巴液体大部分被吸出，患肢水肿明显减轻，外形得到明显改善，术后皮下组织形成纤维瘢痕化，可有效预防淋巴水肿的复发。术后需严格穿戴弹力衣保护患肢，长达1年，防止术后水肿复发。

（3）重建手术：淋巴水肿患者通过外科手术重建淋巴管的解剖结构，恢复正常的淋巴运输系统，治愈淋巴水肿。

手术可分为直接重建手术和间接重建手术。直接重建手术：淋巴管静脉吻合术，淋巴管－淋巴管旁路手术，淋巴管－静脉－淋巴管旁路，淋巴－淋巴管部分重建术。间接重建手术：游离淋巴结移植，基于游离皮瓣技术，带有淋巴结及其附属动静脉的组织从供区移植到受区需对皮瓣的动静脉进行显微吻合术。

典型病例

患者，女，58 岁。2 年前以“左乳癌”诊断行左乳癌改良根治术，术后病理检查：肿块 2.0 cm × 2.0 cm × 1.5 cm，浸润性导管癌，腋窝 1/15 个淋巴结转移，ER（+），PR（+），CerbB-2（-）。术后未行放疗，行 CAF 方案化疗 6 周期，三苯氧胺内分泌辅助治疗。现患者前来就诊，诉左上肢肿胀，从前臂到上臂延伸。复查上肢血管超声，未见斑块及狭窄，血流充盈良好。

该病例考虑乳腺癌改良根治术、腋窝淋巴结清扫导致淋巴管损伤、淋巴水肿。嘱患者抬高上肢，予中医按摩，口服利尿药螺内酯每日 10 mg，tid，患者水肿情况逐渐好转，肿胀感基本消失。

（刘　波）

网上更多

教学 PPT　　微视频　　自测题

第四章

肿瘤血液系统病症的治疗

第一节 贫 血

肿瘤相关性贫血（cancer related anemia，CRA）指肿瘤患者在其疾病的发展过程中及治疗过程中发生的贫血。贫血本身并非一种疾病的诊断，而是代表不同原因或疾病引起的一系列临床表现。

一、病因及分类

贫血的产生可以由多种因素引起，包括肿瘤因素，如失血、溶血、骨髓侵犯，或者治疗相关，如化疗、放疗等。贫血可按照形态学分类即按照红细胞平均体积（mean corpuscular volume，MCV）对贫血进行分类，也可按照发病机制为线索进行分类。

1. 按照细胞形态学分类

（1）大细胞性贫血：MCV>100 fL。常见于叶酸和（或）维生素 B_{12} 缺乏导致的巨幼细胞贫血、某些溶血性贫血、肝病或内分泌疾病引起的贫血、骨髓增生异常综合征等。

（2）正细胞性贫血：MCV80～100 fL。常见于再生障碍性贫血、急性失血性贫血、肝肾疾病引起的贫血、某些溶血性贫血、骨髓转移癌引起的贫血、化疗后贫血。

（3）小细胞性贫血：MCV<100 fL。常见于缺铁性贫血、地中海贫血、铁粒幼细胞贫血，以及某些慢性病性贫血。

2. 按照贫血发病机制分类

（1）红细胞生成减少、造血原料缺乏：缺铁导致血红蛋白合成减少，缺叶酸、维生素 B_{12} 导致 DNA 合成减少进而引起贫血。晚期肿瘤患者进食困难、营养成分摄取减少导致造血原料缺乏，进而造成贫血；部分患者合并慢性失血，也会导致铁缺乏。造血原料主要在胃肠道吸收，胃肠道恶性肿瘤会导致铁、叶酸、维生素 B_{12} 吸收障碍。

骨髓造血功能障碍：造血系统恶性疾患如白血病最常见，其他如再生障碍性贫血、各种恶性肿瘤骨髓浸润，以及内分泌异常等。

肿瘤相关性炎症因素：炎性细胞因子如肿瘤坏死因子、白介素 -1、γ 干扰素等大量释放，不仅抑制促红细胞生成素（erythropoietin，EPO）的生成，还抑制储存铁的释放和红系祖细胞的增殖，并导致铁调素升高，造血系统对贫血反应迟钝，最终造成慢性病性贫血。

（2）红细胞破坏过多：由于红细胞本身缺陷和（或）外在因素导致红细胞寿命缩短，红细胞破坏过多超过骨髓代偿功能导致的贫血，即溶血性贫血。某些肿瘤尤其淋巴系统恶性肿瘤如淋巴瘤、巨球蛋白血症容易合并溶血性贫血，以温抗体型自身免疫性溶血性贫血常见，也可有冷抗体型。

（3）失血：肿瘤尤其是消化道肿瘤或肝硬化食管静脉曲张破裂导致的消化道大出血；妇科肿瘤引起的阴道流血均可以引起急性失血性贫血；消化道或阴道等部位慢性小量的出血则往往表现为造血原料尤其是铁的缺乏。

二、临床表现

肿瘤相关性贫血的临床表现取决于贫血的严重性、年龄、伴随疾病、起病的时间和速度（肿瘤的扩散速度）。贫血严重性与血液携氧能力下降程度、血容量下降程度、贫血发生的速度，以及血液、循环、呼吸等系统对贫血的代偿和耐受能力等均有关。贫血有时无典型临床症状，尤其在肿瘤晚期患者，化验检测血红蛋白浓度才能确诊。

1. 一般症状　疲乏、活动力减退是肿瘤相关性贫血最常见和最早出现的症状。

2. 皮肤黏膜　皮肤黏膜、甲床苍白是贫血最常见的体征。苍白的程度除受贫血严重程度影响外，还与患者皮肤色泽等因素有关，需仔细多部位检查；铁缺乏还明显影响上皮细胞的快速修复（尤其影响上皮细胞快速的流通量），会导致皮肤干燥粗糙，头发干枯脆弱，逐渐脱发，凹甲（匙形指甲）。

3. 神经系统　头痛、眩晕、委靡、失眠、多梦、耳鸣、眼花、记忆力减退、注意力不集中。严重时还可能出现黑矇、晕厥、意识障碍。下肢不宁综合征也曾被认为与缺铁有关。

4. 呼吸系统　轻度贫血，由于机体有一定的代偿能力和适应能力，平静时呼吸次数可不增加，活动后机体处于缺氧和高二氧化碳状态，刺激呼吸中枢，进而引起呼吸加快、加深。重度贫血时，即使平静状态也可能有气短，甚至端坐呼吸。

5. 循环系统　肿瘤导致急性失血性贫血时，循环系统的主要表现对低血容量的反应，如心悸、心率增快、直立性低血压等。非失血性贫血时由于血容量不低，故循环系统主要表现心脏对组织缺氧的反应。

6. 消化系统　肿瘤相关性贫血可引起消化腺分泌减少甚至腺体萎缩，进而导致消化功能减低、消化不良，出现腹部胀满、食欲减低、恶心、大便规律和性状的改变等。巨幼细胞贫血时还会有舌炎、舌乳头萎缩，影响肿瘤患者进食。

7. 生殖系统　肿瘤相关性贫血会使性腺激素分泌减少，出现性功能减退，女性月经周期紊乱，月经量增多、减少或闭经。

8. 其他 严重贫血因基础代谢率增高会导致低热，但同时需注意肿瘤热、感染等其他原因所致的发热。贫血患者的伤口愈合也会变缓慢，严重贫血的患者还会出现下肢水肿。

三、诊断和评估

1. 贫血诊断 国内按照单位容积血液内血红蛋白量低于正常参考值95%的下限作为贫血的诊断依据。在海平面地区我国成年男性Hb<120 g/L，红细胞计数$<4.0\times10^{12}$/L；成年女性Hb<110 g/L，红细胞计数$<3.5\times10^{12}$/L；孕妇Hb<100 g/L作为诊断标准。国外则以1972年WHO制定的诊断标准为准，即在海平面地区，成年男性Hb<130 g/L；成年女性Hb<120 g/L，孕妇Hb<110 g/L。国外也有以血细胞比容（hematocrit，HCT）为标准，即成年男性HCT<0.40，成年女性HCT<0.35可诊断为贫血。

2. 贫血实验室检查 网织红细胞计数、外周血涂片和骨髓检查是贫血诊断时最基本的血液学检查。网织红细胞增多提示骨髓红细胞生成加速，见于失血性贫血、溶血性贫血和某些治疗有效的贫血，网织红细胞减少则表明骨髓红细胞造血功能低下，如再生障碍性贫血等。外周血细胞涂片可提示红细胞形态和结构异常以及是否伴有白细胞、血小板形态及数量改变，如泪滴样红细胞增多见于骨髓纤维化。骨髓细胞学检查是进行贫血类型判定和病因诊断的重要手段，可了解骨髓增生程度、各系细胞的比例和形态及有无特殊细胞如肿瘤细胞，有时还需做骨髓活检。

贫血病因学诊断时还需完善部分非血液学检查，一般包括尿常规、便常规、体液、血液生化等检查，脏器功能、X线、内镜等。

3. 贫血分级 按照贫血严重程度的分级，目前国际上贫血的诊断标准主要有两个，分别是美国国立癌症研究所

(National Cancer Institute，NCI)和世界卫生组织(WHO)贫血分级标准。欧美国家大多采用NCI贫血分级标准，两者的主要区别在于对轻、中度贫血的分级上略有差别，国内分类依据中国肿瘤相关性贫血临床实践指南(2015–2016版)(表4–1)。

表4–1 肿瘤贫血严重程度分级

级别	NCI (Hb g/dL)	WHO (Hb g/dL)	中国 (Hb g/dL)
0级(正常)	正常值	≥11	正常值
1级(轻度)	10.0~正常值	9.5~10.9	9.1~正常值
2级(中度)	8.0~9.9	8.0~9.4	6.1~9.0
3级(重度)	6.5~7.9	6.5~7.9	3.1~6.0
4级(极重度)	<6.5	<6.5	<3.0

四、治疗

1. 促红细胞生成素(EPO) 是治疗晚期肿瘤患者贫血的主要手段之一。肿瘤相关炎症导致炎性因子大量释放，导致铁调素升高，癌症患者对内源性EPO反应不足，因此采用重组人EPO治疗癌性贫血是有价值的。治疗的主要目标是减少输血。

我国的专家共识中推荐对于进行姑息治疗的恶性肿瘤患者(包括实体肿瘤和造血系统恶性肿瘤)，可使用EPO类药物以提高患者生活质量。

使用EPO治疗化疗相关性贫血的Hb初始值≤100 g/L；目标值为110~120 g/L。如果超过120 g/L，则需要根据患者的个体情况减少EPO剂量或者停止使用EPO。用法为每次1万~2万U，皮下注射，每周3次或隔日一次。随着血细胞比容和血液黏度增高，EPO容易引起肿瘤患者血栓形成，必要时可使用低分子量肝素进行预防。应用沙利度胺和来那度胺及靶向治疗的患者可口服阿司匹林 40 ~ 100 mg/d，以此来预防深静脉血栓。本品在应用过程中有 30% ~ 50%患者出现高血压或原有高血压加重，对于合并高血压的患者，用药期间应监测血压。

2. 红细胞输注　输血是治疗 CRA 的常用方式。输血的主要优点是可以迅速升高血红蛋白浓度，迅速改善患者缺氧症状，尤其对于 EPO 治疗无效或还没有起效的患者。缺点是输血相关过敏反应、急性溶血反应、同种异体免疫反应、急性肺水肿以及输血相关病毒感染等；此外，因红细胞寿命有限，患者需反复输注，可能因此导致铁过载，进一步导致多器官功能损害。因此在决定是否给患者输血时，医生应考虑患者年龄、贫血程度、血容量和心、肺等状况。一般建议当 Hb<60 g/L 或临床急需纠正缺氧状态时，或恶性肿瘤发生大出血（消化道出血、肺出血、肿瘤出血）造成休克需要快速输血治疗抢救生命时可考虑输血治疗。对输血频繁的患者，尤其是慢性血液病患者，应定期监测铁蛋白，必要时给予铁螯合剂祛铁治疗。

目前临床通常使用红细胞悬液（packed red blood cells，PRBC）、去白红细胞（leukoreduced red cells，LRBC）。对于自身免疫性溶血性贫血或某些特殊患者可输注洗涤红细胞（washed red blood cells，WRBC）。

3. 其他　针对贫血的不同原因进行治疗。

（1）对于合并缺铁性贫血的患者首选口服制剂。口服铁剂常用琥珀酸亚铁每日 300 ~ 400 mg，bid 或 tid；硫酸亚铁 0.3 g，tid；右旋糖酐铁 50 mg，tid 等，疗程建议 6 ~ 8 个月或服用至铁蛋白正常。少数患者有胃肠道不良反应，建议餐后服用，小量开始，同时服用维生素 C 增加铁的吸收，忌饮茶。对于口服不能耐受或无效的患者可采用静脉补铁，常用蔗糖铁，偶见过敏性休克等严重过敏反应，故应严格掌握适应证，并需根据贫血程度计算需补充的药物剂量，以防过量或不足。

（2）对于巨幼细胞贫血，补充叶酸 10 mg，tid 及维生素 B_{12}（甲钴胺）250 mg，tid，或腺苷钴胺 500 mg，tid。一般口服即可，贫血纠正后一般无须给予维持剂量。对于胃次全切除术后或存在内因子抗体的患者，需肌内注射维生素 B_{12}，贫血纠正后需继续每 1～2 月肌内注射一次，给予维持剂量。

（3）合并免疫性溶血性贫血的患者可给予免疫抑制治疗。常用免疫抑制药包括糖皮质激素、环孢素等，也可用免疫球蛋白冲击治疗或血浆置换、脾切除等。冷抗体型的患者还需注意保暖。

五、研究进展

有研究认为，EPO 会导致肿瘤进展，生存期下降，血栓形成风险增加，但最近的一项前瞻性研究认为，即便有个别患者有加速肿瘤生长的迹象，但与对照组相比，差异没有统计学意义，OS 也没有统计学差异。但该研究也发现研究组血栓发生率较对照组增加（2.5%：1.5%）。因此在临床实际治疗过程中，医生应对 EPO 给患者带来的获益及风险进行评估，应对患者进行血栓形成风险评估，既要减少输血，也要避免血栓事件的发生。

典型病例

患者男性，76 岁。主因确诊直肠癌半年，头晕乏力 3 个月，加重 2 周入院。患者半年前因便血行肠镜检查，肠镜见不规则环周隆起肿物。病理诊断：低分化腺癌。颈部 CT：颈部多发淋巴结肿大。腹部 CT 示结肠占位，腹腔多发淋巴结肿大。化疗 1 个疗程，因恶心、呕吐，患者拒绝继续化疗。3 个月前患者出现头晕、乏力，活动耐力下降，食欲减退，查血象示血红蛋白 60 g/L。

自服中药，曾输血 2 次，每次 2U。2 周前上述症状加重，进食差，走路不稳，门诊收入院。化验血红蛋白 50 g/L，MCV 76 fL，叶酸正常，维生素 B_{12} 100 mmol/L，铁蛋白 20 ng/mL，血清铁 4.2 μmol/L，总铁结合力 23 μmol/L，不饱和铁结合力 19 μmol/L，便隐血阳性。考虑：缺铁性贫血，巨幼细胞贫血，慢性病贫血。

入院治疗给予琥珀酸亚铁、叶酸口服，维生素 B_{12} 肌内注射及止血、输血治疗。因考虑患者合并慢性病贫血，同时给予 EPO 1 万 U，每周 3 次，患者血红蛋白恢复至 90 g/L，脱离输血，症状明显减轻，生活可自理。

（罗素霞　张春霞）

第二节　粒细胞减少症

成人中性粒细胞持续 $< 2.0 \times 10^9$/L，称为粒细胞减少症（leucopenia）。中性粒细胞绝对值 $< 0.5 \times 10^9$/L，称为粒细胞缺乏症（agranulocytosis）。晚期肿瘤患者发生中性粒细胞减少是与诸多因素相关的。晚期肿瘤患者肿瘤负荷较大，肿瘤消耗了大量人体摄入的营养物质，患者常表现为营养不良，进而影响骨髓的增殖功能。肿瘤患者体内免疫功能低下，易发生中性粒细胞的减少与缺乏。肿瘤患者所用的各种药物也是导致中性粒细胞减少的另一个常见原因。

一、病因

1. 疾病相关　血液系统恶性肿瘤常以血细胞减少为表现。其他器官的肿瘤转移扩散到骨髓抑制骨髓中正常造血干细胞的增殖，也可以导致血细胞的减少，如霍奇金病和非霍奇金淋巴瘤、恶性黑色素瘤、神经母细胞瘤，以及乳腺癌、前列腺癌、肺癌、肾上腺恶性肿瘤及肾恶性肿瘤等侵犯骨髓。

2. 治疗相关

（1）放化疗对骨髓的抑制。化疗药物中的烷化剂主要成分烷化基团，可以与核蛋白结合，导致细胞破坏；抗代谢药物干扰核酸的正常代谢，阻断核酸合成；放射性电离辐射可以产生的离子和自由基，使细胞 DNA 及 RNA 链断裂，碱基损伤，从而加重了细胞突变、损伤和死亡等。

（2）肿瘤患者支持治疗药物所致，如抗癫痫药、抗结核药、降压药、降血糖药、利尿药、镇静药、抗生素等。

3. 正常生理功能紊乱 包括营养因素缺乏，如缺乏叶酸、维生素 B_{12} 等；利用增多，如严重感染；分布异常，如脾大；破坏增多，如免疫性破坏，脾大等。

二、临床表现

中性粒细胞半衰期较短，为 6 ~ 8 h，因此，骨髓抑制常最先表现为中性粒细胞下降。不同类型化疗药骨髓抑制的程度，出现及持续时间以及骨髓功能恢复的时间均有不同。轻微的白细胞减少，患者通常无明显不适，有些人可表现为易疲倦、乏力、头晕、食欲减退等非特异性症状。中重度粒细胞减少主要表现为感染。当白细胞进行性下降，白细胞减少 $<1.0 \times 10^9/L$，特别是粒细胞 $<0.5 \times 10^9/L$ 持续 5 天以上时，患者发生严重细菌、真菌或病毒感染机会大大增加，可达到 90%，且往往病情危重，甚至导致死亡，应及时积极处理。

三、诊断与评估

粒细胞减少症诊断指成人中性粒细胞持续 $< 2.0 \times 10^9/L$。病因学诊断需首先了解病史，是否接触某些化疗物质、放射性物

质及服药史；既往有无多次粒细胞减少的发作，其规律性，以便考虑有无周期性粒细胞减少；发病年龄及家族史；是否伴有其他全身症状；如疑为结缔组织病应检测抗核抗体、双链DNA补体等自身免疫指标；骨髓检查可了解粒细胞的增殖及成熟情况，及骨髓有无肿瘤细胞。

1979年的WHO不良反应评价标准是评价抗肿瘤药物的经典标准，在我国应用十分广泛。按照粒细胞减少程度分为0度（$\geqslant 2.0\times10^9$/L）、Ⅰ度［（1.5～1.9）$\times10^9$/L］、Ⅱ度［（1.0～1.4）$\times10^9$/L］、Ⅲ度［（0.5～0.9）$\times10^9$/L］、Ⅳ度（$<0.5\times10^9$/L）。

近些年来，通用不良事件术语标准（Common Terminology Criteria Adverse Events CTCAE）4.0版得到了广泛的认可（表4-2），有助于对肿瘤治疗中的不良反应报道和监测进行标准化，从而促进临床医师更好地采取相应的干预措施以提高患者的生活质量。与造血系统恶性肿瘤不同，对于实体肿瘤来说，在治疗过程中要尽量避免出现Ⅲ～Ⅳ度中性粒细胞减少，一旦出现可适当调整化疗剂量。

表4-2 中性粒细胞减少严重程度分级（CTCAE 4.0版）

级别	中性粒细胞值
1级	<正常值下限～3 000/mm^3 或<正常值下限～3.0×10^9/L
2级	<1 500～1 000/mm^3 或（<1.5～1.0）$\times10^9$/L
3级	<1 000～500/mm^3 或（<1.0～0.5）$\times10^9$/L
4级	<500/mm^3 或<0.5×10^9/L
5级	因中性粒细胞减少发生严重不良反应导致的死亡

四、治疗

目前对抗肿瘤药引起的骨髓抑制尚无有效的防治方法。在治疗之前，首先要对患者进行较为详尽的评估，包括患者一般状况及肝、肾功能，制订合理的治疗方案，采取预防性措施减少感染的发生率。对于非血液系统恶性肿瘤，在治疗期间，每周进行 1～2 次血常规检查，通常白细胞 $<3.5\times10^9$/L，血小板 $<80.0\times10^9$/L，不宜使用骨髓抑制的化疗药物。

1. 促白细胞生成药物　维生素 B_4 10～20 mg，tid；利血生 20～40 mg，tid；鲨肝醇 50～100 mg，tid。

2. 免疫抑制药　对免疫性破坏导致的中性粒细胞减少有效，常用的包括糖皮质激素、环孢素等。

3. 集落刺激因子（colony stimulating factor；CSF）作用主要包括：刺激骨髓粒细胞集落（granuloid colony forming unit，CFU-G）向成熟中性粒细胞分化、增殖；促进成熟中性粒细胞向外周血释放；激活成熟中性粒细胞功能、延长其寿命；刺激骨髓造血干细胞向外周血释放。

粒细胞－巨噬细胞集落刺激因子（granulocyte-macrophage colony stimulating factor，GM-CSF）主要作用于骨髓造血干细胞分化的较早阶段，促进粒系统和单核巨噬系统细胞的增殖，使外周血粒细胞和单核细胞的数量都有明显增加。特别指出的是 G-CSF 或 GM-CSF 只能在一个周期的化疗药物用药完全结束后才能应用。如果在化疗开始前或化疗过程中应用 G-CSF 或 GM-CSF，经 G-CSF 或 GM-CSF 刺激后增加的中性粒细胞很快会被化疗药物破坏，非但不能减轻化疗药物对骨髓造血功能的抑制，还会加重其对骨髓储备功能的损伤，增加重度骨髓抑制的风险。

目前临床应用的集落刺激因子包括每日使用的 G-CSF 或 GM-CSF，以及每周期化疗使用一次的聚乙二醇 G-CSF。当白细胞 $<2.0\times10^9$/L 或粒细胞 $<1.0\times10^9$/L，应给予 G-CSF 2～5 ug/（kg · d）或 GM-CSF 3～10 ug/（kg · d）治疗。每周监测至白细胞正常停药。聚乙二醇化重组人粒细胞刺激因子（PEG-rhGCSF）是重组人粒细胞刺激因子（rhG-CSF）的长效

剂型，与传统粒细胞刺激因子相比减少了给药次数，维持时间更长。一般化疗结束后 24～48 h 给药。每个化疗周期给药 1 次，剂量 6 mg/ 次。体重 < 45 kg 的患者，以 100 μg/kg 进行个体化治疗。严重肾功能损害对药物代谢无影响，因此肾功能有障碍患者无须调整给药剂量。

4. 对症治疗　严重粒细胞减少如粒细胞缺乏往往会合并感染，因此给予 G-CSF 或 GM-CSF 升白治疗的同时，一旦出现发热，应立即做血培养和药敏，并给予广谱抗生素治疗，同时应立即采取严密的消毒隔离措施，以避免院内交叉感染。必要时可给予粒细胞输注。当患者中性粒细胞缺乏时，最好住单人间。有条件的可进入“层流病房”。对皮肤、口腔、胃肠道和会阴等部位，应采取预防感染的措施。注意食物消毒。注意休息，给予高能量、高蛋白质食物，增强患者的抗病能力。

五、预后

药物、放射治疗等引起的粒细胞减少大部分经治疗预后较好，而肿瘤骨髓浸润造成的粒细胞减少则预后较差。粒细胞缺乏容易合并严重感染，死亡率较高。

典型病例

患者女性，86 岁。主因确诊多发性骨髓瘤半年，发热 2 天入院。患者半年前因贫血行骨髓穿刺等检查诊断为多发性骨髓瘤型，ⅢA 期。患者未规律治疗，间断行 MP 方案化疗 3 个疗程，2 天前患者出现发热，体温最高 38℃，伴咳嗽、咳痰入院。血常规示白细胞 2.9×10^9/L，中性粒细胞 0.9×10^9/L。胸部 X 线示右下肺炎。骨髓穿刺示骨髓增生减低，骨髓瘤细胞 30%，粒系增生减低。考虑多发性骨髓瘤，白细胞减少合并肺部感染。白细胞减少为化疗后骨髓抑制及肿瘤抑制正常造血所致。

入院治疗积极抗感染，口服利可君，并予G-CSF 200 μg/d，白细胞逐渐恢复正常，体温正常。出院后监测白细胞，间断使用G-CSF，每周2次，白细胞维持在正常范围。

（罗素霞　张春霞）

第三节　血小板减少症

血小板计数低于正常即血细胞减少，晚期疾病患者合并血小板减少（thrombocytopenia）较常见于血液系统疾病患者，但也可见于其他实体肿瘤，血小板减少往往会严重影响患者生活质量，甚至导致患者出现重要脏器出血并死亡。因此早期发现血小板减少，密切监测，积极干预至关重要。

一、发病机制

血小板减少的病因按照发病机制可分为生成减少、破坏增加和分布异常。以此进行分类更有利于寻找病因，以便诊断和治疗。肿瘤合并血小板减少原因往往不单一，可能是多种因素所致。

1. 生成减少

（1）造血原料缺乏，叶酸、维生素 B_{12} 缺乏可导致细胞核酸代谢障碍，血小板生成减少。

（2）造血干细胞发育不良或减少：骨髓增生异常综合征由于细胞过度甲基化，细胞凋亡增加，细胞寿命缩短，骨髓巨核细胞病态造血，表现为血细胞减少；药物尤其化学药物、电离辐射、严重感染等均可抑制巨核细胞增殖造成血小板减少，骨髓穿刺可见骨髓巨核细胞数量减少。

肿瘤化疗所致血小板减少症是临床常见的化疗药物剂量限制性毒性反应，有可能导致降低化疗药物剂量或延迟化疗时间，甚至终止化疗，由此影响临床疗效和患者生存，并增加医疗费用。肿瘤化疗所致血小板减少与大剂量化疗及反复化疗明显相关，通常在化疗后 3～14 d 出现。

化疗药物对巨核细胞的抑制作用有一定的差异，如白消安和卡铂类药物对造血干细胞有抗有丝分裂作用，能导致巨核细胞和血小板生成减少，引起更持续、更难以纠正的血小板减少症。而一些常见的细胞毒性药物对处于发育更晚阶段的造血祖细胞起抗有丝分裂作用，使巨核细胞减少而导致血小板减少。而蛋白酶体抑制剂，如硼替佐米通过抑制核因子 κB（NF-κB）而影响成熟的巨核细胞产生血小板的能力，造成血小板计数降低。

肿瘤患者接受放疗时，尤其是照射较大范围的扁骨、骨髓、脾及大面积放疗，如全脑全脊髓放疗、全肺放疗、全骨盆放疗、全腹放疗、全身照射时，造血系统受影响也会导致全血细胞下降，如白细胞和血小板的下降。

（3）肿瘤细胞抑制正常造血：白血病或骨髓纤维化患者会由于白血病细胞或纤维组织增殖抑制正常造血，造成血小板减少；实体瘤如前列腺癌、肺癌、乳腺癌、淋巴瘤等可浸润骨髓造成骨髓转移癌，骨髓穿刺可见到转移癌细胞，往往提示患者疾病较晚期，预后不佳，某些实体瘤患者甚至以血小板减少首诊。

2. 破坏增多

（1）免疫性：特发性血小板减少性紫癜，结缔组织病、淋巴系统肿瘤均可因免疫性破坏导致血小板减少。骨髓穿刺往往可见巨核细胞增多伴成熟障碍。

（2）非免疫性：晚期肿瘤患者合并弥散性血管内凝血或导

致血小板消耗增加，血小板进行性下降；严重败血症也会造成血小板破坏增加，出血血小板减少。

3. 分布异常 脾功能亢进患者由于脾明显增大，血小板被脾潴留而表现为血小板减少。

二、临床表现

当外周血小板计数 $<50\times10^9/L$ 时，主要表现为皮肤瘀斑或穿刺损伤时不易止血。进一步下降将可能引起皮肤紫癜或出血点，黏膜出血，表现为鼻出血、牙龈出血、结膜出血等，紫癜、瘀斑可发生在任何部位，最常见于下肢及上肢的远端；当血小板计数 $<20\times10^9/L$ 时，就有自发性出血的可能，发生严重自发出血患者的血小板水平一般在 $10\times10^9/L$ 以下，可能出现内脏器官出血和脑出血等危及患者生命。血小板减少时部分患者还会有头晕、乏力等非特异性症状。

三、评估

血小板减少的分级标准如下：

轻度：$(50\sim100)\times10^9/L$。

中度：$(30\sim50)\times10^9/L$。

重度：$(10\sim30)\times10^9/L$。

极重度：$<10\times10^9/L$。

四、治疗与预防

1. 肿瘤相关血小板减少的治疗

（1）输注血小板：输注血小板是对严重血小板减少症患者的最快最有效的治疗方法之一，能够有效减少出血的发生率，降低大出血的发生率和病死率。

血小板计数 $>50\times10^9/L$ 一般不需输注；血小板 $(10\sim50)\times10^9/L$ 根据临床出血情况决定，可考虑输注；血小

板计数 < 20×10^9/L 应立即输注血小板防止出血。在进行脑部手术时要求血小板计数不低于 100×10^9/L，在其他侵入性操作或是创伤手术时要求血小板计数在（50 ~ 100）$\times 10^9$/L。特别强调预防性输注不可滥用，防止产生同种免疫反应导致输注无效。

（2）促血小板生成素（thrombopoietin，TPO）：目前只有重组人血小板生成素（rhTPO）和重组人白细胞介素 11（rhIL-11）被我国国家食品药品监督管理局批准用于临床治疗血小板减少。新的血小板受体激动剂如艾曲波帕已经被 FDA 批准使用并在国外上市。rhTPO 是调节巨核细胞和血小板生成最重要的细胞因子。TPO 与分布于巨核细胞及其祖细胞表面的受体（c-mpl）结合，特异性刺激巨核系祖细胞增殖分化，进而促进各阶段巨核细胞成熟和血小板生成。

rhTPO 的用药方法：恶性肿瘤化疗时，预计药物剂量可能引起血小板减少及诱发出血需要升高血小板时，可于给药结束后 6 ~ 24 h 皮下注射，剂量为 300 U/（kg · d），1 次 /d，连续应用 14 d 或直至血小板 > 50×10^9/L。当化疗中伴发白细胞严重减少或出血贫血时，rhTPO 可分别与重组人粒细胞集落刺激因子（rhG-CSF）或重组人红细胞生成素（rhEPO）合并应用。对于上一个化疗周期发生过 3 级以上 CIT 的患者或出血风险较大的患者，建议更早使用。

rhTPO 用药注意事项：使用过程中应定期检查血常规，一般应隔日 1 次，密切注意外周血小板变化，血小板达到所需指标时，应及时停药。在用药前、用药中及用药后的随访中，应监测包括血小板和外周血涂片在内的血常规。

rhIL-11 可以刺激造血祖细胞（巨核细胞、粒 - 巨噬细胞、红系细胞）的成熟分化，具有促进造血、抑制自身免疫、抗炎（抑制 TNF、IL-1b、IL-6、IL-12 等多种细胞因子）及保护黏膜上皮等作用。rhIL-11 治疗实体瘤化疗所致血小板减少症，对于不符合血小板输注指征的血小板减少患者，实体瘤患者应在血小板（25～75）×10^9/L 时应用 rhIL-11。有白细胞减少症的患者必要时可合并 rhG-CSF。rhIL-11 的用药方法：推荐剂量为 25～50 μg/kg，皮下注射，1 次 /d，至少连用 7～10 d，至化疗抑制作用消失或达到共识停药标准。

rhIL-11 用药注意事项：肾功能受损患者须减量使用。rhIL-11 主要通过肾排泄。严重肾功能受损、肌酐清除率 <30 mL/min 者需减少剂量至 25 μg/kg。老年患者，尤其有心脏病史者慎用。对于既往有体液潴留、充血性心功能衰竭、房性心律失常或冠状动脉疾病史的患者，不推荐使用 rhIL-11。蒽环类药物可以引起心脏毒性等不良反应，对于蒽环类药物引起的骨髓抑制，应慎用 rhIL-11。

血小板生长因子停药指征：血小板≥100×10^9/L 或至血小板较用药前升高 50×10^9/L。

（3）其他：氨肽素不良反应较小，可用于各种原因的血小板激素，口服方便。对于免疫性血小板减少，不论继发自身免疫性疾病或特发性血小板减少性紫癜，免疫抑制药如糖皮质激素或环孢素都是有效的，一般首选糖皮质激素治疗，治疗期间注意血糖、血压及补钙，剂量较大时，应给予保护胃黏膜的治疗以预防消化性溃疡。

对于肿瘤相关血小板减少，应仔细分析引起血小板减少的原因，寻找药物、感染等可逆转的病因，根据病因选择治疗，如积极治疗感染，识别可能引起血小板减少的药物，不要轻易放弃，仍然有可能使患者血小板恢复，从而改善患者生存质量，延长生存。

2. 肿瘤相关血小板减少的预防　对于接收化疗的患者，出血风险高时，为预防下一个化疗周期再发生严重的血小板减少，可预防性应用血小板生长因子，以保证化疗的顺利进行。二级预防用药以预防化疗后血小板减少或保证化疗能够按照预

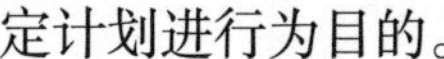

定计划进行为目的。

（1）出血的高风险因素：既往有出血史；化疗前血小板 $<75 \times 10^{9}/L$；接受含铂类、吉西他滨、阿糖胞苷、蒽环类等药物的化疗；肿瘤细胞骨髓浸润所造成的血小板减少；体能评分≥2；既往接受过放疗，特别是长骨、扁骨（如骨盆、胸骨等）接受过放疗。

（2）预防的注意事项：对于上一个周期血小板最低值 $<50 \times 10^{9}/L$、已知血小板最低值出现时间者，可在血小板最低值出现的前 10～14 d 注射 rhTPO，300 U/kg，每日或隔日 1 次，连续 7～10 d。

典型病例

患者男性，70 岁，确诊非霍奇金淋巴瘤弥漫大 B 细胞性ⅢA 期 6 年，复发 2 年，发现血小板减少 1 个月入院。患者 2 年前复发后利妥昔单抗联合 COP 方案化疗 4 个疗程，后每 3 个月利妥昔单抗维持，评价为 SD。1 个月前血小板 $70 \times 10^{9}/L$，未在意。入院查体：全身散在出血点、紫癜、瘀斑，口腔见血疱。颈部可及肿大淋巴结（直径 2 cm）。血小板 $2 \times 10^{9}/L$；自身抗体阴性。骨髓穿刺：巨核细胞 40 个，伴成熟障碍，未见淋巴瘤细胞。骨髓活检未见淋巴瘤细胞，巨核细胞增多。诊断考虑非霍奇金淋巴瘤合并免疫性血小板减少。

入院治疗予醋酸泼尼松 60 mg/d，口服，输血小板、止血治疗，血小板逐渐上升并恢复正常出院。院外监测血小板并将激素逐渐减量。

（罗素霞　张春霞）

第四节　血小板增多症

血小板增多症（thromobocytosis）是指循环血液中血小板计数超出正常阈值，分为原发性和反应性血小板增多两类。原发性血小板增多症是一种少见的出血血栓性疾病，是一种累及巨核细胞系的克隆性骨髓增殖性肿瘤，其特征为血小板持久性明显增多（常高于 1 000 × 10^9/L），伴有反复自发性出血倾向，如皮肤黏膜出血，血栓形成及脾大等；反应性血小板增多症是由其他疾病或药物引起血小板增多，一般为暂时性的轻中度增加［（400～800）× 10^9/L］，如果原发病治疗有效、诱发因素去除，血小板可逐渐恢复正常。

肿瘤相关血小板增多是一种伴癌综合征，其本质是反应性血小板生成增多，而非血小板寿命的延长或破坏的减少，血小板功能亦无明显缺陷。血小板升高可发生于多种肿瘤，多见于恶性肿瘤，30%～60% 恶性肿瘤常合并血小板增多，甚至伴随血栓疾病，尤其在肿瘤晚期，此现象相当普遍。

一、发病机制

肿瘤相关血小板增多的机制十分复杂，目前认为其本质为血小板反应性增生，而非血小板寿命的延长或破坏的减少，血小板功能亦无明显缺陷，相关机制如下。

1. 血小板生成素（TPO）异常增多　恶性肿瘤本身及骨髓、脾等在某些原因作用下过度产生 TPO，使血浆游离 TPO 浓度升高。TPO 可刺激粒细胞 - 巨噬细胞产生集落刺激因子，在粒细胞 - 巨噬细胞集落刺激因子作用下骨髓巨核细胞系增生、分化异常增强，促使血小板增多。

2. 免疫反应　恶性肿瘤患者可产生多种细胞因子，如肿瘤坏死因子、白细胞介素 -1（IL-1）、白细胞介素 -6（IL-6）

等，它们可诱导TPO、巨核细胞生长因子的产生，进而调节巨核细胞的生成，最终促使血小板生成增多。其中IL–6被认为在该过程中占据重要地位，而巨核细胞生长因子现被认为是巨核细胞生成的主要体液调节者。

3. 代偿作用 肿瘤是一种消耗性疾病，常引起各种慢性失血、组织和血小板破坏，导致血小板代偿性增多。

4. 激活凝血系统 恶性肿瘤细胞可以激活花生四烯酸代谢途径产生血小板激活物，如血栓烷 A_2，通过作用于组织因子而激活凝血系统产生凝血酶，产生并释放细胞自溶素β样蛋白酶，进而激活血小板的增多。

二、临床表现

肺癌、食管癌、乳腺癌、胃癌、肾癌、结直肠癌、恶性胸膜间皮瘤、口腔鳞状细胞癌及生殖细胞肿瘤等常合并血小板增多，其中生殖细胞肿瘤中血小板增多的发生率最高。肿瘤相关血小板增多与肿瘤分期密切相关，中晚期患者血小板增多率显著高于早期患者。

临床上合并血小板增多的患者多无不适或仅有轻微症状，大部分患者仅在血液生化检查中才可发现异常。血栓栓塞是其主要症状，可以是动脉血栓，也可以是静脉血栓，前者较后者发生率更高。发生血栓栓塞时，根据栓塞部位可有相应临床表现。如下肢深静脉血栓形成患者可有患肢麻木、水肿、疼痛等不适；肺栓塞可有呼吸困难、气促、胸痛、晕厥、烦躁等症状；脾及肠系膜血管栓塞可致腹痛、呕吐；脑栓塞可有烦躁、意识丧失、偏瘫等表现等；有时可见异常出血表现，主要见于合并原发性血小板增多症血小板异常增高（$>1\ 000 \times 10^9/L$）时，因血小板功能异常，可有鼻出血、牙龈出血、皮肤黏膜瘀斑等。

三、诊断标准

肿瘤相关血小板增多是一种伴癌综合征，当实验室检查血小板计数 $>300\times10^9$/L，并排除原发性血小板增多症及非肿瘤因素引起的反应性血小板增多的情况，即可诊断。

四、治疗

肿瘤患者出现血小板增多，应查明原因如合并感染、出血等并予以相应处理，通常去除病因后血小板可逐渐恢复正常。对于无症状的血小板轻中度增多的患者可不做处理，若血小板数 $>1\ 000\times10^9$/L 或伴有血栓栓塞、异常出血时，可采用骨髓抑制药如烷化剂为主的化疗，同时酌情配合使用抗血小板药，有条件者可做血小板单采。

1. 抗血小板药　阿司匹林对于预防血栓性疾病具有肯定的效果，对于血小板增多症性血栓性疾病的预防也有可靠的效果。50 ~ 100 mg/d 的小剂量使用可较好地避免不良反应的发生。目前国际上对于临床上血小板增多症的患者多主张使用小剂量阿司匹林。此外，对于临床症状较轻的患者，还可以使用肝素、双嘧达莫等其他抗血小板聚集药治疗，这些药的使用效果并不优于阿司匹林，但可以作为不适合阿司匹林治疗患者的替代选择，或者与阿司匹林联合使用。

2. 骨髓抑制药物　如烷化剂羟基脲 0.5 ~ 2 g/d 具有明显的抑制血小板生成的作用，不良反应小，可作为有合并症或高度血小板增多的患者首选用药。因有骨髓抑制，开始使用应监测白细胞 1 ~ 2 次 / 周，直至血象稳定后给予维持剂量。

3. 干扰素　起始剂量为 300 万 U/d，部分患者会有流感样症状而不能耐受。

五、研究进展

肿瘤患者中血小板增多与肿瘤的转移、浸润关系密切。肿瘤相关血小板增多不仅可以协助诊断，同时也可作为肿瘤的独立预后因素，静脉血栓形成和动脉血管事件已经成为晚期肿瘤患者的第二大死亡诱因。干预这一病理过程可使患者获益。

1. 血小板增多促进肿瘤的转移和浸润，参与肿瘤细胞的定植与转移。血小板分泌 GP Ⅰb-Ⅳ-Ⅴ、GP Ⅱb-Ⅲa、P-选择素等黏附因子，肿瘤细胞通过异常表达相关受体，可与血小板分泌的黏附因子形成癌栓。包裹在癌栓中肿瘤细胞可以免受血流湍流的攻击，更容易黏附于血管内皮，而且降低了肿瘤细胞的宿主免疫原性，逃避宿主免疫系统的监控。同时血小板释放的颗粒蛋白，与活化的血小板共同作用于血管，增加了血管通透性，有利于肿瘤细胞通过血管，最终形成转移灶。

2. 促进肿瘤生长和血管生成。血小板可分泌多种生长因子，如血小板衍生生长因子（PDGF）、转化生长因子（TGF-β）。它们不仅可以作为强有力的有丝分裂原促进肿瘤细胞的增殖，同时可使血管内皮细胞分泌 VEGF 增加，促使肿瘤血管生成并维持肿瘤血管功能与结构稳定。

近年来，肿瘤相关血小板增多作为肿瘤浸润深度和淋巴结转移之后的独立预后因素，在临床与科研中越来越受到重视。Brockmann 等对 153 名胶质母细胞瘤患者进行的总生存分析的影响因素中，血小板数在正常范围内的升高（350～400）$\times 10^9$/L 相对于血小板数在 350×10^9/L 以下的患者生存期明显减少；血小板数在 450×10^9/L 以下的血小板增多患者的预计中位生存期为 4 个月，而血小板数 $>450\times 10^9$/L 的患者中位生存期为 2 个月。Pedersen LM 对 1115 例原发性肺癌患者进行的临床研究表明，外周血血小板计数 $>400\times 10^9$/L 的患者的 1、2、5 年生存率分别为 38%、13%、4%，血小板计数在正常范围内的患者的1、2、5年生存率分别为51%、28%、18%，且外周血血小板计数>600×10^9/L的患者其生存曲线较血小板计数正常的患者的生存曲线下降明显。Kuderer等经过大量临床分析后认为抗凝血药，特别是低分子量肝素的应用可减少癌症患者血栓事件的发生及降低患者的病死率；Lazo-Langner等对实体恶性肿瘤的标准治疗外加用低分子量肝素的患者进行了荟萃研究，发现第1年的死亡风险降低13%，第2年降低10%，同时没有增加出血的危险。卞杰等对60例恶性肿瘤患者进行了随机双盲对照试验，结果表明标准化疗外加用阿司匹林，可改善肿瘤患者血液高凝状态，延长生存期，且不良反应增加不明显。这些研究为合并血小板增多的肿瘤患者的临床治疗提供了新的选择。

典型病例

患者女性，59岁。乳腺癌10个月，既往痔疮史。现化疗6个疗程，化疗中恶心、呕吐3级，使用止吐药后便秘加重。近2个月反复便后滴鲜血。血红蛋白90 g/L，血小板572×10^9/L；铁蛋白2.2 ng/mL，结合病史，诊断：混合痔伴出血，缺铁性贫血，反应性血小板增高可能。

入院治疗予马应龙痔疮膏外用，乳果糖口服保持大便通畅，琥珀酸亚铁口服，1个月后血红蛋白及血小板正常。

（罗素霞　张春霞）

网上更多

教学PPT　　微视频　　自测题

第五章

肿瘤神经系统病症的治疗

第一节 癌性疼痛

疼痛是一种与实际或潜在组织损伤相关，包括感觉、情感、认知和社会成分的痛苦体验，目前已作为继体温、血压、呼吸、脉搏之后的“第五生命体征”来评估和处理。癌性疼痛（cancer pain，癌痛）是指癌症患者任何原因引起的疼痛，包括伴发疾病引起的疼痛。通常所说的癌痛则是指与恶性肿瘤转移、侵犯、压迫、感染、缺血等，或恶性肿瘤治疗相关包括放疗、化疗等的疼痛。癌痛发生率高，约 1/4 新诊断为恶性肿瘤的患者、1/3 正在接受治疗的患者、3/4 晚期肿瘤患者会有疼痛症状。卫生和计划生育委员会调查结果显示，我国癌痛的发生率为 61.6%，每年新发癌痛患者 100 万左右，其中 50% 为中度至重度疼痛，30% 为难以忍受的重度疼痛。

一、病因

癌痛是包括躯体的、心理的、社会的和精神等方面因素。2/3 ~ 3/4 的癌痛是由肿瘤直接浸润引起，抗肿瘤治疗、并发症和心理因素等也可造成。

1. 肿瘤直接侵犯所致疼痛

（1）肿瘤侵犯或者压迫神经、骨膜、肌肉：如原发性乳腺癌侵及肋骨、肋间神经和胸膜，腋窝淋巴结转移侵及臂丛神经，肺上沟瘤侵犯周围神经、胸廓，头面部肿瘤侵犯脑神经、口腔黏膜、骨膜等都会引起疼痛。

（2）实质性脏器被膜受到牵拉：病变组织容积增大，而组织包膜和骨性容积不变，导致局部组织出现胀痛。如原发性肝癌表现为肝区胀痛，前列腺癌表现为盆腔会阴部疼痛并向大腿放射，颅内原发性肿瘤或转移癌造成颅内压增高引起头颅胀痛。

（3）血管淋巴管等受压：淋巴液、血液回流障碍，导致机体局部水肿胀痛。如乳腺癌腋窝淋巴结转移压迫腋静脉，腋静脉回流受阻，上肢水肿疼痛。上腔静脉综合征引起头面部及上肢水肿，引起胀痛。

（4）空腔脏器受到机械或化学刺激：空腔脏器的牵拉、膨胀或者异常收缩（反射性痉挛），空腔脏器的平滑肌缺血或者坏死，空腔脏器黏膜或浆膜表面受到化学刺激都会导致疼痛。如结肠癌肠梗阻腹痛；支气管肺癌引流不畅导致阻塞性肺炎胸痛。

（5）骨转移和病理性骨折：常见于肺癌、乳腺癌等引起的肋骨转移及腰椎转移，发生病理性骨折时引起疼痛，继发截瘫后疼痛反而减轻。骨转移时破骨细胞激活因子刺激破骨细胞对骨质的吸收，导致进行性骨溶解破坏，引起局部病灶的微骨折，出现疼痛。

（6）内脏系膜及其血管的扩张、牵拉或者扭曲。

（7）局限性炎症及水肿。

（8）生物性疼痛：肿瘤细胞释放出细胞因子和化学介质刺激周围组织及神经末梢而出现疼痛；肿瘤细胞的高代谢和缺氧易造成组织代谢产物增加，特别是致痛物质氢离子的增加。

（9）其他。

2. 肿瘤治疗相关疼痛

（1）手术：手术损伤神经、血管及淋巴管等，术后局部引流不畅、切口感染、不愈合、瘢痕形成均可引起疼痛。慢性术后疼痛综合征，如乳腺切除术后综合征、胸科手术后慢性疼痛综合征、幻肢痛等。

（2）化疗：化疗药物不良反应所致的疼痛复杂而多样。神经毒性药物（长春碱类）及紫杉类药物以周围神经痛为多见，常伴肢端麻木，有时表现为腹痛和手足烧灼样疼痛，停药后多可以消失。化疗药物多引起静脉炎，外渗时引起无菌性炎症，如多柔比星、丝裂霉素等。

（3）放疗：可致放射性皮炎、放射性皮肤溃疡、淋巴管阻塞水肿、神经损伤；放疗后局部纤维组织增生压迫产生瘢痕痛。骨肿瘤高剂量放疗后可致骨密度降低，严重时出现骨折疼痛。

3. 诊断性操作　静脉穿刺术、腰椎穿刺术、骨髓活检等诊断性操作导致医源性疼痛。

4. 肿瘤并发症　晚期癌症患者由于机体过度消耗，营养不良所致一系列病理生理变化，如压疮、便秘、肌肉痉挛等引起的疼痛。晚期肿瘤患者免疫功能低下，易伴发带状疱疹神经痛。

5. 合并症　与癌症无关的疼痛癌症患者既往已有疾病产生的疼痛，如痛风、关节炎及静脉炎等。

6. 社会心理因素　恐惧、焦虑、抑郁、愤怒、孤独等负性情感因素都会引起疼痛，甚至加重疼痛。

二、临床表现

根据疼痛的性质和特点，疼痛的临床表现可分为伤害性疼痛和神经病理性疼痛。伤害性疼痛与实际发生的组织损伤或潜在的损伤相关，是机体对损伤所表现出的生理性痛觉神经信息传导与应答的过程。神经病理性疼痛是因外周神经或中枢神经受损，痛觉传递神经纤维或疼痛中枢产生异常神经冲动所致。而癌痛一般为两种均有的混合性疼痛，同时夹杂了复杂的肿瘤患者心理障碍的因素。

1. 伤害性疼痛 包括躯体痛和内脏痛。躯体痛由骨、关节、肌肉、皮肤和结缔组织产生，常由手术或骨转移引起，疼痛能精确定位，通常表现为刺痛、针刺样痛、尖锐痛、刺骨痛、压痛、钻痛、酸痛或跳痛。内脏痛由胃肠道、胰腺等内脏器官产生，常因胸腹部内脏器官受到挤压、侵犯或牵拉后引起，一般疼痛更加弥散，通常表现为挤压痉挛样疼痛、钝痛、尖锐痛、绞痛、胀痛、牵拉痛和游走性痛。

2. 神经病理性疼痛 通常表现为刺痛、烧灼样痛、放电样痛、枪击样疼痛、麻木痛、麻刺痛、幻觉痛、中枢性坠胀感、轻触痛、撕裂痛、刀割样痛、刀刺样痛、刀戳样痛、爆裂痛、放射痛、束带样痛、摩擦痛、冷痛，常合并自发性疼痛、触诱发痛、痛觉过敏和痛觉超敏。

3. 爆发痛 癌痛患者在持续疼痛的背景下，往往可能出现爆发痛。爆发痛是指背景疼痛控制稳定和充分的情形下，出现的短暂剧烈疼痛，可自发发生，或因可预测 / 不可预测的触发发生。一般表现为发作快（3 min 内达到高峰），剧烈疼痛，持续时间短（30 min 左右），1 天内反复多次的发作（中位频率为 4 次 / 天）等特点。

三、评估

癌痛评估是癌痛处理的第一步，是合理、有效镇痛治疗的前提。评估疼痛时应详细询问病史，包括了解疼痛的部位、严重程度、疼痛的性质、疼痛对患者生活质量的影响，以及患者对疼痛的感受和表现，以判断疼痛的程度，分析疼痛发生的原因和发生机制等。

（一）评估原则

癌痛评估应当遵循“常规、量化、全面、动态”评估的原则。

1. 常规评估　是指医护人员主动询问癌症患者有无疼痛，常规评估疼痛病情，并进行相应的病历记录，应当在患者入院后 8 h 内完成。对于有疼痛症状的癌症患者，应当将疼痛评估列入护理常规监测和记录的内容。疼痛常规评估应当鉴别疼痛爆发性发作的原因，例如需要特殊处理的病理性骨折、脑转移、感染，以及肠梗阻等急症所致的疼痛。

2. 量化评估　癌痛量化评估是指使用疼痛程度评估量表等量化标准来评估患者疼痛主观感受程度，需要患者密切配合。重点评估最近 24 h 内患者最严重和最轻的疼痛程度，以及通常情况的疼痛程度。量化评估应当在患者入院后 8 h 内完成。

3. 全面评估　是指对癌症患者疼痛病情及相关病情进行全面评估，包括疼痛病因及类型（躯体性、内脏性或神经病理性）、疼痛发作情况（疼痛性质、加重或减轻的因素）、镇痛治疗情况、重要器官功能情况、心理精神情况、家庭及社会支持情况，以及既往史（如精神病史，药物滥用史）等。应当在患者入院 24 h 内进行首次全面评估，在治疗过程中，应当在给予镇痛治疗 3 d 内或达到稳定缓解状态时进行再次全面评估，原则上不少于 2 次 / 月。

4. 动态评估　是指持续、动态评估疼痛患者的疼痛症状变化情况，包括评估疼痛程度、性质变化情况，爆发性疼痛发作情况，疼痛减轻及加重因素，以及镇痛治疗的不良反应等。动态评估对于药物镇痛治疗剂量滴定尤为重要。在镇痛治疗期间，应当记录评估时间、疼痛程度、用药种类、剂量调整及病情变化等。

（二）评估内容及方法

癌痛的评估内容应了解肿瘤患者疼痛的部位，性质，程度，发作时间和频率，疼痛发作相关因素，对生存质量的影响，癌痛治疗的效果及不良反应等。

1. 疼痛部位的评估　疼痛的部位和范围能帮助医护人员确定疼痛的来源，最好能在人体解剖示意图上标明疼痛的部位及范围。此外，应当询问患者有无放射性疼痛及牵涉性疼痛。通常躯体痛的定位较准确，而内脏痛较难准确定位。

2. 疼痛性质的评估　详细询问疼痛的性质特征有助于医护人员明确是伤害性疼痛，还是神经病理性疼痛，或为伤害性疼痛和神经病理性疼痛两种均有的混合性疼痛。

3. 疼痛强度的评估　是疼痛评估的重要内容。临床评估疼痛的常用方法有视觉模拟评分法（visual analog scale，VAS），数字疼痛分级法（number rating scale，NRS），Wong-Banker 面部表情量表法，主诉疼痛程度分级法（verbal rating scales，VRS）等。

（1）视觉模拟评分法（VAS）：VAS 方法是使用一条游动标尺，正面是无刻度 10 cm 长的滑道，“0”端和“10”端之间有一个可以滑动的标定物，“0”表示无痛，“10”代表难以忍受的最剧烈的疼痛，背面有“0～10”的刻度。临床使用时，将有刻度的一面背向患者，患者根据疼痛的强度滑动标定物至相应的位置，疼痛测量尺的背面有具体的刻度，根据标定物的位置可以直接读出疼痛程度指数。

VAS 方法简单易行、有效，相对比较客观而且敏感，在表达疼痛强度时，是一种较少受到其他因素影响的测量方法，广泛用于临床和研究工作中。临床治疗前后使用同样的方法即可对疼痛治疗的效果进行较为客观的评价。然而，在老年人、儿童、精神错乱和服用镇静药的患者，以及晚期癌痛患者情绪不好时，一般难以完成 VAS 评价。VAS 方法通常用于 8 岁以上，能够正确表达自己感受和身体状况的患者。VAS 方法的最大不足是仅对疼痛强度的测量，忽略了疼痛内涵的其他问题。

（2）数字疼痛分级法（NRS）：是指使用“疼痛程度数字

评估量表”对患者疼痛程度进行评估，将疼痛程度用0～10个数字依次表示，“0”表示无疼痛，“10”表示最剧烈的疼痛（图5-1）。交由患者自己选择一个最能代表自身疼痛程度的数字，或由医护人员询问患者后，根据患者对疼痛的描述选择相应的数字。按照对应的数字将疼痛程度分为：轻度疼痛（1-3）、中度疼痛（4-6），重度疼痛（7-10）。

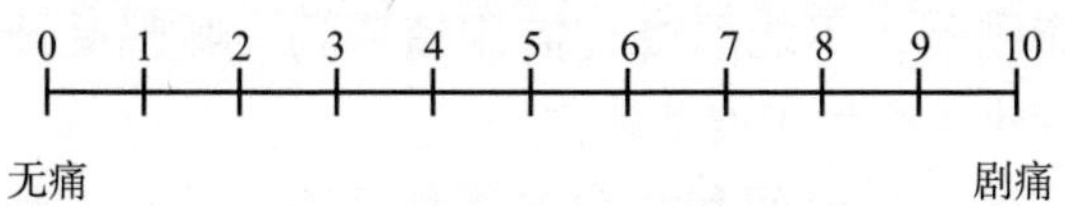

图5-1 疼痛程度数字评估量表

NRS方法是VAS方法的一种数字直观的表达方法，其优点是较VAS方法更为直观。由于患者易于理解和表达，明显减轻了医务人员的负担，是一种简单有效和最为常用的评价方法。NRS方法的不足之处是患者容易受到数字和描述的干扰，降低了其灵敏性和准确性。

（3）（Wong-Banker）面部表情量表法（Wong-Banker脸）：是由医护人员根据患者疼痛时的面部表情状态，对照“面部表情疼痛评分量表”进行疼痛评估，一般适用于表达困难的患者，如儿童、老年人，以及存在语言或文化差异或其他交流障碍的患者。如图5-2所示，最左边的面容表示没有任何

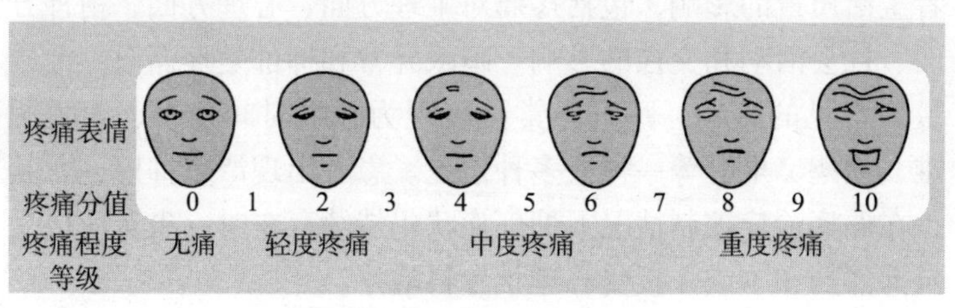

图5-2 面部表情疼痛评分量表

疼痛，从左至右的面容依次表示疼痛越来越严重，直至最右边的面容，表示痛到极点，由患者选择一个面容代表其疼痛程度。

（4）主诉疼痛程度分级法（VRS）：是指根据患者对疼痛的主诉，将疼痛程度分为轻度、中度和重度三类。轻度疼痛：有疼痛但可忍受，生活正常，睡眠不受干扰；中度疼痛：疼痛明显，不能忍受，要求服用镇痛药物，睡眠受干扰；重度疼痛：疼痛剧烈，不能忍受，需用镇痛药，睡眠受严重干扰，可伴自主神经紊乱或被动体位。

4. 疼痛发作时间和频率的评估　因为治疗策略的不同，疼痛评估过程中还应了解疼痛发作时间和频率，是持续性疼痛、间断发作性疼痛，还是突发性疼痛。根据不同的发作时间和频率确定是否为爆发痛发作，或镇痛不足等，从而制订有效的镇痛方案。

5. 疼痛发作相关因素　评估与疼痛发作，加剧及减轻的相关因素，有助于进行个体化综合镇痛治疗。使疼痛加重的因素有全身不适、失眠、乏力、焦虑、精神孤独、社会隔离、恐惧、愤怒、悲观、抑郁、厌倦等。使疼痛减轻的因素有睡眠改善、获得理解、友谊、精神放松、缓解其他症状、积极主动活动、减轻焦虑、改善情绪等。

6. 疼痛对生活质量的影响　中度或重度疼痛会干扰和影响患者的生活质量。在评估疼痛的同时，还应该评估疼痛对患者生活质量的影响，包括疼痛对生理方面、心理方面、精神方面、社会活动和交往的影响。睡眠异常和抑郁是疼痛对生活质量最常见的影响。睡眠异常可表现为睡眠时间缩短、入睡困难、易醒、早醒等一种或多种情况。患者出现严重抑郁，尤其是在癌痛治疗控制情况下抑郁症状仍持续存在时，患者应接受抗抑郁药和（或）接受心理学专科治疗。

临床常使用简明疼痛量表（brief pain inventory，BPI）评

估疼痛及疼痛对生活质量的影响（表 5–1）。采用 0 ~ 10 数字法评估疼痛程度，同时评估疼痛对情绪、睡眠、活动能力、食欲、日常生活、行走能力、与他人交往能力等 7 项生活指标的影响，从而对患者的疼痛有较全面的了解。

表 5–1 简明疼痛评估量表（BPI）

因素	评分（0–10）
（1）对日常生活的影响	
（2）对情绪的影响	
（3）对行走能力的影响	
（4）对日常工作的影响（包括外出工作和家务劳动）	
（5）对与他人关系的影响	
（6）对睡眠的影响	
（7）对生活兴趣的影响	

注：请选择下面的一个数字，以表示过去 24 h 内疼痛对您的影响（0 无影响，10 完全影响）

7. 癌痛治疗史　医护人员应详细了解患者镇痛治疗情况，包括药物治疗和非药物治疗。药物治疗史包括了解镇痛用药的种类、药物剂型、药物剂量，给药途径、用药间隔、镇痛治疗效果及不良反应等。了解目前的镇痛治疗效果和不良反应有助于医护人员重新制订癌痛治疗方案。

8. 神经病理性疼痛评估　国际常用神经病理性疼痛评估量表主要有 ID–pain 量表、LANSS 量表、DN4 量表等（表 5–2，表 5–3），其中 ID–pain 量表、LANSS 量表已经通过中国人群效度校正，适用于国内临床。

表 5-2　神经病理性疼痛 ID-pain 量表

自测题	评分	
	是	否
1. 您是否出现针刺样疼痛?	1	0
2. 您是否出现烧灼样疼痛?	1	0
3. 您是否出现麻木感?	1	0
4. 您是否出现触电样疼痛?	1	0
5. 您的疼痛是否会因衣服或床单的触碰而加剧?	1	0
6. 您的疼痛是否只出现在关节部位?	–1	0

总分	–1	0	1	2	3	4	5
分析	基本排除神经痛		不完全排除神经痛	考虑神经痛		高度考虑神经痛	

表 5-3　神经病理性疼痛 LANSS 量表

1. 该部位常有针刺样痛?（否 0，是 5）
2. 疼痛严重时，该部位皮肤颜色改变（发红或瘀斑）?（否 0，是 5）
3. 该部位对碰触异常敏感，碰触会引起疼痛或不愉快的感受?（否 0，是 3）
4. 静息状态下，该部位有时突然疼痛发作（如电击样痛或跳痛）?（否 0，是 2）
5. 该部位常有烧灼样痛?（否 0，是 1）
6. 请您用手指轻轻触摸该部位皮肤，再轻触正常皮肤。与正常皮肤相比，该部位有疼痛感?（否 0，是 5）
7. 请您用手指轻轻按压该部位皮肤，再轻压正常皮肤。与正常皮肤相比，该部位有疼痛感?（否 0，是 3）
若总分≥ 12，可能存在神经病理性疼痛

四、治疗

对癌性疼痛的规范化治疗需遵循世界卫生组织（WHO）和美国国立综合癌症网络（NCCN）指南的规定。卫计委为进一步提高我国癌痛规范化治疗水平，自2011年起启动了“癌痛规范化治疗示范病房”创建活动，并组织专家制定了《癌症疼痛诊疗规范（2011年版）》。

（一）治疗原则

WHO三阶梯镇痛强调：按阶梯给药，尽量口服给药，按时给药，给药个体化和注意具体细节等五项基本原则。NCCN癌性疼痛指南更加丰富了WHO三阶梯镇痛原则的内涵，除了强调上述五项原则，更强调以下几方面。

1. 强调全面评估疼痛是合理选择镇痛方案的前提。

2. 把阿片类药物作为癌性疼痛治疗的核心药物。

3. 提倡根据疼痛的病因、机制开展有针对性的多模式、多学科联合治疗，必要时采用介入治疗手段镇痛，但应首先评估患者的预期生存、脏器功能及经济承受能力。

4. 预防并积极治疗镇痛药物引起的不良反应。

5. 重视癌性疼痛患者的随访和疼痛的动态评估。

6. 关注影响疼痛的社会、心理因素等。

（二）病因治疗

针对引起癌性疼痛的病因进行治疗，包括放疗、化疗、手术治疗等。

（三）药物治疗

1. 对乙酰氨基酚和非甾体抗炎药（NSAIDs）

（1）NSAIDs特点与分类：NSAIDs具有解热、抗炎、抗风湿、镇痛等作用，是疼痛控制中的基础用药。一般推荐用于轻度癌痛和中重度癌痛的多模式联合镇痛，尤其是骨转移癌疼痛。常用NSAIDs药物剂量见表5–4。NSAIDs根据化学结构分类如下。

表 5–4　常用 NSAIDs 药物剂量

药物名称	药物分类	日总剂量	每次剂量	次数 / 日	半衰期
对乙酰氨基酚	乙酰苯胺类	4 000 mg/d；长期服用建议 3 000 mg/d 国人建议剂量 2 000 mg/d 肝功能损害者不建议使用	650 mg/4 h； 1 000 mg/6 h；	4 ~ 6 次	1 ~ 4 h
阿司匹林	甲酸类 乙酰水杨酸类 COX–1 倾向性抑制剂	2 500 mg/d	300 ~ 600 mg	3 次	3 ~ 5 h
双水杨酯	甲酸类 阿司匹林 非选择性抑制剂	2 000 ~ 3 000 mg	300 ~ 600 mg	2 ~ 3 次	3.5 ~ 16 h
双氯芬酸	乙酸类 非选择性抑制剂	180 mg	口服 25 mg 栓剂 50 mg	口服 3 次 栓剂 2 次	2 h
吲哚美辛	乙酸类 非水杨酸盐类 非选择性抑制剂	150 mg	50 mg	3 次	2 h

续表

药物名称	药物分类	日总剂量	每次剂量	次数 / 日	半衰期
萘普生	丙酸类 非水杨酸盐类 非选择性抑制剂	1 500 mg/d	220 ~ 500 mg	2 ~ 3 次	13 h
布洛芬	丙酸类 非水杨酸盐类 COX-2 选择性抑制剂	3 200 mg/d 国人建议剂量 2 400 mg/d	200 ~ 400 mg	4 次	2 h
氟比洛芬	丙酸类 非水杨酸盐类 非选择性抑制剂	300 mg	50 mg	2 ~ 4 次	6 h
氟比洛芬酯	丙酸类 非水杨酸盐类 非选择性抑制剂		1 mg/kg 或 50 ~ 100 mg 缓慢静脉滴注		5 ~ 6 h
洛索洛芬钠	丙酸类 COX-2 倾向性抑制剂	180 mg	60 ~ 120 mg	3 次	1 ~ 2 h
保泰松	吡唑酮类；非水杨酸盐类 非选择性抑制剂	400 mg	100 ~ 200 mg	3 次	5 ~ 100 h

续表

药物名称	药物分类	日总剂量	每次剂量	次数 / 日	半衰期
萘丁美酮	非酸性；非水杨酸盐类 COX–2 选择性抑制剂	2 000 mg	500 ~ 1 000 mg	1 ~ 2 次	24 h
酮咯酸	非水杨酸盐类 吡咯烷羧酸 非选择性抑制剂	150 mg， 65 岁以上、肾功能不全者不超过 60 mg	10 ~ 30 mg/6 h 短期使用，最多使用 5 天	1 ~ 4 次	6.6 h
水杨酸胆碱镁（水杨酸镁 / 水杨酸胆碱复合物）	非乙酰基水杨酸类 非选择性抑制剂	1 500 ~ 4 500 mg	1 000 ~ 1 500 mg	2 ~ 3 次	9 ~ 17 h
塞来昔布	昔布类 COX–2 特异性抑制剂	400 mg	100 ~ 200 mg	2 次	8 ~ 12 h
帕瑞昔布	昔布类 COX–2 选择性抑制剂	80 mg	20 ~ 40 mg	2 ~ 4 次	0.13 ~ 0.17 h
尼美舒利	磺酰丙胺类 COX–2 选择性抑制剂	100 mg	口服 10 ~ 30 mg 肌内注身上首次 30 ~ 60 mg，此后 20 ~ 30 mg 每 6 h 口服	1 ~ 4 次	2 ~ 5 h

续表

药物名称	药物分类	日总剂量	每次剂量	次数 / 日	半衰期
美洛昔康	昔康类 COX–2 选择性抑制剂	15 mg	7.5 mg	1 ~ 2 次	25 h
氯诺昔康	昔康类 COX–2 选择性抑制剂	16 mg	8 mg	1 ~ 2 次	3 ~ 4 h
吡罗昔康	昔康类 COX–2 选择性抑制剂	20 mg	20 mg	1 次	45 h

1）甲酸类（水杨酸类）：代表药物为阿司匹林。

2）乙酸类：包括了吡咯乙酸和吲哚乙酸，代表药物为吲哚美辛、双氯芬酸、舒林酸等。

3）丙酸类：代表药物为布洛芬、萘普生等。

4）昔康类，例如吡罗昔康、美洛昔康等。

5）昔布类，如塞来昔布、罗非昔布等。

6）吡唑酮类，如氨基比林、安乃近、保泰松等。

7）其他：如尼美舒利。

（2）NSAIDs药物不良反应与防治：长期使用NSAIDs药物必须全面认识并积极预防不良反应，常见不良反应如下。

1）胃肠道损害及预防：胃肠道损害是NSAIDs相关最常见的不良反应，其在消化道的表现：轻者有恶心、呕吐、上腹部不适、腹胀、消化不良等非特异性症状，严重者出现消化道溃疡、糜烂性胃炎、出血，甚至穿孔。其消化道损伤的原因除了弱酸性药物直接作用外，也由于其抑制了前列腺素的合成并促进了脂肪氧化酶的代谢。

在临床治疗过程中，可以采取相应措施对消化道损伤进行防治。药物可在餐后服用，同时提醒患者戒烟、戒酒、避免饮用酸性饮料和咖啡；在服用药物同时添加米索前列醇等前列腺素类似物或奥美拉唑等质子泵抑制剂能预防溃疡的产生。而在长期应用NSAIDs之前可以先行检测是否有Hp感染，对于阳性者进行根治治疗，有助于预防胃肠道并发症。

2）肝毒性及预防：阿司匹林等少数药物直接有着肝毒性，可造成肝细胞代谢障碍造成损害，其发生率高、潜伏期短、与剂量有相关性。大多数的NSAIDs对肝的损害为特异体质反应，与药物的超敏反应及个体药物代谢相关，因此发生率低、与剂量无关、潜伏期长也难以预测。无论何种原因出现肝功能损害，一旦肝功能升到正常1.5倍上限，需立刻停用NSAIDs。

3）肾毒性及预防：由于COX-2具有调节水盐平衡保护肾

小球的作用，NSAIDs 抑制 COX-2，使前列腺素合成减少，肾的灌注量减少，肾小球滤过率降低，从而使肾功能异常。肾毒性高危患者包括年龄 60 岁以上、容量不足、多发性骨髓瘤、糖尿病、间质性肾炎、肾乳头坏死及合并使用其他肾毒性药物，包括环孢素、顺铂和肾代谢的化疗药物等，如果患者出现肾功能损害或者高血压的升高或恶化则需要重新评估 NSAIDs 的使用。

4）血液系统毒性及预防：NSAIDs 均可以抑制血小板聚集黏附，使出血时间延长，但除了阿司匹林以外其他药物对血小板的影响均是可逆的；其他不良反应包括粒细胞减少和再生障碍性贫血，但发生比例均较低。值得注意的是，癌痛患者化疗期间常合并骨髓抑制，因此需要格外注意血液系统的损害。

2. 弱阿片类药物　代表药物为曲马多、可待因、丁丙诺啡。曲马多通过激动 μ 阿片受体发挥镇痛作用，还可抑制去甲肾上腺素和 5- 羟色胺再摄取减轻疼痛感觉。由于曲马多阿片类及非阿片类的双重协同作用，其镇痛强度相当于吗啡的 1/10，但对于神经病理性疼痛的疗效可能优于吗啡。曲马多每次 50 ~ 100 mg，每天 2 ~ 3 次，肝肾功能正常的成年患者，日最大剂量不超过 400 mg，老年患者（≥ 75 岁）或伴有肝肾功能障碍的患者，建议降低日最大剂量。

阿片受体激动 - 拮抗混合剂（如喷他佐辛、纳布啡、布托啡诺等）镇痛作用弱，具有天花板效应，目前较少用于癌痛。而且可能使正在使用阿片受体激动剂（如吗啡、羟考酮等）的患者出现戒断症状或疼痛加重，不推荐联合使用，但可用于阿片类药物所致瘙痒的治疗。

3. 强阿片类药物

（1）用药原则：强阿片类药物是中、重度疼痛治疗的首选。目前临床上常用于癌痛治疗的短效阿片类药物为吗啡速释片，长效阿片类药物为吗啡缓释片、羟考酮缓释片、芬太尼透皮贴剂等。哌替啶和丙氧芬因经肾排泄的代谢物积聚于体内，导致神经毒性、肾毒性或心律失常，因此不推荐用于癌痛患者。

由于阿片类药物的疗效及安全性存在较大个体差异，需要逐渐调整剂量，加强生命体征监测。尤其是用药初期和调整剂量时，为获得最佳作用最小不良反应，因此需要进行剂量调整。而对于剂量调整或者镇痛药给药方式，常用按时、按需和患者自控镇痛（patient control pain，PCA）。

按时给药是为了给慢性疼痛患者提供持续的疼痛缓解。对于接受按时给药方案的患者，还应将解救剂量作为后续治疗。对于无法通过常规按时给药缓解的疼痛，应该给予短效阿片类药物解救治疗。阿片类药物按需给药用于那些伴无痛间期的间歇性疼痛患者。按需方法也用于需要快速滴定剂量的患者。PCA技术可以允许患者一旦需要即可自行推注阿片类药物，推注剂量及其间隔时间通过医师设定的参数来控制，以保证用药安全。

NCCN指南指出，如剂量调整2~3次疼痛仍控制不佳，考虑静脉调整剂量或使用PCA。PCA是治疗顽固性癌痛的有效方法，该方法用药量小，疗效确切，最大限度地减少药物不良反应，适合于需长期维持治疗的患者，尤其适用于镇痛不足，药物剂量过大或在出现难以忍受的不良反应的患者。常用药物有吗啡，氢吗啡酮，芬太尼等，可根据患者疼痛情况适量增加右美托咪定、咪达唑仑等镇静药，给药途径包括经静脉、皮下、硬膜外腔或神经鞘内给药。

（2）计量调整：对于疼痛控制相对稳定的患者，推荐使用长效阿片类药物作为背景给药，在此基础上应备用短效阿片类药物。当患者因病情变化，长效镇痛药物剂量不足时，或发生爆发性疼痛时，应立即给予短效阿片类药物解救治疗。解救剂量一般为前24 h用药总量的10%~20%，需要时每1 h口服给药。如果需要重复多次给予解救剂量，提示需要调整常规给予的阿片类药物剂量。

疼痛控制不佳或目前药物不良反应太大，患者无法耐受，可考虑进行阿片转换。对于芬太尼透皮贴剂，按照芬太尼贴剂 4.2 mg ≈吗啡片 50 mg/d 换算。如果阿片类药物转换前疼痛是有效控制的，可减量 25% ~ 50%，如果转换前疼痛是无效控制的，则使用等量或增量 25% 的阿片类药物。

（3）阿片药物不良反应及防治

1）便秘：便秘是阿片类药物最常见的不良反应，发生率为 90% ~ 100%。阿片药物降低肌层丛中兴奋性神经元的活性，增加肠壁平滑肌的肌张力，抑制协调性蠕动，食物在肠道内运动减慢，食物中的水分被大量吸收，使粪便干燥变硬。预防和治疗便秘是阿片类药物治疗期间不容忽视的问题。调节饮食结构，多食含纤维素的食物，多饮水，适当运动，养成有规律排便的习惯；对于出现便秘症状者，根据便秘程度选择缓泻药：a. 通便药。可选用容积性泻剂（欧车前、聚卡波非钙、麦麸等），渗透性泻剂（乳果糖、聚乙二醇），避免长期使用刺激性泻药（如比沙可啶、番泻叶等）。b. 促动力药。作用于肠神经末梢，释放运动性神经递质、拮抗抑制性神经递质或直接作用于平滑肌，增加肠道动力，对慢传输型便秘有较好效果。c. 促分泌药。刺激肠液分泌，促进排便。包括芦比前列酮、利那洛肽。d. 微生态制剂：包括乳酸杆菌、双歧杆菌、枯草杆菌等，此类药物纠正肠道菌群失调，改善体内微生态，促进肠道蠕动，改善便秘症状。常与泻药共用，促进排便。严重便秘可减少阿片类药物的剂量或更换阿片药物种类。

2）恶心、呕吐：对于恶心、呕吐的患者，在排除脑转移等其他因素所致以后，使用甲氧氯普胺、昂丹司琼或氟哌啶醇等药物一般能控制。

3）过度镇静、谵妄：阿片类药物的镇静副作用以及神经毒性会导致患者出现谵妄，建议使用氟哌啶醇 1 mg，tid，口服；严重谵妄使用咪达唑仑 10 mg，皮下注射解救治疗。必要时减少吗啡的使用剂量，或是换为另一种阿片来改善谵妄。

4）尿潴留：对于出现少尿或排尿困难等尿潴留症状者，采取流水诱导法或热敷膀胱区等诱导自行排尿，基本可缓解症状。

5）呼吸抑制：呼吸抑制是阿片类药物最严重的不良反应，也是最令人担心的不良反应，但如果逐渐增加阿片类药物的剂量，呼吸抑制并不常见。

6）成瘾：担心成瘾亦是癌痛得不到满意控制的重要因素。多年来的国内外研究表明，应用阿片类药物治疗癌痛，产生心理依赖者实属罕见，这是因为癌痛患者所要求的是镇痛效果而非精神上的享受，同时控缓释制剂不符合吸毒者的需求和效果。国外也有学者认为，疼痛本身就是精神依赖及呼吸抑制的拮抗剂。

4. 辅助镇痛药　包括抗抑郁药，抗惊厥药，糖皮质激素，*N*–甲基–D–天冬氨酸受体（NMDA）拮抗剂和局部麻醉药，双膦酸盐等。辅助镇痛药能增强阿片类药的镇痛效果，或产生直接镇痛作用，常用于治疗神经病理性疼痛、骨痛等。

（1）抗抑郁药：三环类抗抑郁药（tricyclic antidepressants，TCAs）可作用于疼痛传导通路的多个环节：阻断多种离子通道，抑制5–羟色胺和去甲肾上腺素的再摄取，主要在疼痛传导途径中的下行通路发挥作用，是治疗神经病理性疼痛的一线用药。最常用的是阿米替林，首剂应睡前服用，每次12.5～25 mg，逐渐加量，最大日剂量不超过150 mg。使用期间应注意其心脏毒性，窦性心动过速、直立性低血压、心室异位搏动增加、心肌缺血，甚至心源性猝死。有缺血性心脏病或心源性猝死风险的患者应避免使用。此外，该药可能导致或加重认知障碍和步态异常。

5–羟色胺/去甲肾上腺素再摄取抑制剂（serotonin–norepinephrine reuptake inhibitors，SNRI）可选择性抑制5–羟色胺、去甲肾上腺素再摄取，提高两者在突触间隙的浓度，在疼痛传导的下行通路发挥作用。常用药物为文拉法辛和度洛西汀。文法拉辛的起始剂量为37.5 mg/d，逐渐增加至有效剂量

150～225 mg，每日 1 次。度洛西汀的起始剂量为 20～30 mg/d，1 周后调整到每日 60 mg，可 1 次服用或分 2 次服用，现有的临床数据未证实，度洛西汀日剂量超过 60 mg 可增加疗效。常见不良反应有恶心、口干、出汗、乏力、焦虑、震颤等。

（2）抗惊厥药：代表药物是加巴喷丁和普瑞巴林。通过调节电压门控钙通道 α_2-δ 亚基，减少谷氨酸、去甲肾上腺素和 P 物质释放。加巴喷丁首剂睡前服用 300 mg，逐渐加量至有效剂量，常用剂量每日 900～1 800 mg，分 3 次服用。普瑞巴林首剂睡前服用 75 mg，逐渐加量，常用剂量每日 150～300 mg，分 2 次服用。不良反应主要为剂量依赖的嗜睡和头晕，肾功能不全的患者应减量。

（3）糖皮质激素：能够缓解许多癌性疼痛综合征的症状，包括骨转移引起的疼痛，来自脊髓压迫或肿瘤浸润神经引起的神经性疼痛，淋巴水肿或肠梗阻引起的疼痛，颅内压增高引起的疼痛。糖皮质激素的镇痛作用是通过减轻疼痛敏感部位水肿或通过假性神经递质释放而发挥作用。目前暂没有关于不同剂量糖皮质激素在镇痛效力、效能和剂量反应关系方面的研究，常用于临床的糖皮质激素为地塞米松、泼尼松和甲泼尼龙。

糖皮质激素的主要不良反应为消化道并发症，如消化道溃疡、消化道出血或穿孔等，欣快、失眠等神经系统反应，诱发或加重感染，类肾上腺皮质功能亢进综合征，如满月脸、痤疮等。

（4）双膦酸盐类药物：双膦酸盐通过与磷灰石结合，选择性聚集在破骨细胞周围，过量骨质溶解时，会局部释放，抑制破骨细胞活性，减少破骨细胞数量，一般用于缓解骨转移引起的疼痛。代表药物为唑来膦酸，每次 4 mg，静脉滴注时间不少于 15 min，每 3～4 周给药 1 次。最常见的不良反应是发热，还可能出现乏力、胸痛，低钾、低钙，骨痛、关节痛等不良反应，这些不良反应多为轻度和一过性的，大多数情况下无须特殊处理，会在 24～48 h 内自动消退。

（5）局部麻醉药：一般用于局部损伤性疼痛和局部神经病理性疼痛，代表药物为5%利多卡因贴剂。

（四）微创神经介入镇痛手术

1. 腹腔神经丛毁损术（neurolytic celiac plexus block，NCPB） NCPB将药物直接注射至腹腔神经丛处，直接阻断内脏交感神经和痛觉传入神经，达到缓解疼痛的微创治疗方法。可以在CT、X线或超声引导下进行手术操作。NCPB适用于胰腺、肝、胃和胆道等恶性肿瘤所致的上腹部疼痛。有资料显示，NCPB治疗胰腺癌导致的疼痛，总有效率>85%。

2. ^{125}I粒子植入治疗

（1）^{125}I粒子植入术适用于难治性恶性肿瘤合并癌性疼痛；手术、化疗、放疗或药物治疗，疼痛控制欠佳；孤立的、可数的实体肿瘤，直径<6 cm的局部肿瘤。放射性粒子植入术可在CT、C形臂和超声引导下完成，目前主要在CT引导下穿刺植入，具有手术创伤小、定位精确的优点。

（2）^{125}I粒子植入缓解疼痛的机制：^{125}I粒子近距离持续照射肿瘤细胞，使肿瘤细胞体积缩小，从而减轻了肿瘤的张力或对周围神经和脏器的压迫；杀伤肿瘤细胞，使缓激肽、5-羟色胺、前列腺素等致痛因子释放减少；导致肿瘤内或肿瘤旁血管血栓形成或纤维化，使致痛因子通透受阻。

（3）^{125}I粒子治疗肿瘤具有如下优点：放射能量低，对周围正常组织损害极小；照射距离虽短，但组合的粒子可有效覆盖肿瘤全部，其γ射线能量随距离的延长迅速衰减，从而对医护人员和家属几乎无放射影响；可对不同分裂周期的肿瘤细胞进行照射，持续性地杀灭肿瘤细胞；粒子作用时间长，半衰期为59.6 d，发挥效能时间长达240 d。^{125}I粒子植入治疗癌痛起效迅速（术后24 h多数患者即出现疼痛评分降低）、疗效持续（30~90 d后疗效仍稳定）。众多临床资料显示，^{125}I粒子植入治疗癌性疼痛患者安全有效，术后3个月疼痛缓解率为75%~80%。

3. 植入式鞘内药物输注系统（inthrathecal drug delivery system，IDDS） IDDS 由植入式鞘内导管和 PUMP 组成，医生可以通过体外程控仪调节 PUMP 的输注参数。与传统的阿片类药物给药途径相比，经 IDDS 给药具有效力高、不良反应少的优势。鞘内吗啡与口服吗啡的等效剂量比为 1∶300，因此，与阿片类药物相关的不良反应，尤其是终身不耐受的便秘不良反应会大大减少，使患者能够耐受更大剂量的镇痛药而不影响生活质量。

4. 患者自控镇痛（patient controlled analgesia，PCA） 全身状况恶化，不适宜采用腹腔神经丛毁损术、鞘内药物输注等微创介入方法来缓解疼痛。而患者口服大剂量阿片类药物疼痛缓解不理想，因此我们选择相对安全的阿片类药物来替代目前使用的药物，采用安全的给药方式来替代目前的给药方式。静脉 PCA 越来越多地用于终末期癌痛患者的疼痛控制。PCA 具有高效、安全和按需个体化给药的优点，主要用于无创给药无法实施或效果不佳或副作用不能耐受的难治性癌痛患者。PCA 常用镇痛药包括吗啡、氢吗啡酮、芬太尼、舒芬太尼，以及曲马多等注射制剂，舒芬太尼为高效的阿片 μ 受体激动剂。

5. 其他 介入镇痛手术还包括经皮椎体成形术/椎体后凸成形术、骨病灶的射频消融等。

（五）其他非药物治疗

用于癌痛治疗的非药物治疗方法主要有：针灸、推拿、经皮穴位电刺激等物理治疗、认知－行为训练、社会心理支持治疗和介入治疗等。适当应用非药物疗法，可作为药物镇痛治疗的有益补充，与镇痛药物治疗联用，可增加镇痛治疗的效果。

五、研究进展

人类对阿片类药物的敏感性、耐受性和不良反应具有较大的个体差异，通过镇痛药物相关基因分型有助于药物选择和不良反应预测的精确治疗（表 5–5）。

表 5–5 常用镇痛药作用基因位点

药物	基因名称	基因中文名和功能	意义
芬太尼	*157 OPRM1*（118A>G）	阿片受体 mu1 的 118 位点，药物靶点	*GG* 基因型患者，需要较高的剂量（可比 *AA* 型高 20% ~ 40% 的剂量），才能缓解疼痛
	*227CYP3A4*1G*（25343C>T）	细胞色素氧化酶 3A4 *1G	*CYP3A4*1G TT* 基因型者，需要较低剂量；*TC/CC* 基因型者，需要较高剂量才能有效控制疼痛，可比 TT 型高 20% ~ 40% 的剂量
	*180CYP3A4*18B*（A > G）	细胞色素氧化酶 3A4*18B	全胃切除术后 48 h，芬太尼镇痛剂量不同，*AA* 基因型剂量较高，*AG* 基因型较低，*GG* 基因型剂量最低。*AA* 基因型，可比 *GG* 基因型剂量高 30%
	62ABCB1（3435T>C）	多耐药基因 1 的 3435 位点，药物转运体	疼痛患者，*TT* 基因型，芬太尼治疗，应答较好，给药剂量较低
吗啡	*23UGT2B7*（802T>C）	尿苷二磷酸葡糖醛酸转移酶 2B7	*TT* 基因型体内吗啡血药浓度仅约为 *TC* 和 *CC* 基因型者 1/3，需要更大剂量才能缓解疼痛。
	157 OPRM1（118A>G）	阿片受体 μ1 的 118 位点，药物靶点	*AA* 基因型的患者，使用吗啡缓解疼痛，需要较低的剂量；*AG* 和 *GG* 型需要较多的吗啡剂量，疼痛缓解不如 *AA* 基因型

续表

药物	基因名称	基因中文名和功能	意义
可待因、曲马多、羟考酮	*62ABCB1*（3435T>C）	多耐药基因 1 的 3435 位点，药物转运体	*TT* 基因型疼痛患者吗啡治疗应答较好，给药剂量较低；吗啡治疗剂量 *TT* < *TC* < *CC* for dosing
	06CYP2D6（2850C>T）	细胞色素氧化酶 2D6 2850 位点多态性，代谢酶	
	08CYP2D6（100C>T）	细胞色素氧化酶 2D6 100 位点多态性，代谢酶	弱代谢（PM）者，镇痛效果降低
	10CYP2D6（1758G>A）	细胞色素氧化酶 2D6 1758 位点多态性，代谢酶	

续表

药物	基因名称	基因中文名和功能	意义
	62ABCB1（3435T>C）	多耐药基因 1 的 3435 位点，药物转运体	可待因：*TT* 基因型，哺乳期母亲服用可待因，增加婴儿中枢抑制的风险 曲马多：*TT* 基因型，曲马多治疗疼痛，应答较好，骨折患者，6 h 内疼痛减轻明显。其他基因型，应增加剂量及增加给药频率
	157 OPRM1（118A>G）	阿片受体 μ1 的 118 位点，药物靶点	*AA* 基因型的患者，与 *AG* 和 *GG* 型比较，需要较低的剂量，疼痛缓解好。
	*02CYP2C19*3*（G>A）	细胞色素氧化酶 2C19*3 型，代谢酶	
	*60CYP2C19*17*（C>T）	细胞色素氧化酶 2C19*17 型，代谢酶	
非甾体抗炎药	*12CYP2C9*3*（1075A>C）	细胞色素氧化酶 2C9*3 型，代谢酶	*12CYP2C9*3*（1075A>C）*CC* 型、*91CYP2C8*3*（7225G>A）*AA* 型、*92CYP2C8*3*（35506T>C）*CC* 的患者，代谢酶活性减弱，药物蓄积导致不良反应，尤其是消化道出血风险升高，指导剂量调整
	*91CYP2C8*3*（7225G>A）	细胞色素氧化酶 2C8*3 型，代谢酶	

典型病例

患者女性，50岁，主诉“确诊腮腺癌9年，胸背部疼痛控制欠佳2月”入院。患者9年前行“左腮腺切除术”，术后病理提示左侧腮腺腺样囊性癌。患者6年后出现双肺、胸膜、胸5椎椎体等多处转移，多次住院化疗、放疗。随着肿瘤转移进展，疼痛逐渐加重，口服镇痛药逐渐加量。2个月前开始出现胸背部疼痛再次加重，服用羟考酮缓释片480 mg，q12 h；塞来昔布胶囊200 mg，bid；加巴喷丁胶囊300 mg，tid，患者仍疼痛剧烈，不能卧床，只能坐位休息，疼痛严重影响生活质量，NRS疼痛评分8分。

该患者经充分评估后予鞘内药物连续输注系统（intrathecal drug delivery system，IDDS）植入术镇痛（图5–3）。术后连接镇痛泵鞘内给予局麻药和吗啡镇

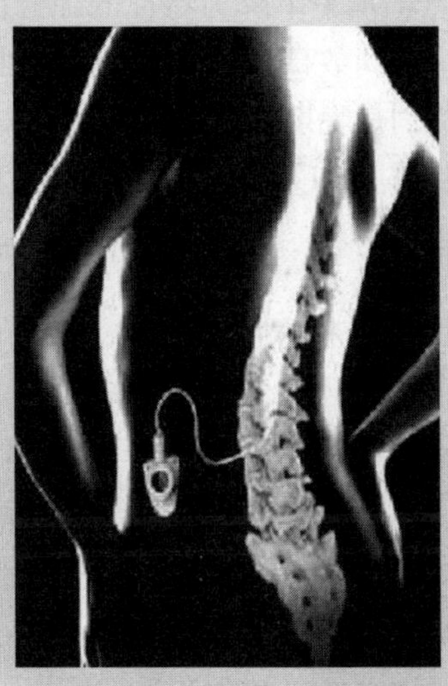

图5–3 鞘内药物连续输注系统植入术示意图

痛。吗啡注射液 200 mg+ 罗哌卡因 125 mg+0.9% 生理盐水/100 mL，持续输注速度 0.2 mL/h，单次患者自控按压剂量 0.8 mL/ 次，锁定时间 20 min。患者疼痛显著改善，能卧床休息，NRS 疼痛评分 1～2 分。患者疼痛控制满意，术后无发热、头痛等并发症，1 周后出院。出院后持续随访，患者每天自控按压镇痛泵 0～1 次，平均 NRS 疼痛评分 1～2 分。

（冯智英　司马蕾）

第二节　谵　妄

谵妄（delirium）是指一组短暂的、通常可以恢复的、以认识功能损害和意识水平下降为特征的综合征，多急性发作，持续时间可为数小时到数日不等，又称为急性脑病综合征。谵妄是癌症患者，特别是晚期癌症患者常见的一种精神症状。癌症患者谵妄的发生率大约为 20%，而癌症患者生命最后数周，谵妄的发生率可达 85%。

一、病因与发病机制

（一）病因

发生谵妄的原因可以是癌症对于中枢神经系统的直接影响，也可以是其他相关疾病、并发症或治疗因素对中枢神经系统的间接影响。

常见病因：原发颅肿瘤、脑转移肿瘤、弥散性血管内凝血、硬膜下血肿、缺氧、电解质紊乱、感染 / 败血症、药物相关（苯二氮䓬类药物、类固醇激素、阿片类药物、抗胆碱能药物、镇吐药、抗焦虑药、抗抑郁药、抗惊厥药等）等。

（二）发病机制

1. 神经递质改变　谵妄的发生与多种神经递质功能改变有关，包括乙酰胆碱、单胺类（多巴胺、去甲肾上腺素、5–羟色胺）、γ–氨酪酸、谷氨酸、组胺、内啡肽，其中多巴胺和乙酰胆碱关系最为密切。多巴胺功能亢进是谵妄发生的一个重要因素，多巴胺通过影响乙酰胆碱的释放，参与谵妄的发病。肿瘤本身或部分抗肿瘤药物会改变患者神经递质水平及功能，进而引起谵妄。

2. 炎症反应　肿瘤患者可以存在非感染性或感染性炎症。全身炎症反应与神经功能改变间存复杂的相互影响关系。肿瘤产生的炎性细胞因子，如白介素 –1、白介素 –6、肿瘤坏死因子 –α 和干扰素等，可通过增加血脑屏障的通透性，从而影响神经递质传递，引起谵妄。

3. 代谢异常　癌症晚期患者肿瘤负荷增大，机体处于营养负平衡状态，伴发内环境紊乱，严重者可导致代谢性脑病，使供给中枢神经系统的营养物质减少（如缺氧和低血糖），或者营养物质不能被中枢神经系统摄取利用，氧化代谢下降，从而引发谵妄。

4. 应激反应　肿瘤本身或部分抗肿瘤药物会激活交感神经系统和下丘脑 – 垂体 – 肾上腺皮质轴，引起慢性皮质醇增多症，影响脑海马部 5– 羟色胺 1a 受体功能，导致谵妄。

二、临床表现

谵妄典型的症状表现为意识障碍、注意力不集中、思维不连贯、感知觉障碍、记忆力障碍。起病时间短，通常为数小时或数天，各种症状在一天内具有波动性，有昼轻夜重的特点。具体包括以下三方面。

1. 精神运动障碍　谵妄患者的精神运动障碍可以是精神

运动性兴奋：如激越行为，表现为大喊大叫、攻击冲动等不协调性兴奋，甚至会出现爬地、毁物、拔管、冲动伤人、自伤等；也可表现为精神运动性抑制：如嗜睡、痴呆、少语或退缩行为。根据精神运动障碍的表现不同，谵妄通常被分为兴奋型、淡漠型和混合型。

2. 意识障碍　是谵妄最为标志性的症状，其特点是对周围环境的认知障碍，包括对时间、人物、地点的定向力障碍，注意力不集中，思维不连贯，记忆力下降，特别是对近期的记忆下降。幻觉也是谵妄患者经常出现的症状，其中以幻视最为常见，患者常常会诉说看到了已故的亲人，或是不可能见到的朋友来访。也有人认为，这可能是患者的一种自我慰藉，不能被称为幻觉。

3. 睡眠－觉醒周期紊乱　表现为睡眠减少，睡眠倒错（即白天嗜睡、夜间失眠），甚至彻夜不睡，很多患者还会在夜间失眠时出现躁动不安的表现。

三、诊断与鉴别诊断

1. 诊断　在肿瘤诊断和治疗的过程中，患者出现谵妄的临床表现，如急性的躁动不安，伴有认知障碍和注意力范围狭窄，或是意识时而清晰，时而模糊，言语紊乱，或出现找不到厕所、床铺，随地便溺等行为杂乱的表现及记忆障碍、幻觉等精神症状，都应当考虑谵妄的诊断。

2. 鉴别诊断

（1）痴呆：谵妄和痴呆常常会有相同的临床特征，如记忆力、思维和判断力受损，以及定向力障碍。但是痴呆的人在意识方面是相对清楚的，且痴呆的发作有亚急性或慢性进展的过程，其睡眠－觉醒周期较少受到影响。因此，结合患者既往史，判断一些痴呆相关表现与现有肿瘤疾病前后关系是重要的鉴别依据。另外，谵妄是一个可逆性的过程，即使是晚期疾病的患者，他们的谵妄也是可能被逆转的，而痴呆多数不可逆转。

（2）焦虑、抑郁：焦虑、抑郁者一般不存在意识障碍，其记忆完整，且症状不像谵妄那样可以通过准确治疗而短期内好转。

（3）癌痛：在伴有癌症疼痛的患者中，谵妄所引起的躁动不安可能会被患者家属或医生误解为疼痛加剧的痛苦表现。两者在癌痛患者中容易存在混淆，需要鉴别诊断，要引起重视。有时，镇痛类药物加量，则会使谵妄加重。

四、常用评估量表

1. 意识障碍评估量表（confusion assessment method，CAM）是专门用来评估谵妄的量表，需要受过训练的专业人员使用，其在各种不同的研究中表现出很高的特异性（94%～100%）和灵敏性（90%～95%）。

2. 迷你精神状态检查量表（mini-mental state examination，MMSE）能够有效地检验认知受损的情况，主要评价认知的5个方面：包括定向力，复述，注意力和计算能力，回忆力和语言能力，其总分范围为0～30，认知受损的临界点是24分，但不能够区分谵妄和痴呆。

3. 记忆谵妄评估量表（memorial delirium assessment scale，MDAS）是专门量化谵妄症状严重程度的一个量表，有10个条目，包括意识水平、定向力障碍、短时记忆、数字广度、注意力、思维瓦解、感知觉异常、妄想、精神运动性兴奋和睡眠－觉醒周期紊乱。该量表整合了对认知的评估和对行为症状的评估，可每天重复检测，以掌握短期内症状变化情况，为治疗提供依据。该量表总分范围为0～30，推荐的临界点是13分。

4. 谵妄评定量表（delirium rating scale，DRS）是临床工作者评定躯体疾病的患者发生谵妄及其严重程度的量表。评估症状的发作、感知觉的障碍、幻觉、妄想和精神运动行为、认知状态、器质性精神病的表现、睡眠－觉醒周期紊乱，适用于监测症状的动态变化。DRS 的评定基于对患者 24 h 的观察。总评分是把 10 个条目的评分加起来，总分范围为 0 ~ 32，推荐的谵妄与其他精神系统疾病的临界点为 10 ~ 12 分。

5. 谵妄护理筛查量表（nursing delirium screening scale，Nu–DESC）只有 5 个条目，国外有研究报道，该量表的灵敏性和特异性分别为 85.7% 和 86.8%，这与使用 MDAS 得出的结果差不多，但是更简便快速，适合在临床上推广。

五、治疗

1. 药物治疗

（1）氟哌啶醇（haloperidol）：是一种强力多巴胺阻滞剂，可以应用于躯体疾病伴发谵妄患者。在低剂量（0.5 ~ 3.0 mg）时，便能够有效控制躁动、妄想、恐惧等症状。当患者出现急性谵妄时可以先肌内注射，如果可能再改为口服给药，大部分的谵妄患者能够被控制。常见的不良反应包括锥体外系不良反应、迟发性运动障碍、心律失常、急性肌张力障碍等。静脉途径给药能够加快不良反应的发作。因该药可能会延长 Q–T 间期，用药期间应定期监测心电图。

（2）氯丙嗪（chlorpromazine）：为中枢多巴胺受体拮抗药，具有多种药理活性。在低剂量时可控制谵妄症状，改善认知功能。具体用法：氯丙嗪 25 ~ 100 mg，肌内或静脉注射，必要时每 4 h 给药 1 次。不良反应包括抗胆碱能作用、直立性低血压、静坐不能、心脏反应、镇静、迟发性运动障碍、抗精神病药物恶性症候群，这些问题在老年癌症患者中尤为突出。

（3）奥氮平（olanzapine）：作用机制尚不清楚，可能是通过对多巴胺和 5- 羟色胺 2（5-HT_2）的拮抗起作用。在控制癌症患者的谵妄过程中使用较多，镇静作用较强，耐受性好于氟哌啶醇，但对淡漠型谵妄效果差。其优点在于其多受体作用，可能会改善患者焦虑、失眠等症状，并有可能有一定的镇痛作用。奥氮平控制谵妄有效又很少引起白细胞下降，其最常见的不良反应是直立性低血压、口干、困倦，躁动及外周水肿。奥氮平起始剂量为 2.5 mg/d，口服，可酌情加量至 5 mg/d。

（4）利培酮（risperidone）：是新一代的抗精神病药，与 5-HT_2 受体和多巴胺 D_2 受体有很高的亲和力。有口服液、片剂、针剂等多剂型可供选择。特别对于老年患者，比口服氟哌啶醇不良反应少。利培酮不用于急性激越型患者。主要的不良反应为锥体外系反应。起始剂量为 0.5 mg/d，平均治疗剂量为 1.0 ~ 2.0 mg/d，加量时需谨慎，因为不良反应与剂量强度有关。

2. 药物选择的注意事项　奥氮平、喹硫平或氯丙嗪适合于治疗过度躁动，奥氮平同时降低心血管风险；氟哌啶醇和利培酮更适合于淡漠型谵妄的患者；若大剂量抗精神病药仍不能控制患者的激越症状，则考虑在此基础上加用劳拉西泮 0.5 ~ 2.0 mg，每 4 h 静脉注射 1 次。在加强监护病房（ICU）可持续静脉滴注丙泊酚。各种药物均应从最小剂量开始滴定，直到达到最佳效果。如果以上处理后仍不满意，则考虑请精神科专家会诊。

3. 终末期患者谵妄处理　如果患者预计的生存期很短，如数天或数周，除了尽可能消除引起谵妄的原因，使用精神科药物控制谵妄症状以外，还要考虑去除患者不必要的药物或各种插管。当以上措施都无效时还可考虑姑息镇静，给予戊硫代巴比妥，初始剂量 20 ~ 80 mg/h，范围 160 ~ 440 mg/h；或咪达唑仑，初始剂量 0.4 ~ 0.8 mg/h，范围 20 ~ 100 mg/h。

典型病例

患者男性，57岁。因确诊前列腺癌25个月，骨痛3个月，头晕、恶心10天入院。既往无痴呆病史，25个月前确诊为前列腺癌，骨转移癌，行ADT治疗（去势治疗）。3个月前骨痛加重，应用盐酸羟考酮控释片控制疼痛，120 mg，每12h1次，疼痛评分在3分以下。10日前因头痛、恶心住院，考虑颅骨转移，开始多西他赛化疗。化疗间歇4日出现睡眠障碍、白天嗜睡、夜间失眠、伴近期记忆力减低、不能准确回答查房时所处时间，有时不能认出护理亲属，出现间断思维混乱及幻视，伴双上肢不自主运动，自行拔出注射器针头，大喊大叫，拒不吃饭，间断有平静好转。查血常规，血生化未见明显异常，结合病史诊断为谵妄。

嘱医护及家属帮助患者识别时间和亲人，告知其目前所处的场所情况，加强相关环境中的不良刺激管理，避免强声、光等刺激；同时给予双上肢束带；给予奥氮平片（2.5 mg）治疗，每晚1次，逐渐增量至5 mg，上述思维混乱等症状逐渐好转，继续口服奥氮平片治疗1周后逐渐停药，相关症状控制。

（王楠娅）

第三节 脑转移瘤

脑转移瘤（brain metastases）是指起源于中枢神经系统以外的肿瘤细胞转移至脑组织形成的恶性肿瘤，为成年人最常见的颅内恶性肿瘤。脑转移瘤的发生率约为颅内原发恶性肿瘤的

10倍，8%～10%的恶性肿瘤会发生颅内转移，尸检报告的结果发生率更高。

一、发病机制

目前认为脑转移瘤主要途径是血行播散，而淋巴道转移和脑脊液转移相对少见。

1. 血行播散机制　恶性肿瘤生长速度快，瘤组织血供丰富，癌细胞易经静脉进入体循环，随颈动脉或椎基底动脉上行到脑组织后形成转移灶。脑转移瘤倾向于多发转移，转移灶多位于大脑，10%～15%位于小脑，仅2%～3%位于脑干。脑膜侵犯不如脑转移常见，硬脑膜转移较软脑膜多见。癌细胞播散到软脑膜，经脑脊液扩散，可浸润皮质、脑神经和、脊神经，同时引起脑脊液循环障碍。转移灶周围的脑组织由于局部机械性压迫或血供不足，产生缺血、水肿、坏死，甚至出血。较大肿瘤常有中心坏死、囊性变。

2. 血脑屏障的破坏　病理情况下，肿瘤细胞可进入脑组织并破坏血脑屏障的完整性，而其通透性的改变又可进一步影响肿瘤细胞透过血脑屏障。研究显示，钙激活钾通道的开放、神经肽P物质及组织蛋白酶S的产生与血脑通透性的改变及脑转移瘤的发生密切向相关。

二、临床表现

脑转移瘤的常见临床表现如下。

1. 头痛　程度轻重不一，多位于病变侧局限性胀痛或跳痛，起初常在清晨发作，可在起床轻度活动后头痛逐渐缓解或消失，随疾病进展可出现弥漫持续性疼痛。

2. 恶心、呕吐　由于颅内压增高，刺激延髓中枢，从而引起恶心、急剧呕吐，呕吐多在头痛之后出现，部分患者呈喷射状。

3. 三偏征或平衡障碍 三偏征是指偏瘫、偏身感觉障碍、偏盲，为病变直接或间接侵犯锥体束、视束中枢神经导致，个别患者以视盘水肿为主，仅表现为视力下降。肿瘤侵犯脑干或小脑等特殊部位，患者除出现头痛、呕吐、视物障碍等之外，可并发平衡障碍和共济失调。

4. 精神神经异常 位于大脑前部的肿瘤可破坏大脑额叶，可引起兴奋、躁动、抑郁、遗忘、虚构等精神异常表现，甚至癫痫发作，形式多样，以全面性强直阵挛发作和局灶性癫痫较多见。

5. 语言障碍 汉语言功能区在个体水平上有较大的差异，语言功能皮质在额叶主要集中于腹侧中央前回、额叶岛盖部、颞上回中后部、颞中回中后部、缘上回，角回也存在少量的语言功能区分布，由于转移瘤部位较弥散，常引起语言障碍。

6. 幻嗅 颞叶部肿瘤患者可出现幻嗅，即可闻到一种异常且不存在的气味。

7. 听觉异常 多表现为耳聋、耳鸣。

三、辅助检查

1. 磁共振成像（MRI） 与CT相比具有更佳的软组织分辨率、多平面多方位显示及无X线辐射等优点，对于中枢神经系统组织的检查可以得到非常清晰的图像，所以MRI较CT更易于早期发现脑转移瘤（图5–4），特别是对幕下转移灶、绕着脑回的软脑膜转移灶等，MRI较CT更易检出，尤其是存在腔隙性脑梗死的肿瘤患者，无法区分颅内病变是小的梗死灶还是转移性肿瘤时，通过MRI增强扫描后造影剂进入病变内部的特点就可以判断病变性质。增强MRI对脑转移瘤的诊断最有价值，能为患者的诊治和预后的判定提供非常关键的影像资料。

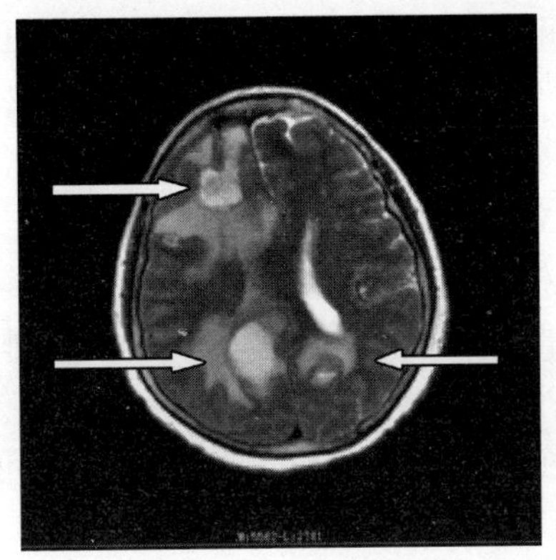

图 5-4 头颅 MRI

右侧额叶和双侧顶叶见长 T2 信号结节，周围大片水肿带，右侧侧脑室受压显示不清，中线结构左移，考虑双侧脑转移瘤

2. 计算机断层扫描（CT） 增强 CT 检查是目前诊断脑转移瘤较为可靠的手段。脑转移灶在 CT 平扫时的典型表现为孤立的类圆形团块（图 5-5），多数为等密度或略低密度，这与肿瘤的细胞成分、血供情况、坏死囊变程度以及是否出血和钙化有关，CT 能清楚显示转移瘤的大小、部位及数目。注射造

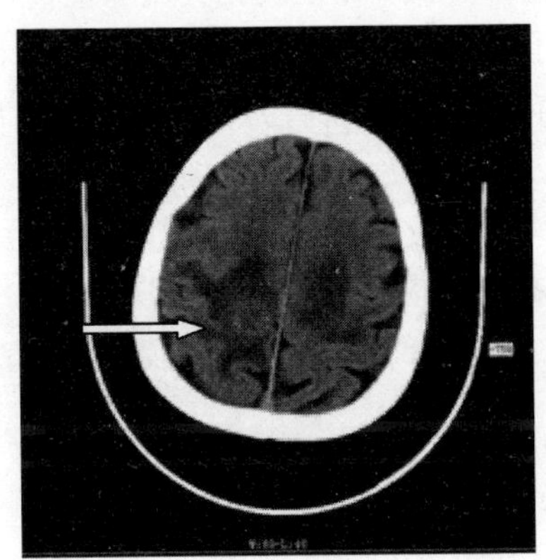

图 5-5 头颅 CT

右侧顶叶低密度结节，周围片状低密度水肿带，考虑右侧脑转移

影剂增强扫描可使病灶更加清晰。但是颅脑 CT 检查结果存在近 10%假阳性率，影响临床诊断。另外，CT 对 < 0.5 cm 的病灶和幕下转移瘤的显示不满意。因此，必要时需重复行 CT 检查或进一步行 MRI 检查。

3. 脑脊液检查　脑脊液中检到癌细胞是确诊脑膜转移瘤的可靠依据，但脑脊液细胞学阴性病例不能排除脑膜转移可能。经治疗后，部分患者脑脊液中恶性肿瘤细胞消失，脑脊液糖含量升高或恢复正常，因此，脑脊液检查还可用于评价临床治疗效果。

4. 其他检查　对常规检查仍不能确诊者，可在 CT 引导下行立体定向穿刺活检、手术探查、脑血管造影等，但有一定的创伤性和危险性，病人常难以接受；脑电图、脑超声波、放射性核素检查等对于颅内肿瘤的诊断也有一定的辅助价值。

四、诊断

在实体瘤的诊治过程中，应注意询问有无颅内转移瘤引起的临床症状和体征，并进行细致的神经系统检查，根据原发恶性肿瘤病史、临床症状、体征及相关特殊检查等发现颅内占位性病灶，排除了原发脑肿瘤和其他肿瘤，其临床可诊断为脑转移瘤，尤其是有恶性实体瘤病史者，出现颅内压增高和（或）精神神经症状，应首先考虑颅内转移瘤可能。

脑转移瘤诊断成立后需进一步明确转移范围及有无颅脑以外的转移存在，故应同时做全身相关检查，如腹部 B 超和 CT、骨骼 ECT 扫描等，必要时 PET-CT 等检查，为进一步治疗提供依据。

五、治疗

（一）姑息性抗肿瘤治疗

1. 手术治疗　手术切除肿瘤可解除肿瘤对脑组织压迫症

状、降低颅内压等，从而提高生活质量，一定程度上能延长患者生存期。主要适用于全身状态良好的下列患者：颅内为孤立性病灶或数目不超过 3 个；病灶位置较表浅或位于非重要功能区；原发病控制良好，无其他远处者。尤其是占位效应明显或梗阻性脑积水的单发脑转移瘤患者更能从手术中获益。

2. 放射治疗　分为立体定向放射治疗（stereotatic radiotherapy，SRS）和全脑放射治疗（whole-brain radiotherapy，WBRT）。SRS 具有定位精确、剂量集中、损伤相对较小等优点，能够很好地保护周围正常组织，控制局部肿瘤进展，缓解神经系统症状，逐渐成为脑转移瘤的重要治疗手段，主要适用于转移瘤直径 <3 cm、数目较少、位置较深及全身情况差不适合手术的患者，可与 WBRT 联合应用；WBRT 可以缓解晚期脑转移患者的神经系统症状，改善肿瘤局部控制情况，主要适用于单发病灶的术后放疗、不宜手术的单个病灶的放疗、多发病灶的放疗。

3. 化疗　由于血脑屏障的存在，限制了大多数化疗药物进入中枢神经系统，因此，化疗很少作为脑转移瘤患者的初始治疗措施，但原发肿瘤对化疗敏感的患者，如小细胞肺癌、淋巴瘤、生殖细胞瘤等，可考虑化疗。

4. 分子靶向治疗　近 10 年来研究证实，对有驱动基因的脑转移癌患者行分子靶向治疗取得了一定疗效，如吉非替尼对 EGFR 受体阳性的非小细胞肺癌脑转移瘤治疗；AZD9291 对 T790M 耐药的非小细胞肺癌脑转移瘤的治疗；曲妥珠单抗及拉帕替尼对 HER-2 阳性乳腺癌脑转移瘤的治疗等。其他的靶点抑制剂如贝伐珠单抗、索拉非尼、拉帕替尼等的联合应用被证实有一定的疗效。

（二）对症治疗

对于病情进展，全身广泛转移、体力状态很差且无有效治疗选择的患者，则以对症及最佳支持治疗为主。患者并发颅内压增高症状时，内科常用糖皮质激素治疗和渗透疗法，如联合甘露醇、甘油果糖、呋塞米、地塞米松等药物，可使脑组织脱水，达到降低颅内压目的；对合并癫痫的患者可选丙戊酸钠等药物治疗。

1. 地塞米松（dexamethasone） 通过抑制炎症的作用，可以减轻炎性渗出、水肿，减轻毛细血管扩张，从而降低颅内压。地塞米松不良反应与疗程、剂量、用药种类、用法及给药途径等有密切关系。常见不良反应有医源性库欣综合征面容、代谢紊乱、骨病、消化道溃疡或穿孔、精神症状、感染、激素停药综合征等。具体用法：片剂，开始 0.75 ~ 3 mg，2 ~ 4 次 / 日；地塞米松注射液 5 ~ 10 mg，1 ~ 2 次 / 日，肌内注射或加入 5% 葡萄糖溶液 100 ml 中静脉滴注。

2. 甘露醇（mannitol） 静脉注射甘露醇后可使血液渗透压迅速升高，使脑组织和脑脊液的部分水分进入血液，而使脑组织脱水，起到降低颅内压的作用。不良反应包括头痛、视物模糊、眩晕、畏寒、过敏、肾损害、水电解质紊乱、高渗性昏迷等。一般 125 ~ 250 mL，应在 20 ~ 30 min 滴完，根据病情需要可 q12 h ~ q6 h 静脉滴注。

3. 甘油果糖注射液（glycerol and fructose injection） 甘油果糖注射液是高渗制剂，通过高渗性脱水，能使脑水分含量减少，降低颅内压。本品降低颅内压作用起效较缓，持续时间较长。不良反应少见，偶有瘙痒、皮疹、头痛、恶心、口渴、溶血现象、乳酸性酸中毒等。用法用量：成人一般 250 ~ 500 mL，一日 1 ~ 2 次静脉滴注。根据年龄、症状可适当增减。

4. 呋塞米（furosemide） 为襻利尿药代表药物，本类药物主要通过抑制肾小管髓襻厚壁段对 NaCl 的主动重吸收，使渗透压梯度差降低，肾小管浓缩功能下降，从而导致水排泄增多；另外抑制前列腺素分解酶的活性，使前列腺素 E_2 含量升高，从而扩张肾血管，降低肾血管阻力，使肾血流量尤其是肾皮质深部血流量增加，即通过对肾血流动力学的影响实现利尿作用，从而缓解颅内压增高。常见不良反应为水电解质紊乱、视物模糊、黄视症、光敏感、头晕、头痛、食欲缺乏、恶心、呕吐、腹痛、腹泻、胰腺炎、肌肉强直、骨髓造血功能障碍、肝功能损害、感觉异常、高糖血症、高尿酸血症、听力下降等。用法：一般情况下每次 20 mg，隔日 1 次，必要时亦可 1 日 1 ~ 2 次，口服、肌内或静脉滴注均可，视病情而定，必要时 1 日量可增至 120 mg。由于长期（7 ~ 10 d）用药后利尿作用消失，故需长期应用者宜采取间歇疗法：给药 1 ~ 3 d，停药 2 ~ 4 d。

（5）丙戊酸钠（sodium valproate）：为抗癫痫药，其作用机制尚未完全阐明。实验证实本品能增加 γ– 氨基丁酸（GABA）的合成和减少 GABA 的降解，从而升高抑制性神经递质 GABA 的浓度，降低神经元的兴奋性而抑制发作。常见不良反应表现为消化道症状、可引起月经周期改变、短暂的脱发、嗜睡、眩晕、疲乏、头痛、共济失调、轻微震颤、异常兴奋、不安和烦躁、肝损伤、血小板减少等。成人常用量：开始时按 5 ~ 10 mg/kg 口服，1 周后递增，至能控制发作为止。每日最大量为按体重不超过 30 mg/kg 或每日 1.8 ~ 2.4 g。小儿常用量：按体重计与成人相同。

六、研究进展

2016 年美国癌症研究协会 AACR 会上报告的两项研究——STARTRK–1 研究和 ALKA–372–001 研究的数据显示，新型多种激酶抑制剂 Entrectinib（RXDX–101）治疗多种 NTRK 融合或 ROS–1 融合或 ALK 融合的实体瘤患者，有效率达到了 79%，并对原发性脑瘤和脑转移表现出良好的效果。

2016 年 Lancet Oncology 杂志上的一临床研究结果显示，

在体内，Ceritinib 更容易穿过血脑屏障，且对克唑替尼耐药的患者有一定的临床疗效；对无论是否使用过 ALK 抑制剂的进展期 ALK（+）NSCLC 患者，Ⅰ期 ASCEND-1 试验更新数据显示，Ceritinib 治疗包括颅内转移瘤在内的 NSCLC 患者表现出较高的反应率，并且 Ceritinib 在体外表现出了比克唑替尼更强的抗瘤能力。

典型病例

患者男性，62 岁。主因左侧胸痛伴刺激性呛咳 1 周，双侧肢体活动不灵、失语 1 小时入院。患者于 1 周前左侧胸痛，呈持续性，深呼吸时加重，同时伴有刺激性呛咳，咳少许白色黏痰，自服“头孢克肟”1 周，未见明显好转，1 h 前活动时突发双侧肢体活动不灵，口角歪斜，失语，急来我院就诊。

辅助检查：

急诊头部 MRI：脑内散在多发大小不等不规整结节状信号，周围水肿带明显，最大者位于右侧额顶部（图 5-6），32 mm × 41 mm 大小，提示脑内多发占位性病变，考虑多发转移瘤。

胸部 CT：左肺下叶可见大小约 40 mm × 35 mm 肿物影，边界不光滑，其内可见密度减低区，提示左肺下叶肺肿物，肺癌的可能性大。

浅表淋巴结彩超：双侧锁骨上窝可见数个低回声，左侧较大者为 12.78 mm × 7.9 mm，右侧较大者为 15.8 mm × 12 mm，皮髓界限消失，提示双侧锁骨上窝淋巴结转移癌。

锁骨上淋巴结活检术，术后病理结果：转移腺癌，考虑来源于肺，*EGFR* 基因突变显示：19 外显子突变。

该病例结合辅助检查及病史，明确诊断为：肺癌Ⅳ期、脑转移瘤。头部 MRI 示：脑内多发转移瘤，其中最大者位于右侧额顶叶约 22 mm × 34 mm 大小，周围大片水肿带。

根据指南：酪氨酸激酶抑制剂（TKI）为 EGFR 突变的晚期非小细胞肺癌患者一线治疗，应用厄洛替尼治疗 1 个月，患者咳嗽、胸痛消失，右侧肢体活动不灵症状改善。复查头部 MRI 示：脑内多发转移瘤，较前片病变缩小，部分病灶消失，水肿明显减轻（图 5–6）。根据 RECIST 评分疗效评价至少 PR，提示目前治疗有效，现无明显靶向药物不可耐受的不良反应，继续口服厄洛替尼维持治疗。

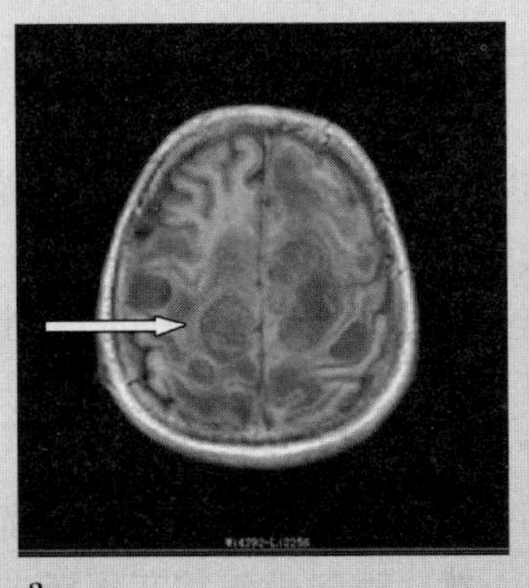
a

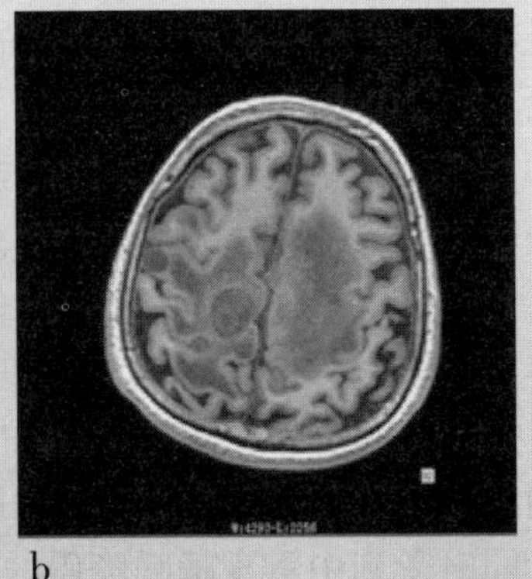
b

图 5–6 头部 MRI

a. 脑内多发转移瘤，其中最大者位于右侧额顶叶（箭头）；b. 较前片对比病变缩小，部分病灶消失，水肿明显减轻

（王楠娅）

第四节　睡 眠 障 碍

睡眠障碍（dyssomnia）是指睡眠的数量、质量、时间或节律紊乱。至少 50% 以上肿瘤患者会出现睡眠障碍。睡眠障碍很少单独发生，多伴随着疲劳、焦虑和抑郁等症状，严重影响生活质量。

一、病因与发病机制

肿瘤相关性睡眠障碍发病机制与机体的免疫炎症反应、神经递质改变与激素水平紊乱相关。导致睡眠障碍的病因可分为易感因素、促成因素及持久因素。

1. 易感因素　包括性别、年龄和先前的睡眠史。失眠在女性患者及老年患者中发生率更高。患者的性格特征、教育程度及社会支持等也是影响肿瘤患者睡眠的重要因素，如转移性乳腺癌患者中易发生睡眠障碍的是那些接受较少教育、缺乏社会支持的患者。

2. 促成因素　肿瘤患者睡眠障碍的促成因素包括肿瘤本身因素、治疗因素、环境因素、心理精神因素等。

（1）肿瘤本身因素：肿瘤本身与发展过程中引起的各种躯体不适是导致患者睡眠质量改变的最重要、最直接的因素之一。疼痛时最常见的影响睡眠障碍的原因之一，肿瘤患者各种类型的疼痛均可导致睡眠障碍。超过半数（55%～57%）的癌痛患者同时受到中重度睡眠障碍的干扰。睡眠障碍常在疼痛之后发生，同时睡眠障碍的发生又会降低机体对负性刺激和感觉的阈值，使疼痛进一步加重，两者互为因果，恶性循环。另外肿瘤本身引起的不适也会导致睡眠障碍，如肺癌所致的呼吸困难、消化道肿瘤所致的腹胀、泌尿系肿瘤导致的尿频、肿瘤相关乏力，等等。越到晚期，患者躯体症状越重，睡眠质量就越差。

（2）治疗因素：睡眠障碍在手术治疗的患者中发生率是45%，化疗患者35%，放疗患者39%。在化疗不良反应的活跃期，乳腺癌患者发生睡眠障碍的比例更高；化疗药物吉西他滨、伊立替康等所致的睡眠障碍以嗜睡为主，而替莫唑胺及内分泌治疗药、地塞米松等则表现为失眠。头颈部肿瘤由于放疗可能破坏下丘脑，影响脑激素的分泌，容易导致睡眠障碍。

（3）环境因素：住院环境或者其他原因导致的睡眠环境改变都可能导致睡眠障碍。

（4）心理精神因素：睡眠障碍常常和焦虑与抑郁合并存在。更高焦虑、抑郁评分的患者睡眠障碍的发生率越高。由肿瘤确诊所致的心理创伤可引起精神心理障碍，从而影响睡眠，持续性的睡眠障碍又可加重焦虑、抑郁，形成恶性循环。

3. 持久因素　使睡眠障碍变为永久性的因素包括：不良的睡眠卫生和生活习惯，如营养不良、白天卧床时间太久、缺乏活动、吸烟、酗酒、服用咖啡因类饮料。

二、临床表现

睡眠障碍包括失眠、睡眠过多、睡眠相关性运动障碍、睡眠相关性呼吸障碍和异态睡眠，其中，肿瘤患者睡眠障碍多以失眠为主要表现。

三、诊断

满足以下条件即可诊断失眠：患者有入睡困难和（或）维持睡眠困难并伴随困扰，每周大于3次，至少持续4周。失眠往往引起患者白天不同程度的疲劳，因而躯体困乏、精神委靡、注意力减退、思考困难、反应迟钝。对睡眠障碍产生越来越多的恐惧和对其所致后果的过分担心，使肿瘤患者常常陷入一种恶性循环，久治不愈。

四、评估

睡眠障碍的评估需要临床医师通过仔细询问病史，包括具体的睡眠情况、用药史及可能存在的物质依赖情况，进行体格检查和精神心理状态评估。具体内容包括失眠表现形式、作息规律、与睡眠相关的症状，以及失眠对日间功能的影响，做出客观准确的判断。以下介绍几种常用的失眠筛查和评估方法。

（一）失眠的筛查

根据2012年《中国成人失眠诊断与治疗指南》，需要筛查以下内容。

1. 系统回顾明确有无其他系统疾病，是否存在其他各种类型的躯体疾病，如慢性疼痛、皮肤瘙痒等。

2. 询问是否存在心境障碍、焦虑障碍、记忆障碍等精神心理障碍性疾病。

3. 回顾既往用药情况，尤其是抗抑郁药、中枢神经兴奋药、镇静药、镇痛药、茶碱类及激素类药，以及酒精等精神活性物质滥用史。

4. 回顾过去2~4周内总体睡眠状况，包括入睡潜伏期（上床开始睡眠至入睡的时间），睡眠觉醒次数、持续时间和总睡眠时间。上述参数评估时应以评价估计值为准，不能将某次的睡眠状况和体验作为诊断依据。

（二）睡眠质量评估

借助匹兹堡睡眠质量指数（Pittsburgh Sleep Quality Index，PSQI）问卷量表（表5–7）工具对睡眠质量进行评估。首次系统评估前最好由家人协助完成为期2周的睡眠日记，内容包括：每日上床时间，估计睡眠潜伏期，夜间觉醒次数以及每次觉醒的时间，记录从上床开始到起床之间的总卧床时间，根据早晨觉醒时间估计实际睡眠时间，计算睡眠效率（即实际睡眠时间/总卧床时间 ×100%），夜间异常症状（异常呼吸、行为和运动等），日间精力与社会功能受影响的程度，午休情况，日间用药情况和自我体验。

表 5–6 匹兹堡睡眠质量指数（PSQI）问卷量表

下面一些问题是关于您最近 1 个月的睡眠情况，请选择或填写最符合您近 1 个月实际情况的答案。请回答下列问题：
1. 近 1 个月，晚上上床睡觉通常______点钟
2. 近 1 个月，通常早上______分钟
3. 近 1 个月，从上床到入睡通常需要______分钟
4. 近 1 个月，每夜通常实际睡眠______小时（不等于卧床时间）。
对下列问题请选择 1 个最适合您的答案
5. 近 1 个月，因下列情况影响睡眠而烦恼
a. 入睡困难（30 分钟内不能入睡）：（1）无（2）<1 次 / 周（3）1～2 次 / 周（4）≥ 3 次 / 周
b. 夜间易醒或早醒：（1）无（2）<1 次 / 周（3）1～2 次 / 周（4）≥ 3 次 / 周
c. 夜间去厕所：（1）无（2）<1 次 / 周（3）1～2 次 / 周（4）≥ 3 次 / 周
d. 呼吸不畅：（1）无（2）<1 次 / 周（3）1～2 次 / 周（4）≥ 3 次 / 周
e. 咳嗽或鼾声高：（1）无（2）<1 次 / 周（3）1～2 次 / 周（4）≥ 3 次 / 周
f. 感觉冷：（1）无（2）<1 次 / 周（3）1～2 次 / 周（4）≥ 3 次 / 周
g. 感觉热：（1）无（2）<1 次 / 周（3）1～2 次 / 周（4）≥ 3 次 / 周
h. 做噩梦：（1）无（2）<1 次 / 周（3）1～2 次 / 周（4）≥ 3 次 / 周
i. 疼痛不适：（1）无（2）<1 次 / 周（3）1～2 次 / 周（4）≥ 3 次 / 周
j. 其他影响睡眠的事情：（1）无（2）<1 次 / 周（3）1～2 次 / 周（4）≥ 3 次 / 周
如有，请说明：
6. 近 1 个月，总的来说，您认为自己的睡眠质量：（1）很好（2）较好（3）较差（4）很差

续表

下面一些问题是关于您最近 1 个月的睡眠情况，请选择或填写最符合您近 1 个月实际情况的答案。请回答下列问题：
7. 近 1 个月，您用药物催眠的情况：（1）无（2）<1 次 / 周（3）1～2 次 / 周（4）≥ 3 次 / 周
8. 近 1 个月，您常感到困倦吗：（1）无（2）<1 次 / 周（3）1～2 次 / 周（4）≥ 3 次 / 周
9. 近 1 个月，您做事情的精力不足吗：（1）没有（2）偶尔有（3）有时有（4）经常有

总分得分越高，表示睡眠质量越差。

（三）其他评估工具

由于失眠患者常存在不同程度神经心理或认知行为方面的改变，对睡眠状况的自我评估更容易出现偏差。因此，可采用一些辅助评估手段，如整夜多导睡眠图（polysomnogram，PSG）、多次睡眠潜伏期试验（multiple sleep latency test，MSLT）、体动记录仪（actigraph），以及神经功能影像学检查等进行鉴别，更客观准确地评估。

五、治疗

肿瘤相关性睡眠障碍的治疗目标应该是在缓解潜在的引起睡眠障碍的各种因素（如癌性疼痛、抑郁、焦虑等）的基础上，进一步改善患者的睡眠状况。由于引起睡眠障碍的原因是多方面的，其治疗应当包括一个综合治疗计划，不仅要处理睡眠障碍，同时应当解决导致失眠的各种原因，以及由失眠引起的各种后果。联合药物及非药物治疗方法不仅对睡眠障碍起积极作用，也可同时治疗与此相关的症状，最终改善患者的整体健康和生活质量。

1. 药物治疗　若肿瘤患者睡眠障碍的病因可以明确，则需要针对这些病因采取相应的药物治疗。如患者存在疼痛、恶心、呕吐及精神心理障碍等症状时，可给予镇痛、止吐、抗焦虑及抗抑郁等积极对症治疗。但这些症状已得到缓解，而睡眠障碍仍持续存在时，可以应用镇静催眠药。治疗失眠的常用药物以苯二氮䓬类（如氯硝西泮和咪达唑仑）和非苯二氮䓬类（如唑吡坦、扎来普隆）为主。

（1）苯二氮䓬类（benzodiazepines）：反复短期应用苯二氮䓬类药物治疗可避免耐药和依赖，不推荐长期大剂量使用。

（2）米氮平（mirtazapine）：是一种有着特殊受体结合谱的抗抑郁药，可以通过阻断 5–HT_2 受体达到抗焦虑的作用而诱导睡眠。米氮平适用于伴有抑郁症状的患者，但不良反应会引起骨髓功能的抑制，放化疗患者使用时需谨慎。

（3）褪黑素（melatonin）：参与调解睡眠 / 觉醒周期，可以改善时差症状和睡眠时相延迟综合征（delayed sleep phase-syndrome，DSPS），但褪黑素受体激动剂在肿瘤患者睡眠障碍治疗中的作用仍有待进一步研究。

（4）癌症患者常用的镇静催眠药（表 5–7）。

表 5–7 癌症患者常用镇静催眠药

药物	起始剂量（mg）	日最大剂量（mg）
阿普唑仑	0.4	4
氯硝西泮	1	20
地西泮	2.5	20
劳拉西泮	1 ~ 2	5
咪达唑仑	7.5	15
佐匹克隆	3.75 ~ 7.5	7.5
奥沙西泮	7.5	30
艾司唑仑	1	2
酒石酸唑吡坦	5 ~ 10	10

2. 非药物治疗 主要有认知疗法、放松训练、睡眠限制等。具体措施包括消除患者对睡眠障碍的错误认识，减少睡前清醒时间；进行逐渐的肌肉放松、冥想、瑜伽和生物反馈（利用现代仪器将患者的呼吸、心搏、皮温、肌电图、脑电图等生理指标直观地表现出来，并训练患者有意识地控制、调节自己的这些生理指标）；通过限制睡眠时间和规律睡眠以提高睡眠的连续性。

典型病例

患者女性，56岁。因“左乳腺癌术后1年，失眠、焦虑3个月”入院。患者1年前因无意中发现左乳肿块行彩超及穿刺活检，诊断为“左乳腺癌”。病理诊断：浸润性导管癌。行“左乳腺癌改良根治术”，术后病理分期：$T_3N_2M_0$。免疫组化：ER（+），PR（+），HER-2（-）。行8周期CA-T方案化疗及放疗，化疗结束后一直口服来曲唑。于3个月前间断出现入睡困难、夜间觉醒、白天精力下降，伴焦虑，每周3~6次，门诊入院。进食及二便正常，体重无明显改变。肿瘤标志物及影像学检查均未见复发、转移征象。

该病例考虑为肿瘤相关性睡眠障碍，以失眠为主要表现。考虑与来曲唑引起体内激素水平改变有关，间断给予睡前口服地西泮2.5 mg及认知疗法、放松训练、睡眠限制等非药物治疗后睡眠改善。

（王楠娅）

网上更多

教学PPT　　微视频　　自测题

第六章

肿瘤泌尿系统病症的治疗

第一节 尿 潴 留

尿潴留（urine refention）是指膀胱内充满尿液而不能正常排出，常常由排尿困难发展到一定程度引起，导致患者不适和痛苦。肿瘤患者中尿潴留很常见，可由肿瘤直接侵犯膀胱导致尿道内口阻塞所致，且往往伴有既往泌尿系统病史。因此，对于出现非特异性症状如意识障碍、躁动不安等的晚期或终末期肿瘤患者，应该注意有无合并尿潴留。

一、病因

尿潴留按其病史、特点分为急性尿潴留和慢性尿潴留两类。引起尿潴留的病因很多，主要分为机械性和动力性梗阻两类，此外，肿瘤患者的一些基本药物亦可引起尿潴留。

（一）机械性梗阻

机械性梗阻是由于膀胱肿瘤或者各种器质性病变造成尿道或膀胱出口的机械性梗阻，如尿道病变有炎症、异物、结石、损伤、狭窄及先天性尿道畸形等；膀胱颈梗阻性病变有膀胱颈挛缩、纤维化、急性前列腺炎或脓肿、前列腺增生、前列腺肿瘤等；此外，盆腔肿瘤、处女膜闭锁的阴道积血、妊娠的子宫等也可引起尿潴留。

（二）动力性梗阻

动力性梗阻是指膀胱出口、尿道无器质性梗阻病变，尿潴留系排尿动力障碍所致。最常见原因为肿瘤侵犯中枢神经和周围神经系统病变，如脊髓或马尾损伤，直肠或妇科盆腔手术损伤支配膀胱的神经及骶前神经丛等，造成神经性膀胱功能障碍。此外，合并糖尿病等基础疾病的患者也可因周围神经受损引起尿潴留。

（三）药物因素

引起尿潴留的常见药物有三环类抗抑郁药，噻嗪类利尿药，阿片类镇痛药，另外，抗胆碱类药物如阿托品、溴丙胺太林、东莨菪碱等松弛平滑肌的药物偶尔可引起尿潴留。此外，一些镇咳药中含有 α 受体激动剂成分，也可导致尿潴留。

二、临床表现

1. 急性尿潴留　发病突然，膀胱内充满尿液不能排出，尿等待、尿不畅、尿不尽、晨起尿频和夜尿增多，也可表现为既往有过亚急性症状，当前急性加重。

2. 慢性尿潴留　多表现为排尿不畅、尿频、夜间遗尿，常有尿不尽感，有时伴有尿失禁。少数患者虽无明显慢性尿潴留梗阻症状，但往往已有明显上尿路扩张、肾积水，甚至出现尿毒症症状，如身体虚弱、贫血、呼吸有尿臭味、食欲缺乏、恶心、呕吐、贫血、血清肌酐和尿素氮升高等。通常发病缓慢且隐匿，常常错过就诊时机或误诊为尿失禁。

三、诊断与鉴别诊断

（一）诊断

1. 急性尿潴留的诊断标准

（1）症状：严重的下腹部疼痛，强烈的排尿欲。焦虑易怒，可能是终末期患者或感觉障碍患者的唯一症状。

（2）体征：膀胱扩张充盈，触诊疼痛，叩诊呈浊音。有症状的情况下由导尿管导出尿量＞500 mL。

2. 慢性尿潴留的诊断标准

（1）症状：滴沥性尿失禁，膀胱扩大、无张力性膀胱多见于低压力性慢性尿潴留。

（2）体征：膀胱叩诊呈浊音，可能会延伸至脐上。排尿后仍有较多残余尿，一般＞300 mL，慢性尿潴留急性加重引流尿量可以＞800 mL。

（二）影像学检查

膀胱 X 线平片检查、膀胱 B 超和尿道、膀胱镜检查，均可明确诊断尿潴留，同时有助于查明尿潴留的原因。

（三）尿潴留评估

可参照国际尿失禁量表来进行相应评估和诊断（表 6–1）。

表 6–1 国际尿失禁咨询委员会尿失禁问卷表简表（ICI–Q–SF）尿潴留的评分

许多患者时常漏尿，该表将用于调查尿失禁的发生率和尿失禁对患者的影响程度。仔细回想你近 4 周来的症状，尽可能回答以下问题。( )

1. 您的出生日期：□□□□ 年 □□ 月 □□ 日

2. 性别（在空格处打√） 男 □ 女 □

3. 您漏尿的次数？（在一空格内打√）		
从来不漏尿	□	0
1 周大约漏尿 1 次或经常不到 1 次	□	1
1 周漏尿 2 次或 3 次	□	2
每天大约漏尿 1 次	□	3
一天漏尿数次	□	4
一直漏尿	□	5

4. 我们想知道您认为自己漏尿的量是多少？
在通常情况下，您的漏尿量是多少（不管您是否使用了防护用品）（在一空格内打√）

不漏尿	□	0
少量漏尿	□	2
中等量漏尿	□	4
大量漏尿	□	6

5. 总体上看，漏尿对您日常生活影响程度如何？
请在 0（表示没有影响）–10（表示有很大影响）之间的某个数字上画圈

0　1　2　3　4　5　6　7　8　9　10

没有影响　　有很大影响

ICI–Q–SF 评分（把第 3、4、5 个问题的分数相加）：

6. 什么时候发生漏尿？
（请在与您情况相符合的那些空格打√）

从不漏尿	□
未能到达厕所就会有尿液漏出	□
在咳嗽或打喷嚏时漏尿	□
在睡着时漏尿	□
在活动或体育运动时漏尿	□
在小便完和穿好衣服时漏尿	□
在没有明显理由的情况下漏尿	□
在所有时间内漏尿	□

（四）尿潴留的鉴别诊断

尿潴留应与无尿鉴别。有些人出现无尿的症状，并不是尿潴留，往往是由于肾衰竭、肾不能产生足够尿液的缘故。对诊断不明确的患者，可作B超检查。如果膀胱内没有尿液，可能因为肾功能受损造成的，应对其积极治疗，尽快恢复肾脏的功能。此外，肿瘤性尿潴留也需要和临床一些常见疾病和症状相鉴别。

1. 膀胱颈部结石　在排尿困难出现前，下腹部有绞痛史，疼痛向大腿会阴方向放射，疼痛时或疼痛后出现肉眼血尿或镜下血尿，膀胱内有尿潴留。膀胱镜可发现结石的存在。B超、CT检查在膀胱颈部可发现结石阴影。

2. 前列腺增生　对于老年男性患者，直肠指检可确定前列腺大小、质地、表面光滑度，对区分良性增生和前列腺癌十分重要。前列腺特异抗原、前列腺B超及穿刺活检可确诊。

3. 糖尿病神经源性膀胱　有糖尿病史，实验室检查血糖、尿糖升高可确诊。

4. 低钾血症　临床上有引起低钾血症原因，如大量利尿，洗胃，呕吐，禁食等病史，心率快，心电图病理性U波出现，血生化检查表现血钾低。值得注意的是肾小管性酸中毒，棉酚中毒，甲状腺功能亢进，结缔组织病等亦可引起顽固性低钾血症，应根据其特有的临床表现和相应的实验室检查进行诊断。低钾血症引起的排尿困难，补钾治疗后排尿困难应随即消失。

四、治疗及预后

（一）导尿术或膀胱穿刺造口

1. 急性尿潴留　治疗原则是解除病因，恢复排尿。如病因不明或梗阻一时难以解除，应先做导尿或耻骨上膀胱造口引流膀胱尿液，解除病痛，然后做进一步检查明确病因。

可先经耻骨上膀胱区热敷或针刺等治疗刺激排尿，若仍不能排尿，可行导尿术，导尿管宜选择16～18号规格。尿潴留短时间不能恢复者，应留置导尿管持续导尿。对于终末期患者，留置导尿管会减少进一步尿潴留并且有利于护理。插入导尿管和拔除导尿管均有可能导致菌血症的发生。可使用抗生素，例如立即给予庆大霉素120 mg（对肾衰竭患者的单药应用安全，并且可较好耐受），也可使用环丙沙星等喹诺酮类抗菌药。

急性尿潴留患者在不能插入导尿管或导尿困难时，可行耻骨上膀胱穿刺造口，可以使用Bonanno导尿管。导尿管应位于前正中线、耻骨联合上两横指处，同时远离瘢痕。这种治疗只适合短期使用。对于有血凝块潴留的患者不建议使用耻骨上置管。如果梗阻病因无法解除，可永久引流尿液，由泌尿科医师定期更换合适的引流管。急性尿潴留放置导尿管或膀胱穿刺造口引流尿液时，应间歇缓慢放出尿液，每次500～800 mL，避免快速排空膀胱，膀胱内压骤然降低而引起膀胱内大量出血。

2. 慢性尿潴留　若为机械性梗阻病变引起，有上尿路扩张肾积水、肾功能损害者，应先行膀胱尿液引流，待肾积水缓解、肾功能改善后，针对病因解除梗阻。如系动力性梗阻引起，多数病人需留置导尿管，定期更换；上尿路积水严重者，可做耻骨上膀胱造口术或肾造口等尿流改道术。

根据病情，治疗原发病，解除梗阻。如前列腺增生症患者可行前列腺摘除术；不能耐受前列腺摘除手术者，可行耻骨上膀胱造口术。对膀胱颈部梗阻者应行经尿道膀胱颈部电切术或膀胱颈成形术。对尿道狭窄者，可行尿道扩张术或经尿道镜窥视下冷刀内切开术。膀胱肿瘤应作相应处理。对神经源性膀胱和膀胱逼尿肌收缩无力可先用药物治疗，若无效需行膀胱造口术，同时监测水电解质，保持液体平衡。

（二）药物治疗

急性尿潴留时，因病情紧急，感觉痛苦，尿液引流是首选，药物治疗仅作为尿液引流的辅助治疗，或者患者拒绝导尿或不适合导尿的情况下使用。根据急性尿潴留的发生机制，目前能用于治疗尿潴留的药物主要包括松弛尿道括约肌的α受体阻滞剂类药物和增强膀胱逼尿肌收缩的拟副交感神经类药物。

1. α受体阻滞剂　能松弛前列腺和膀胱颈等部位平滑肌，缓解逼尿肌外括约肌协同失调或尿道外括约肌痉挛所致的尿道梗阻，主要用于缩短急性尿潴留后导尿管的留置时间，以及避免急性尿潴留复发。一线药物推荐阿夫唑嗪缓释片（alfuzosin），良性前列腺增生患者继发急性尿潴留后应留置导尿管，阿夫唑嗪 10 mg、每日 1 次能明显提高 2～3 天后拔出导尿管恢复排尿的可能性，并可避免拔除导尿管后再次发生急性尿潴留，减少患者对导尿管的依赖。

其他同类推荐使用药物还包括多沙唑嗪（doxazosin）、坦索罗辛（tamsulosin）等。使用过程中应注意眩晕、直立性低血压、恶心、呕吐等不良反应。酚苄明可用于麻醉术后或产后所致急性尿潴留，也可用于前列腺增生和逼尿肌反射低下所致的急性尿潴留。特拉唑嗪（terazosin）和酚苄明口服后也可解除尿道括约肌痉挛，使部分急性尿潴留患者恢复正常排尿而无需留置导尿管。

2. 拟副交感神经节药物　作用于膀胱逼尿肌的胆碱能神经，可用于手术后或产后急性尿潴留，主要适应于非梗阻性急性尿潴留、神经源性和非神经源性逼尿肌收缩乏力等。此类药物包括：氯贝胆碱、新斯的明、卡巴胆碱、双吡己胺等。氯贝胆碱、新斯的明和酚苄明配合使用效果更好。此类药物静脉或肌内注射时应注意有心搏骤停的可能。

（三）其他治疗措施

1. 开塞露　开塞露的主要成分为甘油（55%）、山梨醇（45%～55%）、硫酸镁（10%），甘油可直接刺激直肠壁，通过神经反射引起排便，与此同时引起膀胱逼尿肌强力收缩，括约肌松弛，辅以膈肌及腹直肌收缩，通过这一系列反射，使腹内压和膀胱内压增高，引起排尿。使用开塞露灌肠，可以缓解妇女产后和儿童的急性尿潴留，但对前列腺增生所致急性尿潴留不推荐使用。

2. 针灸　中医学采用针灸对解除产后或术后麻醉所致逼尿肌收缩乏力的急性尿潴留有一定治疗效果。针刺部位可取合谷、三阴交、足三里等穴位，也可以采用新斯的明穴位注射。

尿潴留的预后取决于膀胱功能是否受损，经积极抗肿瘤治疗或去除药物影响后，如果膀胱功能恢复，预后相对较好。

五、研究进展

目前国际上缺乏针对晚期肿瘤患者尿潴留的大规模临床研究。国内曾开展相关针灸治疗宫颈癌术后患者尿潴留的小样本临床研究，证实针灸疗法的疗效，尚需进一步开展随机对照的Ⅲ期临床研究以证实。而对于传统的α受体阻滞剂和拟副交感神经节药物用于尿潴留，目前主要是针对盆腔手术如前列腺癌和宫颈癌的术后患者，取得一定疗效。因此，有待于进一步开展真正用于晚期终末期肿瘤患者的临床研究。

典型病例

患者男性，65岁。主因咳嗽、咳痰伴后背疼痛半年入院。患者半年前无明显诱因出现咳嗽、咳痰伴有后背疼痛，1个月前患者来医院就诊。胸部CT提示：右肺下叶中央型肺癌，大小85 mm×53 mm，纵隔及右锁骨上淋巴结转移。支气管镜病理提示右肺下叶低分化腺癌。PET-CT：右肺下叶高代谢，考虑肺癌；右锁骨上、纵隔、右肺门淋巴结考虑转移；多发骨转移；垂体窝处高代谢，建议 MRI 增强扫描除外垂体瘤。患者自发病以来，疼痛明显，活动时常有出现爆发性疼痛，影响睡眠，NRS 评分达 7～8 分，1 个月前开始服用盐酸羟考酮缓释片 50 mg，q12 h 治疗，疼痛可控制 2 分。患者 1 周前逐渐出现小便困难，排尿不尽感，尿线变细等。2 h 前患者诉排尿不出，伴有下腹憋涨。查体下腹部耻骨上稍隆起，叩诊有半圆形实音区。

该患者突然出现排尿不出，考虑为急性尿潴留，可能因为疼痛长期应用阿片类药物（盐酸羟考酮缓释片）出现急性尿潴留，首先给予患者导尿，因流出尿液 500 mL，患者症状好转。患者疼痛原因为肿瘤引起，下一步积极给予抗肿瘤治疗，患者肺腺癌Ⅳ期，可选用培美曲塞＋顺铂／卡铂方案，若患者经济情况允许，可联合贝伐珠单抗治疗。另外，患者疼痛，应用盐酸羟考酮缓释片出现尿潴留，可换用芬太尼透皮贴治疗。若再次出现急性尿潴留，则必要时导尿。

（付 强 余 靖）

第二节 尿 失 禁

尿失禁（urinary incontinenca）是指膀胱括约肌损伤或神经功能障碍而丧失排尿自控能力，尿液不自主地流出。对于肿瘤患者来说是一个痛苦的症状，在身体、心理及性生活方面都会受到影响。

一、病因

膀胱颈部（交感神经所控制的尿道平滑肌）是制止尿液外流的主要力量。男性的近侧尿道括约肌功能完全丧失（如前列腺增生手术后）而远侧尿道括约肌完好者，仍能控制排尿如常。若远侧尿道括约肌功能也受到损害，依损害轻重可引起不同程度的尿失禁。女性的膀胱颈部功能完全丧失时会引起压力性尿失禁。此外，受体神经（阴部神经）控制的尿道外括约肌功能完全丧失时，男性如尿道平滑肌功能的正常，不会引起尿失禁，而女性则可引起压力性尿失禁。

肿瘤相关性尿失禁常见病因可分为下列几项。

（1）局部尿道括约肌失控，常见于肿瘤直接浸润或者外科手术如前列腺手术、尿道狭窄修补术等。

（2）骶神经丛损伤或脊髓马尾神经受压，使膀胱失去神经支配。

（3）中枢神经系统损伤引起的神经源性膀胱，包括脑转移或者意识障碍等。

（4）膀胱流出道或者膀胱收缩异常。

（5）腹内压增高（咳嗽、打喷嚏、大笑、跳高等），可发生于失去膀胱收缩功能丧失的患者，多次生育的妇女更常见，这与尿道括约肌功能降低和骨盆底韧性降低有关。

（6）有些患者在咳嗽时可激发逼尿肌的无抑制性收缩而引起尿液外流，症状类似压力性尿失禁。患者无尿频、尿急和急迫性尿失禁，用压力性尿失禁的手术治疗效果不佳。

二、临床表现

根据临床表现，尿失禁可分为5类：充溢性尿失禁、无阻力性尿失禁、反射性尿失禁、急迫性尿失禁及压力性尿失禁。

1. 充溢性尿失禁　是由于下尿路有较严重的机械性（如

前列腺增生）或功能性梗阻引起尿潴留，当膀胱内压上升到一定程度并超过尿道阻力时，尿液不断地自尿道中滴出，患者膀胱呈膨胀状态。

2. 无阻力性尿失禁　是由于尿道阻力完全丧失，膀胱内不能储存尿液，患者在站立时尿液全部由尿道流出。

3. 反射性尿失禁　是由完全的上运动神经元病变引起，排尿依靠脊髓反射，患者不自主地间歇排尿（间歇性尿失禁），排尿没有感觉。

4. 急迫性尿失禁　可由急性膀胱炎等局部刺激引起，患者有十分严重的尿频、尿急症状，由于逼尿肌无抑制性收缩而发生尿失禁。

5. 压力性尿失禁　是当腹压增加时（如咳嗽、打喷嚏、上楼梯或跑步时）即有尿液自尿道流出。引起这类尿失禁的病因很复杂，需要作详细检查。

三、实验室检查

1. 常规检查　尿常规、尿培养、血生化、血清 PSA（男性 40 岁以上）等。

2. 泌尿外科特殊检查　尿流率、泌尿系统超声检查（包括剩余尿测定）。

3. 选择性检查　针对特殊患者应该选择性完成的检查项目。

（1）病原学检查：疑有泌尿或生殖系统炎症者应进行尿液、前列腺液、尿道及阴道分泌物的病原学检查。

（2）细胞学检查：疑有尿路上皮肿瘤者进行尿液细胞学检查。

（3）肾－输尿管－膀胱平片（plain film of kidney-ureter-bladder，KUB）、静脉尿路造影（intravenous urography，IVU）、输尿管膀胱镜、计算机断层扫描（computed tomography，CT）或磁共振成像（magnetic resonance imaging，MRI）检查：怀疑泌尿系其他疾病者。

（4）尿动力学检查：并非常规检查项目，但在以下情况时应进行尿动力学检查：尿流率减低或剩余尿增多；首选治疗失败或出现尿潴留；在任何侵袭性治疗前；对筛选检查中发现的下尿路功能障碍需进一步评估。

四、诊断

1. 确定尿失禁症状　仔细询问病史，包括漏尿发生的年龄、漏尿的频率、漏尿量，排尿前、排尿中及排尿后的主观感觉与漏尿情况，漏尿弄湿衣服的情况（轻、中、重）及是否使用防护用品（护垫、卫生巾、卫生棉、尿裤等情况），疾病史（含手术史），外伤史，生育史等。

2. 体格检查　①主要查膀胱容量及不同体位、腹压增加、体力活动时尿失禁的情况与相互关系。②腹部加压时观察是否从尿道漏尿。③神经系统检查。④排尿日记录（适于老人），一般记录 2 ~ 3 d 的排尿次数、排尿时间、伴随症状。

3. 评估表　参见第一节尿失禁。

五、治疗

（一）非手术治疗

1. 药物治疗

（1）抗胆碱药物：对于神经反射性尿失禁和急迫性尿失禁可起到一定作用，但因其不良反应使用受到限制。临床常用药物：奥昔布宁 2.5 ~ 5 mg，bid，同时具有对膀胱黏膜的局部麻醉作用。托特罗定 2 mg，bid，与奥昔布宁有同样的效果。如果托特罗定引起不可耐受的不良反应如肝损伤，可以减量至 1 mg，bid。溴丙胺太林 15 mg，bid或tid。

（2）5- 羟色胺和去甲肾上腺素再摄取抑制剂：度洛西汀是一种 5- 羟色胺和去甲肾上腺素再摄取双重抑制剂，对女性压力性尿失禁的治疗已是一种成熟的药物，而对男性压力性尿失禁的治疗却尚处于临床研究阶段，用法 30 mg，bid。其他药物如丙米嗪 25 mg，qn；阿米替林 25 ~ 50 mg，qn。

2. 盆底肌锻炼：目的是正确地收缩盆底肌以增加其收缩强度和持久力，从而增强膀胱逼尿肌和尿道括约肌，达到改善尿控的效果。为了能够正确地收缩盆底肌，应该在锻炼过程中应用生物反馈作为一种纠正如何收缩的学习工具，如可以提供可视或听反馈电刺激装置，而物理治疗师通过肛门指检作为锻炼是否到位的提示。这种训练一般至少坚持 1 ~ 2 个月才开始有效果，而且需要持续 1 年以上的时间。

3. 导尿　药物和锻炼无法无效患者可采取导尿。如果条件允许且出于患者自愿并技术熟练，也可让患者自己间断导尿；对于晚期肿瘤患者，可能需要长期甚至永久性导尿。

4. 中医针灸疗法　针刺中极、关元、足三里、三阴交等穴位，也可提升盆底肌的张力，从而改善膀胱功能。

（二）手术治疗

轻度尿失禁的患者可采用非手术治疗，而中、重度患者以及非手术治疗效果不佳的患者可采取手术治疗。传统的手术方法一般采取阴道前壁修补，远期疗效差，且仅限于轻度尿失禁患者。目前国内外泌尿外科医生接受的方法是经阴道无张力尿道中段悬吊术。如果尿道局部没有肿瘤侵犯，可以置入支持性假体或在尿道口放置尿道夹。晚期肿瘤患者存在的尿失禁往往是由于神经源性膀胱所致，因此手术治疗不适用。

六、研究进展

针对肿瘤相关性尿失禁开展的临床研究，治疗往往以导尿为主要手段。若干临床研究探索药物治疗的有效性。Cornu 等进行了一项前瞻、随机、对照、双盲的单中心临床研究，患者每天口服度洛西汀 80 mg 或安慰剂，疗程为 3 个月，观察尿失禁发作频率、生活质量评分、ICIQ-SF 等指标，结果显示度洛西汀能够有效治疗前列腺癌根治术后轻、中度尿失禁，并改善患者术后生活质量。Collado Serra 等研究也有相似的结果。此外，中医治疗包括多种中药、针灸等方法治疗尿失禁也有若干研究，但目前没有可靠的证据证实其有效性。

典型病例

患者女性，61 岁。主因诊断右肺腺癌伴胸腔积液 3 年，发现脑转移近 1 年，意识丧失 3 h 入院。患者 3 年前因咳嗽、咳痰伴喘憋诊断右肺腺癌，伴有右侧大量胸腔积液，给予培美曲塞 + 顺铂 + 贝伐珠单抗全身治疗及胸腔局部贝伐珠单抗治疗，1 年前出现新发脑转移，换用多西他赛治疗。4 个月前出现头痛、头晕、呕吐、失语等症状，考虑脑转移进展，给予全脑放疗，并给予脱水治疗。1 周前患者出现腰骶部疼痛，不能站立，1 h 前患者在院内门诊突然出现意识丧失、呼之不应，伴有双眼左侧凝视及尿失禁，急诊入院。

该患者肺腺癌Ⅳ期合并脑转移，入院时意识丧失及尿失禁，入院检查提示胸腔积液、心包积液、Ⅰ型呼吸衰竭、电解质紊乱，患者一般状况差，ECOG 3 级，考虑患者病情全面进展。患者意识丧失、尿失禁可能为脑转移所致，给予患者甘露醇降颅压治疗，纠正电解质紊乱等对症治疗。患者尿失禁，给予患者长期导尿，并预防尿路感染。

（付 强 余 靖）

网上更多

教学 PPT　　微视频　　自测题

第七章

肿瘤骨骼肌肉系统病症的治疗

第一节 骨 转 移

骨转移（bone metastasis）是恶性肿瘤常见的并发症，前列腺癌、乳腺癌、肺癌、消化道肿瘤中多见，前列腺癌骨转移发生率65%~75%，乳腺癌约70%，肺癌30%~40%。骨转移可引起剧烈疼痛、高钙血症、病理性骨折、四肢功能障碍、脊髓压迫等一系列骨相关事件（skeletal-related events，SREs），严重影响晚期癌症患者的生活质量及预后。随着抗肿瘤综合治疗提高，患者生存期延长，骨转移和骨相关事件发生随之增多。

肿瘤骨转移的常见部位为脊柱、骨盆、肋骨、颅骨、膝关节、踝关节及跟骨等处，其中脊柱是最常见的转移部位（约50%）。骨转移的病变特征可分为三类：溶骨型、成骨型及混合型，大多以溶骨性破坏为主。常见肺癌骨转移、乳腺癌骨转移以溶骨型为主，前列腺癌则以成骨型为主。

一、发病机制

原发肿瘤细胞首先浸润周围组织进入脉管系统（血液和淋巴），脱落释放于血循环内，由于中轴骨的红骨髓血流缓慢而丰富，肿瘤细胞易停留。在骨髓内的血管壁停留后，肿瘤细胞再透过内皮细胞逸出血管，继而增殖于血管外，转移癌病灶内血运建立，形成骨转移病灶。

恶性肿瘤椎体转移胸椎、腰椎比颈椎明显多，胸腰椎常常同时受累。这是由于脊椎的静脉丛压力低，血液供应丰富，无静脉瓣的椎静脉与胸腔、腹腔静脉相互连通，静脉瓣不完整，当胸腹部压力突然增加时，肿瘤细胞更容易转移至胸腰椎体。

肿瘤细胞在骨骼种植生长后，肿瘤侵犯骨膜、神经、软组织，骨膜上丰富的感觉神经末梢直接受压破坏、产生剧烈疼痛；肿瘤细胞分泌前列腺素、白介素–2、肿瘤坏、死因子等疼痛介质引起疼痛；肿瘤导致局部缺血、缺氧的酸性环境加重疼痛。感觉神经末梢长期受到剧烈疼痛刺激，使周围神经和中枢神经系统处于致敏状态，疼痛信号不断放大，进一步产生神经病理性疼痛。

肿瘤周围骨质吸收，造成血钙水平增高；破骨细胞活性增强，形成溶骨性破坏，容易造成病理性骨折；当严重破坏椎体侵犯脊髓造成脊髓压迫甚至截瘫。

二、临床表现

疼痛往往是恶性肿瘤骨转移的首发症状，疼痛性质多为酸痛、钝痛及酸困不适，少数为锐痛、胀痛等，部分患者伴有牵涉痛，疼痛位置固定，多呈持续性，以夜间痛为主，安静时加重，椎体转移可能出现背痛或放射至胸壁。疼痛同时影响患者的情绪，表现为焦虑、抑郁、失望及孤独等。肿瘤加重、侵犯或压迫神经，可出现复杂的疼痛综合征及神经病理性疼痛。浅表部位的骨转移瘤，肿块与疼痛可以同时出现，深部的骨转移瘤以功能障碍及疼痛为主要症状，部分患者则以病理性骨折及压迫脊髓为首发症状。

三、临床评估

1. X线检查　敏感性低，只有骨质中明显的脱钙（骨破坏 40%~50% 时）才能发现病灶；只能观察有症状的局部情况，有可能遗漏隐匿的病灶。

2. CT 具有较高空间分辨率的影像检查，可清晰地显示骨质结构有无破坏、破坏程度及类型，常作为 ECT 检查阳性结果的确诊性检查（图 7–1）。

3. MRI 通过多角度如冠状、矢状、横断位观察，能清晰显示骨髓及软组织的解剖结构，且其灵敏度和特异性较高。T2 加权像表现为低信号或等信号，T1 加权像表现为高信号，并可以观察有无椎管内占位情况，椎间盘破坏情况及神经根受压迫情况。

4. 单光子发射计算机断层扫描显像（single photon-emission computed tomography，SPECT） 为目前筛查骨转移的主要方法，敏感性高，病变早期即发生改变，通过一次骨扫描，可以同时发现不同部位的多个转移病灶。

5. 正电子发射计算机断层成像（positron emission tomography，PET） 利用肿瘤组织与正常组织在代谢上的差异来做出诊断。PET 应用葡萄糖类似物 ^{18}F–FDG 作为显像剂，通过局部葡萄糖代谢活性的改变直接探知肿瘤灶，恶性程度高病灶葡萄糖代谢率高，局部放射性摄取增高，良性或恶性程度低的病灶葡萄糖代谢率低，局部放射性摄取低。PET 能够更早地显示骨髓微转移灶，并且可以对其他部位的转移灶进行检测，指导临床确定治疗方案，但价格昂贵。

6. 血清学检查 反映溶骨性代谢水平的血清标志物有：Ⅰ型胶原羧基末端肽（CTx）、Ⅰ型胶原 N 末端肽（NTX）、骨唾液蛋白等；反映成骨性代谢水平的血清标志物有：碱性磷酸酶（ALP）、骨特异性碱性磷酸酶（BALP）、Ⅰ型溶胶原 N 末端肽（PINP）。除碱性磷酸酶外，目前多数血清标志物无临床前瞻性研究，尚未大规模应用于临床诊疗。

7. 其他　如骨活组织检查、骨生物化学标志物等，临床并不常用。

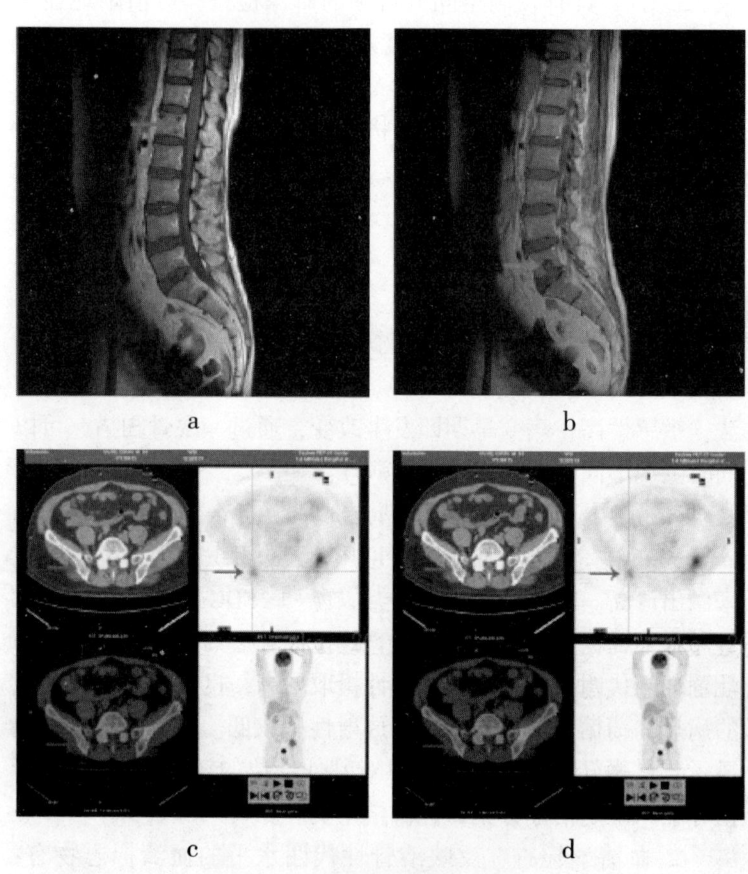

图 7-1　骨转移癌影像学表现

a、b：MRI，c、d：PET-CT

三、治疗

骨转移癌的生存期较短，因此治疗都是以姑息支持治疗为主，方法包括药物治疗、手术、化学治疗、放射治疗、核素内放射治疗等。

1. 镇痛药物（详见第五章第一节）

（1）非甾体抗炎药：是癌痛治疗的基本药物，常用于缓解轻度疼痛，尤其适用于合并骨及软组织癌转移性疼痛，或与阿片类药物联合用于缓解中、重度疼痛。常用药物包括布洛芬、双氯芬酸、对乙酰氨基酚、吲哚美辛、塞来昔布等。此类药物镇痛作用具有“封顶效应”，长期应用可引起胃肠道出血、心脏毒性和肝肾损害等，应密切关注。

（2）阿片类药物：中重度疼痛的首选药物。临床上分为即释和控释制剂。常用的长效阿片类药物包括：吗啡缓释片、羟考酮缓释片、芬太尼透皮贴剂等。

2. 双膦酸盐　主要作用机制：选择性地被破骨细胞吸收，抑制破骨细胞的活性，从而诱导破骨细胞凋亡，抑制骨吸收；抑制破骨细胞的成熟；抑制破骨细胞在骨质破坏、吸收部位的聚集；抑制肿瘤细胞播散、浸润和附着于骨质。

目前临床上常用的双膦酸盐有第一代双膦酸盐药物（依替膦酸二钠、氯屈膦酸）、第二代双膦酸盐药物（帕米膦酸）和第三代双膦酸盐药物伊班膦酸钠、唑来膦酸等，其中第三代双膦酸盐较第一代双膦酸盐的体外作用强 1 000 ~ 100 000 倍。常用唑来膦酸每次 4 mg，滴注时间不少于 30 min，每 3 ~ 4 周给药。

需注意的是，出现以下情况时建议停用双磷酸盐药物：用药过程中检测到与双膦酸盐治疗相关的严重不良反应；治疗过程中出现肿瘤恶化，或出现其他脏器转移并危及患者生命；继续用药不能获益。双膦酸盐药物有较好的耐受性，其主要不良反应为流感样症状（如骨痛、发热、疲乏、寒战、关节痛和全身肌痛），无需治疗的无症状血浆磷酸盐水平降低，低钙血症、肾功能损害、颌骨坏死（ONJ）等，偶有注射部位的轻度反应。

3. 化疗及分子靶向治疗　对于多发骨转移灶，根据原发肿瘤特点选择有效的治疗方案。

4. 放疗　骨转移姑息性放疗首选体外放射治疗。对经过化疗和双膦酸盐治疗之后仍存在的顽固性骨痛、即将发生病理性骨折和脊髓压迫症的患者，局部体外放疗可迅速、有效地缓解骨质破坏和软组织病变所致的疼痛，并有可能促进骨折愈合。双膦酸盐治疗可阻止肿瘤细胞由 G2 期、M 期向 S 期转换，使肿瘤细胞停滞于放疗敏感的细胞周期的时段延长，因而可常规联用双膦酸盐来增强肺癌骨转移灶对放疗的敏感性。

体外放射治疗适应证：①有疼痛的肺癌骨转移灶，以缓解疼痛、恢复功能。②用于承重部位的肺癌骨转移的姑息性放疗（如脊柱、股骨等处的转移灶）。③承重骨存在骨转移，无疼痛表现，但影像学检查显示有明显骨质破坏。

目前患者接受放射治疗前需评估全身情况及其他部位的肿瘤情况评价：①全身情况稳定，且 PS 评分 < 2 分时，可接受较高剂量、较长时间的放疗。②患者其他部位肿瘤进展，PS 评分 >2 分，建议较低剂量、较短时间放疗。目前体外放射治疗常用剂量、分割方法：300 cGy/ 次，共 10 次；400 cGy/ 次，共 6 次；400 cGy/ 次，共 5 次；800 cGy/ 次，单次照射（存在顽固性疼痛、已经发生或即将发生病理性骨折，推荐照射剂量为 8 ~ 10 Gy/ 次）。

当外照射比较危险时可以采用精确放疗技术，通过精确设计、定位照射，可减少周围正常组织受累，同时进一步提高肿瘤照射剂量，从而改善治疗效果，同时减少放射相关合并症。在不宜使用外照射技术时，还可采用核素内照射技术。内照射通过核素导向让放射源直接作用于瘤体中，使放射剂量均匀有效持续照射肿瘤细胞，且极少损伤正常组织。内照射技术具有全身多靶点同时治疗、镇痛作用时间长、不受活动影响、不良反应相对较小、方法简便经济等优点，可应用全身转移引起的骨转移痛，起到广泛持久的缓解效果。

5. 手术　转移性肿瘤手术是以缓解疼痛、减轻脊髓神经压迫和避免脊柱骨折为原则的，多采取以提高患者生活质量为目的的姑息手术方式。在脊柱转移性肿瘤的外科治疗选择中，有一些常用的评估工具可帮助医生制订合适的手术方案。Tomita 生存期评分法提示，预期生存时间超过 2 年的患者，如果原发肿瘤属于生长相对缓慢的肿瘤（如甲状腺癌、乳腺癌、前列腺癌等）且已经得到控制，全身仅有脊柱上一处孤立的病灶，可选择以彻底切除为目的的整块切除。预期生存期 1 ~ 2 年的患者，可选取减瘤手术。预期生存期小于 12 个月的患者可选择更为姑息的减压固定手术。而预期生存期小于 3 个月的患者，则不建议手术治疗。

随着近年来放疗技术、化疗药物及生物靶向治疗的大幅度进展，手术的选择更需要结合肿瘤对上述治疗的效果而定。Boriani 团队提出了较为全面的治疗流程，即根据患者对手术的耐受情况、是否存在脊髓压迫和运动功能受损、脊柱稳定性，以及肿瘤对放疗、化疗和免疫治疗的敏感度等情况制订患者的综合治疗方案。Memorial Sloan-Kettering Cancer Center 提出的 NOMS 评估体系整合了最新的放疗、外科技术，为患者制订合理的治疗方案。NOMS 包括四个方面的内容：神经功能（neurologic）、肿瘤学特征（oncologic）、稳定性（mechanical instability）和全身转移（systemic disease），四个方面首字母缩写即是该系统的名称，NOMS，治疗流程见图 7-4。

神经功能评估主要是依据硬膜受压程度，ESCC（epidural spinal cord compression）评分是用来详细描述硬膜或脊髓受压的程度：0 级是指病变局限于骨内，无椎管内受累；1 级指硬膜受压，脊髓未受压；2 级指脊髓受压但仍可见脑脊液信号；3 级指脊髓受压并且脑脊液信号中断（图 7-5）。

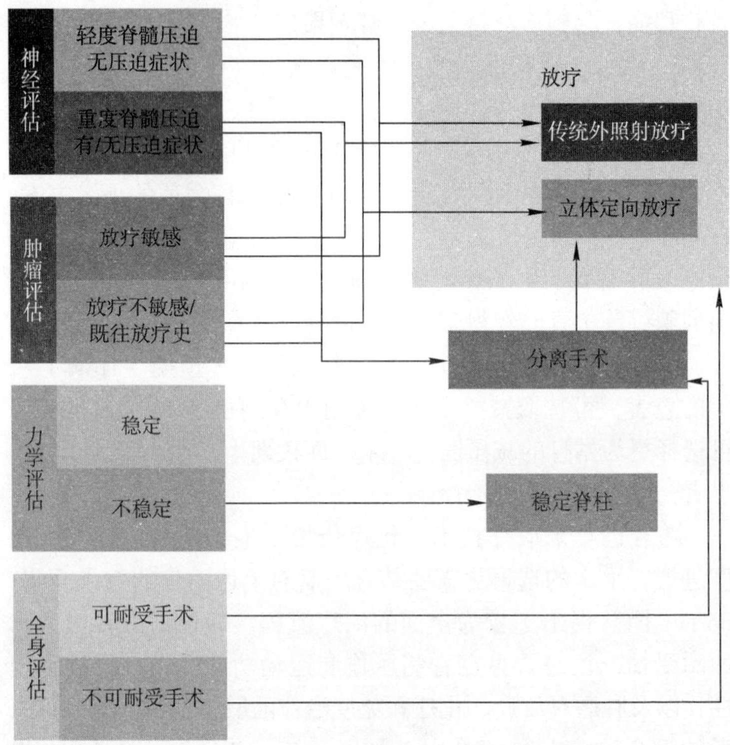

图 7-4　NOMS（neurologic，oncological，mechanical，and systemic）治疗流程

0 级：局限在骨内。

1 级：肿瘤侵入硬膜外腔但未造成脊髓变形。

1a 级：侵犯硬膜但未造成其变形。

1b 级：硬膜囊变形但未接触脊髓。

1c 级：硬膜变形、接触到脊髓，但未造成压迫。

2 级：脊髓受压但仍可见脑脊液。

3 级：脊髓受压，脑脊液不可见。

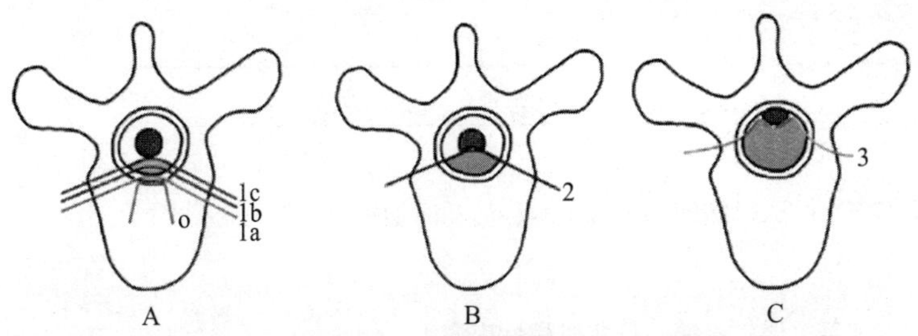

图 7–5 脊柱硬膜或脊髓受压程度示意图

对于 0 或 1 级的脊髓压迫，由于没有脊髓受损，而且肿瘤与脊髓之间有空间，可以不用手术，予放疗或化疗即可；对于 2 级或一部分 3 级脊髓压迫者，如果肿瘤对于放化疗敏感（如淋巴瘤、骨髓瘤、精原细胞瘤、乳腺癌、前列腺癌、卵巢癌、神经内分泌肿瘤等），也不用手术，行放疗或化疗即可；仅仅对于那些中、重度的脊髓压迫（2 级或 3 级）且对放化疗不敏感的肿瘤（如肾癌、甲状腺癌、肝细胞癌、非小细胞肺癌、黑色素瘤、肉瘤等），需要手术减压（分离手术）和术后放疗。

国际脊柱肿瘤研究小组（SOSG）制定了脊柱转移癌稳定性评分系统（SINS）（表 7–1）。根据该评分系统的建议，对于中等程度的不稳定（SINS 评分 7～12 分）且预期生存时间短的患者，可给予 PVP/PKP 治疗；对于明显不稳定（SINS 评分 13 分以上）者，应采取内固定手术。

表 7–1 脊柱肿瘤稳定性评分系统（SINS）

评分内容	分数
部位	
交界区（枕骨 –C2，C7–T2，T11–L1，L5–S1）	3
脊柱活动区域（C3–C6，L2–L4）	2
半固定区域（T3–T10）	1

续表

评分内容	分数
固定区域（S1–S5）	0
疼痛在卧床时缓解和（或）脊柱活动时加重	
是	3
否（偶尔疼痛，且非机械性疼痛）	1
无疼痛	0
骨病损	
溶骨性	2
混合性（溶骨性 / 成骨性）	1
成骨性	0
影像学脊柱顺列	
半脱位 / 滑移	4
新发的畸形（后凸 / 侧弯）	2
正常顺列	0
椎体塌陷	
塌陷 > 50%	3
塌陷 < 50%	2
椎体受累 > 50% 但无塌陷	1
无以上情况	0
脊柱后外侧结构受累情况	
双侧	3
单侧	1
无以上情况	0

评分（0 ~ 18 分）：0 ~ 6 分：稳定；7 ~ 12 分：可能即将发生不稳定；13 ~ 18 分：不稳定。

NOMS治疗流程是根据病人的脊髓功能、肿瘤对放化疗的敏感度、脊柱稳定性，以及全身状态的综合情况对治疗决策的建议。例如，对于轻度脊髓压迫、没有脊髓损害症状的患者，如果肿瘤对放疗敏感，可以实施传统放疗无需手术；如果肿瘤对放疗不敏感，可给予立体定向放疗。对于重度脊髓压迫伴或不伴脊髓功能受损的病人，如果肿瘤对放疗敏感，可以给予传统放疗，如果肿瘤对放疗不敏感，则需要实施分离手术及术后放疗。

典型病例1

患者男性，80岁。因枕颈部疼痛3个月加重1个月就诊。患者枕颈部疼痛进行性加重，平卧可缓解，但坐起后需要用手支撑头部，VAS评分10分。口服非甾体抗炎药不能缓解，需口服氨酸羟考酮，每日6片。不伴四肢麻木、无力等症状，大小便正常。既往体健，无手术史，吸烟史60余年。

颈椎CT/MRI检查示C_{1-3}及枕骨髁溶骨性破坏病灶，其中C_2椎体及附件破坏严重，肿瘤主要累及骨质未对神经造成明显压迫，C_1附件及C_3椎体亦可见信号改变。PET/CT检查示C_{1-3}及右侧枕骨髁骨质破坏，左肺上叶结节考虑肺癌可能性大。

随后为患者实施了全麻下后路枕骨$-C_4-C_6$侧块螺钉固定，C_2，C_3椎板及侧块切除（图7-6）。手术时间90 min，出血100 mL。术后颈痛缓解充分，VAS评分0～1分，步行出院。术后病理证实为肺癌。

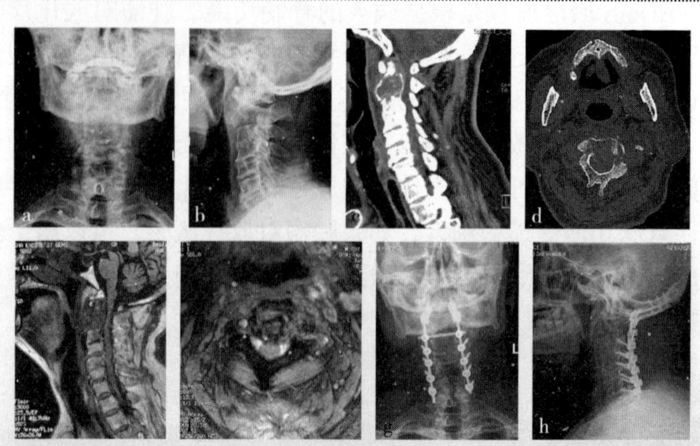

图 7–6　a 和 b，正侧位 X 线片显示 C_2 透光度增加，提示 C_2 椎体破坏性病变；c 和 d，C_T 矢状面和横断面扫描，提示 C_2 椎体溶骨性病变，C_2 病理性骨折。e 和 f，MRI 矢状面 T1 加权像和横断面 T2 加权像提示肿瘤累及 C_2 椎体和部分 C_3 椎体，肿瘤的脊髓压迫不重；对比 X 线片和 CT/MRI，X 线对颈椎破坏性病变的显示不如 CT/MRI 清晰，容易漏诊，所以如果怀疑颈椎有肿瘤性病灶，建议直接行 CT/MRI 检查。g 和 h，术后 X 线正侧位片，枕骨 $-C_{4-6}$ 侧块螺钉固定

典型病例 2

患者女性，49 岁，主诉胸背部疼痛 3 个月，双下肢麻木、行走无力进行性加重 1 个月就诊。4 年前因左乳腺癌行左乳根治及淋巴结清扫手术，病理为黏液性腺癌。术后规律化疗 6 次并长期服用来曲唑。

体格检查发现患者双侧髂腰肌、股四头肌、腘绳肌肌力 3 级，双膝腱反射亢进，双 Babinski 征阳性。双上肢感觉肌力正常，双 Hoffmann 征阴性。提示存在颈以下脊髓损害。MRI 检查发现 T_8 椎管内肿瘤明显压迫脊髓，椎体及附件信号改变。CT 检查提示 T_8 椎体及附件溶骨及成骨混合性病变。结合患者乳癌的病史，考虑为乳癌

脊柱转移的可能性大。行PET/CT检查发现除T_8病灶外，右侧胸膜下转移灶。根据病人乳腺癌的病史，此次诊断乳腺癌T_8转移癌比较明确，同时合并脊髓损害，下肢不全瘫痪，右胸膜下转移。

患者全麻下行T_8椎管内、附件及椎体内肿瘤切除，椎体内骨水泥填充。从术后骨水泥填充的位置看，手术切除的范围基本达到了肿瘤累及的范围（图7–7）。由于

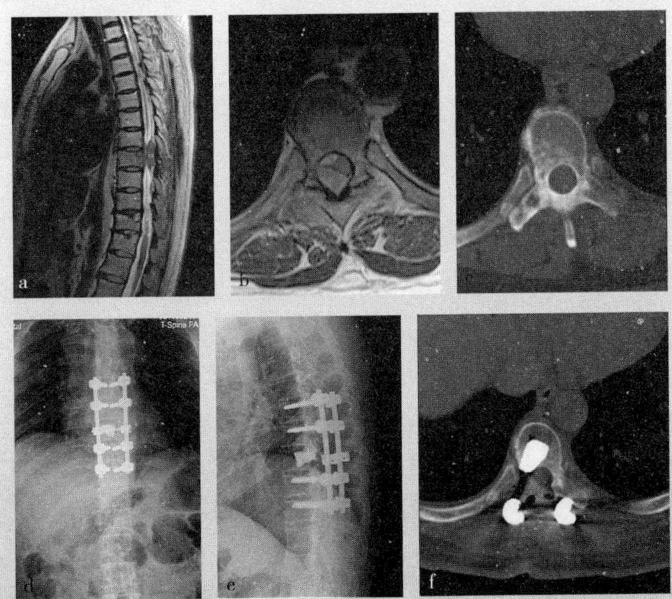

图7–7 a.和b.MRI矢状面和横断面T2加权像显示T_8椎管内肿瘤明显压迫脊髓，脊髓周围脑脊液消失；c.T_8椎板、右侧附件及右侧椎体的后外侧缘成骨与溶骨混合性病灶；d.和e.术后正侧位X线片显示T_{6-10}椎弓根螺钉固定，T_8椎体内骨水泥填充支撑；f.术后CT横断面扫描显示手术切除T_8椎板及右侧附件和椎体右外侧缘，椎体内骨水泥填充，与图c术前CT图像比较，椎体内刮除范围充分，创造出脊髓腹侧足够的安全距离，以便术后安全、高效地放疗

手术在残存肿瘤与硬膜之间制造出了一个安全空间，便于术后可以提高放疗剂量，用以杀灭椎体内残存的肿瘤。这即所谓的“分离手术”（separation surgery），其降低了手术的手术风险和并发症发生率，使患者能够尽早进行放疗，是MSKCC提出的手术治疗转移癌的新理念。

典型病例3

患者男性，51岁。主因颈肩部疼痛2个月，四肢麻木、无力1个月就诊。颈痛严重，VAS评分9分。既往身体健康，无特殊疾病及手术史。

查体：双上肢肌力4级，双下肢肌力3级，双膝反射减弱，Hoffmann征阴性，Babinski征阴性。CT显示C_5椎体溶骨性破坏，椎体破坏范围超过80%，双侧侧块以及棘突均受累。MRI显示肿瘤累及C_5椎体及附件，肿瘤呈膨胀性生长，软组织肿块侵入椎管，对脊髓有明显压迫，增强扫描肿瘤有明显强化。从影像学判断，考虑脊柱原发的血管源性肿瘤的可能性比较大，可能是恶性的血管肉瘤。行CT引导下穿刺，但结果回报为“肾透明细胞癌”。于是行全身PET/CT，果然发现存在左肾癌，全身仅C_5一处转移灶。

患者肾癌C_5转移，压迫脊髓造成四肢不全瘫。目前最急迫解决的问题是挽救脊髓功能。肾癌对传统放疗不敏感，因此需要手术减压。SINS评分12分，属于潜在不稳定，根据Tomita生存期评估，患者原发灶为肾癌（2分）、无重要脏器转移（0分）、脊柱孤立转移（1分），因此患者的预期生存在2年以上，而且近年针对肾癌的靶向药物的进展，患者的生存期可能更长。因此有必要对

C_5 病灶做更为彻底的肿瘤切除。综合治疗方案依次为：①C_5 全椎切除；②腔镜下左肾切除；③C_5 术区放疗；④根据病理结果选择靶向药物或全身治疗药物。

由于肾转移灶血供极其丰富，为了减少术中出血、确保手术安全，术前 24 小时实施了肿瘤血管栓塞。随后进行了分期的后路附件肿瘤整块切除及固定，前路 C_5 椎体全切、钛网植入、钛板固定术（图 7–8）。术后患者颈痛缓解、四肢肌力上升 1 级，术后 2 周即转入泌尿外科进行后续治疗。

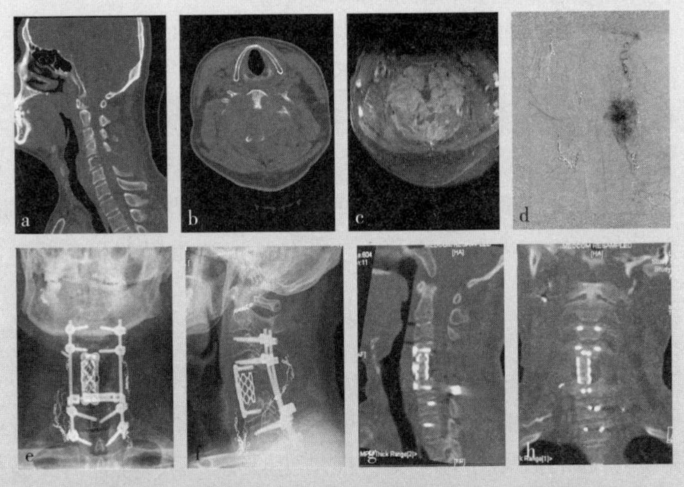

图 7–8 a 和 b，CT 矢状面及横断面图像显示 C_5 椎体溶骨性破坏性病灶，病变累及椎体超过 50% 及整个附件；c，MRI 横断面图像先试试肿瘤累及椎体及附件，形成的软组织团块侵袭椎管，造成脊髓严重压迫；d，术前肿瘤动脉栓塞；e 和 f，术后正侧位 X 线片；g 和 h，术后 CT 矢状面和冠状面重建片，显示 C_5 全椎切除，内固定牢固

（司马蕾 韦 峰）

第二节 脊髓压迫

脊髓压迫（spinal compression）是指具有占位特征的脊髓或椎管内病变，引起脊髓、脊神经根及其供应血管的压迫而造成脊髓功能障碍性疾病。脊髓压迫是脊柱转移性肿瘤最严重的并发症，可出现疼痛、肢体麻木、烧灼或针刺感等神经功能障碍，严重者可发生截瘫。转移性脊柱肿瘤远较原发性脊柱肿瘤常见，其中以胸腰椎为多见，其次为颈椎。容易产生脊椎转移的恶性肿瘤依次为：乳腺癌、肺癌、前列腺癌、肾癌、甲状腺癌、胃肠道肿瘤、妇科肿瘤和黑色素瘤。

脊髓受压后的变化与受压部位、范围、性质、速度及持续时间等有关。随着病因的发展和受压范围扩大，脊髓、脊神经根及其供应血管受压日趋严重，一旦超过代偿能力，就会造成脊髓水肿、变性、坏死等病理变化，出现脊髓半切、横贯性损害及椎管阻塞，引起受压平面以下的肢体运动、感觉、反射、括约肌功能及皮肤营养功能障碍，严重影响患者的生活质量。

一、病因

肿瘤对脊髓或神经根的直接压迫导致神经功能障碍，脊髓压缩所引起的截瘫分为4类：椎体变形或压缩、椎管内肿瘤侵犯、脊髓梗死和髓内转移。

脊髓压迫最常见的是由于椎体或椎弓根的膨胀或压缩所致，椎体破坏后形成压缩性骨折。椎管内肿瘤侵犯多由于肿瘤通过破坏的骨皮质直接侵犯硬膜外间隙所致，恶性淋巴瘤或肉瘤可从后纵隔或腹膜后经椎间孔侵及椎管内。脊髓梗死主要是由于脊椎广泛受累，或肿瘤在椎间孔压迫根动脉所致。肺癌也可通过直接侵犯脊柱和硬膜外而出现脊髓压迫。脊髓压迫

95%发生在髓外，其中70%发生在胸段，20%在腰段，10%在颈段。

二、临床表现

1. 疼痛　表现为不同程度的疼痛，与脊髓受压部位基本一致，开始为一侧，呈间歇性，用力、变换体位或躺卧等任何引起神经根受牵拉的情况均可诱发或加重疼痛；部分患者以背部疼痛为首发症状，其疼痛多为较深部位的剧烈阵痛或灼痛。随着肿瘤的生长可发展为双侧或持续性疼痛。

脊髓压迫患者最先出现的症状通常是疼痛，因此对于癌症患者新出现的疼痛应密切关注，警惕脊髓压迫等急症。

2. 运动障碍　弛缓性或强直性瘫痪，病理征阳性。

3. 感觉障碍　多起始于肢体远端，并呈上行性，逐渐蔓延出现“袜套样”感觉，如肢体麻木、针刺样疼痛、怕凉等。典型者可出现脊髓半切综合征，即病变水平以上的上运动神经元性瘫痪、深感觉障碍和病变对侧水平以下2~3节椎体的痛温觉减退。感觉改变可伴随或发生于运动功能障碍之后。

4. 自主功能障碍　是晚期和预后不良的症状，包括尿潴留、尿失禁、排便障碍、性功能障碍等。

三、诊断与评估

CT扫描和MRI平扫均可发现骨髓压迫，增强MRI可及时发现硬膜内外及髓内外和软脊膜疾病，可清晰显示受累椎体、附件、软组织肿块及脊髓受压的节段、范围和程度等，具有定位准、速度快、无创伤、不易漏检、反映疾病进展等优点，是脊髓压迫最常用的诊断方法。

四、治疗

脊髓压迫的治疗目的：①恢复和保留正常神经功能。②控制局部肿瘤。③保持脊椎稳定。④缓解疼痛。

选择治疗方案时，在了解各种治疗方法的适应证和不良反应的基础上，需综合以下方面分析患者患者的具体病情：原发肿瘤的生物学特性，对放射治疗或化学治疗的敏感性，症状及病情的发展速度，脊髓压迫平面及神经障碍程度，患者的全身情况。

（一）药物治疗

1. 缓解肿瘤症状药物　类固醇激素、双膦酸盐类和镇痛药可以防止或缓解脊髓压迫的症状。

（1）类固醇激素：在治疗脊柱转移瘤疼痛和脊髓神经病变急性期时有着重要作用，可以减轻脊髓水肿。地塞米松能迅速显著地改善运动功能，减轻患者的疼痛和控制神经系统症状的进一步恶化。建议除淋巴瘤患者外，对已出现症状的脊髓压迫，术前 5 ~ 7 d 通常每日给予地塞米松 16 mg，术后减量，再用 5 ~ 7 d。

（2）双膦酸盐类（bisphosphonates）：是人工合成的，与骨细胞具有高度亲和力的焦磷酸盐类似物。它的作用包括抑制破骨细胞对骨小梁的破坏和溶解、阻止骨肿瘤诱发的骨溶解和骨吸收等。

2. 抗肿瘤药　化疗敏感性肿瘤如淋巴瘤、生殖细胞肿瘤、神经细胞肿瘤等所致脊髓压迫的患者可选用化学治疗。抗肿瘤药适用于对化学治疗敏感的儿童肿瘤，作为对放射治疗敏感肿瘤的辅助治疗，放射治疗或手术部位复发而对化学治疗敏感的肿瘤。

（二）放射治疗

适应证：对放射敏感的肿瘤，已有病理性骨折及脊椎不稳定，脊椎稳定而已有神经损害者。

考虑到脊柱轴向不稳定性疼痛和脊髓神经的恢复，放疗前可实施稳定脊柱及神经减压的手术。接受手术为首选治疗方案的脊髓压迫患者，术后辅助放疗（在放射治疗或手术治疗的早期需加激素治疗，放疗会导致伤口感染和不愈合，脊髓压迫的患者手术前不应接受放疗，放疗应该被安排在术后伤口彻底愈合后进行）。不适合手术治疗的脊髓压迫患者应在 24 h 内接受放疗。

对于预后较好患者，传统放疗为 25 ~ 40 Gy 总照射剂量，分 8 ~ 10 次进行。照射的边界往往要大于病变区域，以弥补患者微动时产生的偏移。因此，邻近组织包括脊髓也会接受部分照射，放疗的剂量必须允许正常组织暴露在放射线下。对于预后较差的患者，通常推荐一次 8 Gy 的单剂量短程放疗。

立体定向放疗（stereotatic radiosurgery，SRS）是一种改进的放疗方法，又被称为立体定向放射外科治疗。SRS 和调强放疗均是让放射线更加精准地作用于病变部位，减少对正常组织的影响。SRS 可以使多束射线精确定位到病变节段，产生局部高剂量治疗，同时最大限度地保护邻近正常组织，尤其对于再放疗的病例其放射生物学优势远远大于传统放疗。SRS 对肉瘤、黑色素瘤、肾细胞癌、非小细胞肺癌和结肠癌等对传统放疗不敏感的肿瘤具有显著优势。

SRS 可以作为脊髓压迫的一种主要的独立治疗方式，又可作为一种辅助的治疗。剂量一般在 8 ~ 18 Gy。通常，SRS 可以一次治疗 1 个或 2 个脊柱节段，对大范围多节段病变，高能定位照射目前仍不适宜。

（三）外科治疗

适应证：顽固性疼痛，放射治疗无效的肿瘤，放射治疗后复发或恶化的部位，无手术禁忌，脊髓不稳定，椎体发生病理性骨折，椎管中骨碎片导致脊髓压迫。

掌握手术时机非常重要，手术可迅速解除脊髓压迫，术后神经功能都能有所改善，甚至是术前有大小便失禁和瘫痪的患者，但往往不能切除全部肿瘤，预后大多不良。

1. 传统的手术方式

（1）后路椎板切除内固定术：适用于肿瘤累及2个以上节段、拟行姑息性肿瘤切除，或肿瘤只破坏后侧附件。

（2）椎体切除术：根据病灶位置的不同手术方式不同，仅侵犯脊椎前中柱、局限于椎体内的病灶适用前方入路手术；肿瘤侵犯脊椎后方结构，适用联合后路手术；前后路联合入路切除肿瘤但一般情况较差无法耐受手术的患者适用单纯后路手术。

（3）全脊椎整块切除术：适用于孤立或局限的转移灶，原发病灶治疗有成效，预计生存期至少6个月。

2. 微创技术

（1）内镜脊柱手术：能够有效减少开胸手术所致并发症，如肺炎、肺不张、肺栓塞、气胸等。

（2）微创减压术：应用于不适合行开放手术、标准术式的患者，该术式最开始应用于腰椎退行性疾病，最近已被用于脊柱转移瘤的治疗。

（3）经皮椎体内固定术：适合骨折脱位、滑脱畸形、有显著疼痛的椎体塌陷患者。

（4）椎体增强技术：经皮注射骨水泥材料到转移瘤塌陷后的椎体中，对缓解疼痛非常有效。

（5）射频消融和冷冻治疗：适用于椎间盘组织、软骨、滑膜和椎体（后凸）成形术前对椎体内肿瘤的消融。

典型病例

患者男性，59岁。主因确诊左肺腺癌Ⅳ期多发骨转移2个月入院。患者2个月前干咳及颈部、左上肢、左髋部刺痛，NRS 6分，活动受限。行肺CT检查，左肺占位。MRI 示右侧髋骨骨质破坏，第 6 颈椎病理性骨折（图 7–3）。病理诊断：腺癌。临床分期 $cT_{2a}N_xM_{1b}$ Ⅳ期，多发骨转移，术后病理：低分化腺癌。完善基因检测示 EGFR 19 外显子缺失突变。给予口服吉非替尼 250 mg，1 次 / 日。

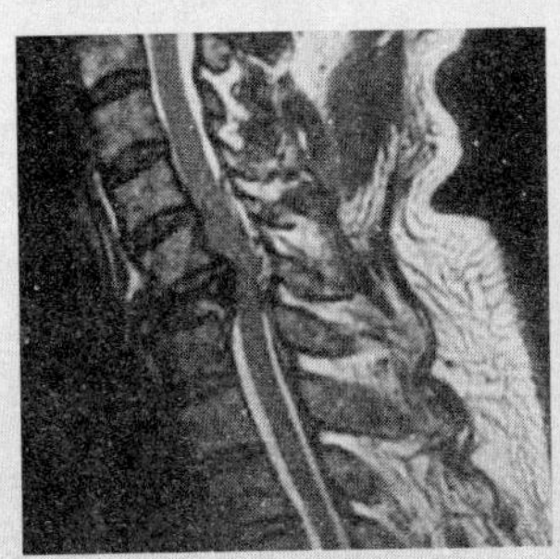
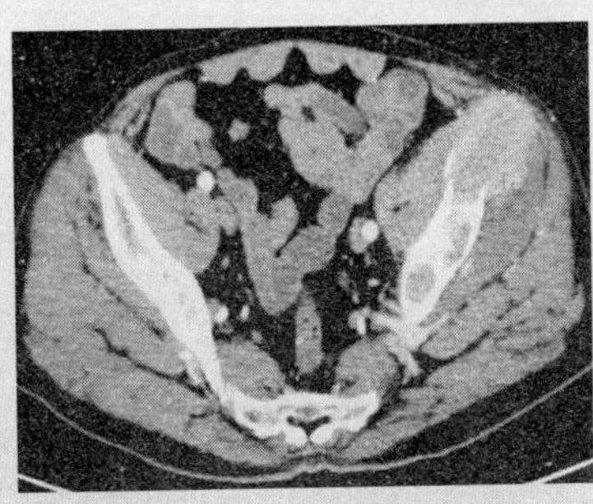

图 7–3 MRI：右侧髋骨骨质破坏，第 6 颈椎病理性骨折

该病例考虑肺癌全身多处骨转移，引起癌性疼痛，相应脊髓受压，颈部、左上肢及髋部活动受限，应用羟考酮联合加巴喷丁镇痛，联合地塞米松口服治疗，尽快接受唑来膦酸抗骨转移及局部放射治疗为主要方式。该患者左髋骨、颈椎局部放疗 19 次后，颈部、左上肢、左髋部刺痛症状明显缓解，NRS 2 分，最后停用镇痛药，颈部、左上肢及髋部活动明显好转。

（刘　波　寇芙蓉）

网上更多

教学 PPT　　微视频　　自测题

第八章

肿瘤内分泌系统病症的治疗

第一节 潮　　热

潮热（hot flash）是指突发的、短暂的面部红赤发热的感觉，常伴随心悸、焦虑，或伴有出汗及畏寒，严重影响生活质量，是绝经期妇女的常见症状之一，也是乳腺癌及卵巢癌术后或内分泌治疗后常伴发的主要不良反应之一。潮热是一种典型的时间性病症，由内分泌和自主神经功能障碍所致，其发热就像海水每天来潮一样，定时发作。

一、病因与发病机制

潮热、出汗是更年期特征性症状，是体内雌激素波动引起的血管舒缩功能异常所致，有的患者可伴有体温变化。潮热发生时，女性体内促卵泡激素（follicle-stimulating hormone，FSH）、黄体生成素（luteinizing hormone，LH）、肾上腺皮质激素（adrenocortical hormone，ACTH）、内啡肽、肾上腺素等都有不同程度升高。

（一）潮热与雌激素降低后 FSH、LH 增加的关系

绝经后雌激素水平降低、LH 增加可能是诱发潮热的原因之一。反复检测潮热患者血浆中 LH、FSH 浓度，发现潮热发作前垂体脉冲样释放 LH，潮热发作时间与血清 LH 上升浓度

相一致，症状程度与LH峰值高度成正比，而与FSH释放的关系尚未确定。LH释放所致生理性改变包括外周皮下血管舒张，中心体温下降，脉搏加快与排汗增多。LH脉冲式释放与血管舒缩症状的时间关系提示LH的释放可能触发体温调节功能失调。此外，垂体切除术者也有潮热的发生，但其促性腺激素低，且无LH脉冲式的释放。因此，LH的释放并非潮热发作的直接原因，潮热与LH释放可能均由垂体以上的中枢诱发。

（二）潮热与降钙素基因相关肽（calcitonin gene related peptide，CGRP）的关系

神经末梢CGRP的过度分泌和过度反应与潮热有明显关系，可能发病机制为CGRP的神经纤维大部分分布在心脏、脑、皮肤、血管周围，部分在子宫、卵巢，即卵巢间质和卵泡周围分布有CGRP的神经末梢。因此，CGRP的变化与雌激素的变化是一致的，当雌激素低下时，通过影响神经可刺激卵巢，使卵巢周围的血流增加，末梢分泌CGRP。此外，CGRP可使皮肤的末梢血管扩张而引起潮热的发生。

（三）潮热与5-羟色胺代谢的关系

雌激素分泌下降干扰了神经递质儿茶酚胺，引起多巴胺/去甲肾上腺素比例改变，影响5-羟色胺的代谢过程及正常分泌。而5-羟色胺系统与促性腺激素释放激素（gonadotropin-releasing hormone，GnRH）神经元、交感神经系统及体温调节中枢关系密切。中枢5-羟色胺系统活性增加直接或间接刺激GnRH神经元，并使体温调节中枢不稳定，导致潮热发作及LH释放增加。而且5-羟色胺本身也是低分子致热原，可加重潮热发作。

（四）潮热与下丘脑自主神经中枢的关系

雌激素水平下降时，下丘脑自主神经中枢的副交感神经稳定作用减弱，从而产生反应性交感神经张力过高，对颈交感神经发生作用，产生区域性血管扩张。头、颈、胸、背这些区域

的自主神经系统更敏感，因而此部位的潮热最为显著，这也证实了潮热易发生在面部及胸背部的原因。

二、临床表现

潮热通常与出汗、心悸同时出现，多由面部或者胸部开始，也可始于其他部位如颈后部，并迅速遍及全身，发作时可见到面部明显潮红。每次发作可持续 20 ~ 30 min，发作次数不定，可每周数次，一天数次，也可每隔数分钟一次。部分女性仅在夜间发生潮热、盗汗现象，而无白天发作的情况。天气变化和环境温度变化可加剧潮热症状。严重的潮热影响情绪、工作及睡眠，部分患者伴随晕厥症状，常使患者感到痛苦。

三、诊断

潮热多伴有出汗、心悸，有时为患者主观自觉症状，因此难以单独作为一项指标来进行评估，往往和其他症状体征结合起来综合评估和诊断。目前临床上缺乏一个有效的量表对潮热进行全面评估。

四、治疗

肿瘤相关性潮热，缺乏有效治疗手段，以对症治疗为主。物理疗法常用冰袋降温，药物治疗常用非甾体抗炎药、糖皮质激素等，疗效不明显，并易出现消化道不良反应，停药后容易反复。此外，潮热患者的一般处理方法如下所述。

（一）避免诱因

潮热多是间歇发作，且因人而异。更年期妇女日常应注意自己的活动、饮食、环境和情绪等变化，必要时也可记日记，帮助寻找避免诱发潮热的行为模式。

（二）戒烟酒和避免食用刺激性食物

烟、乙醇等会造成血压和精神方面改变，故伴有潮热的肿瘤患者不宜过多吸烟、饮酒，另外也应注意避免饮用咖啡、茶。

（三）放松锻炼

潮热出现时应注意稳定情绪，放松和沉思对于缓解潮热有一定作用。深呼吸运动有一定的作用，尽力排尽肺中的气体，然后扩张膈肌，深吸气，可在一定程度上控制潮热。

（四）中医中药治疗

1. 中药治疗

（1）阴虚型：补肾养阴，交通心肾。方药：知柏地黄丸合甘麦大枣汤或知柏地黄丸合天王补心丹。

（2）湿热型：健脾利湿退热。方药：参苓白术散加味。

（3）实热型：清热通腑退热。方药：大小承气汤加味。

2. 针灸治疗　取穴：合谷、阴陵泉、间使、三阴交、关元，根据证型加减配伍。

五、临床研究

日本学者进行了一项 meta 分析结果显示，文拉法辛和加巴喷丁可在一定程度上改善肿瘤患者的潮热症状。美国 FDA 在 2014 年批准了帕罗西汀用于治疗由绝经引起的中重度血管舒缩性症状，但是对于肿瘤相关性潮热的应用价值仍待进一步研究。我国中医学采取疏肝凉血汤剂在改善潮热症状上有一定疗效。

典型病例

患者女性，45 岁。主因左乳腺癌术后 2 年入院。患者 2 年前自觉左侧乳腺外上象限一肿物，B 超引导下肿物穿刺活检，病理检查提示左侧乳腺浸润性导管癌。给予 AT 方案新辅助化疗 2 周期，评价 PR，后行左乳腺癌改良根治术，术后病理：浸润性导管癌，肿瘤大小 1.5 cm × 1 cm × 0.8 cm，脉管癌栓阳性，切缘阴性，淋巴结转移 7/23。免疫组化：ER 90%+，PR 60%+，Ki-67. 3%，HER-2 3+。术后分期 $ypT_1N_2M_0$ ⅢA 期。术后继续给予 AT 方案化疗 2 周期，左胸壁及左锁骨上下区域放疗，并给予曲妥珠单抗治疗 1 年。之后口服他莫昔芬至今。患者近期出现潮热，伴有易激惹、抑郁、健忘、疲倦、乏力等症状，干扰和影响睡眠，引起精神状态欠佳。

该病例患者既往乳腺癌术后病史，给予放化疗及内分泌治疗，治疗后出现潮热明显，考虑为抗肿瘤治疗所致。目前尚缺乏有效治疗手段，嘱患者避免饮用咖啡、茶等刺激性物品，可让患者放松、沉思，多做深呼吸运动，使用疏肝凉血汤剂后有所改善。

（付　强　孙志伟）

第二节 多　汗

多汗症（hidrosis）是指多种病因导致的局部或全身皮肤出汗量异常增多的现象。一般而言，出汗是调节体温的正常现象，环境温度升高、运动、情绪激动和发热都是多汗的常见原因，但肿瘤患者出现的多汗症处理可能会很棘手。全身性多汗症主要是由其他疾病引起的广泛性多汗，如感染性高热等。真正全身性多汗症少见，即使是全身性疾病所致的多汗症也主要发生在某些部位。局部性多汗症常发生于儿童或青少年，往往有家族史，有成年后自然减轻的倾向。

一、病因与发病机制

（一）疾病性

多汗多由肿瘤患者内分泌失调和激素紊乱引起。肿瘤患者合并基础疾病，如甲状腺功能亢进症、垂体功能亢进症、妊娠、糖尿病、神经系统疾病及一些遗传性综合征等可导致多汗；肿瘤治疗导致的性激素缺乏亦可导致多汗，如乳腺癌使用他莫昔芬或放化疗导致停经，前列腺癌使用促性腺激素释放激素类药物等；某些肿瘤患者出现多汗，尤其在夜间，是类癌的表现，发病机制可能为：①白细胞浸润或肿瘤坏死导致的致热原释放。②肿瘤释放的某种物质可直接作用于下丘脑，间接通过内源性致热原发挥作用。致热原诱导前列腺素级联反应，导致出汗，伴或不伴发热。

（二）功能性

多汗大多与精神因素有关，如精神紧张、情绪激动、愤怒、恐惧及焦虑等。肿瘤患者合并缺氧、栓塞、病理性骨折时，也会引起多汗，为交感神经失调所致。

（三）药源性

有些药物可致发热引起多汗。如乙醇可引起血管扩张导致多汗，吗啡、三环类抗抑郁药也常导致多汗。肝转移和使用吗啡是引起多汗的危险因素，在肝转移灶进展时尤为明显。

二、临床表现

肿瘤负荷过大或者肿瘤伴随疾病引起的广泛性多汗，如巨块型淋巴瘤导致的肿瘤性发热，晚期肿瘤患者全身转移，感染引起败血症性高热，内分泌失调和激素紊乱，均可导致全身性多汗。多汗部位主要在掌跖、腋窝、会阴部，其次为鼻尖、前额和胸部。多汗呈短暂或持续性，情绪波动时更明显，掌跖多汗往往伴有手足潮冷或发绀现象。

三、诊断与评估

详尽的病史询问有利于多汗症的诊断。夜间多汗提示可能为淋巴瘤；伴头痛、心悸、潮红、恶心、呕吐和腹痛提示可能为嗜铬细胞瘤；伴皮肤特发潮红、水样大便和哮喘提示为类癌综合征。合并用药，如对乙酰氨基酚或阿司匹林等可导致多汗。精神或情绪应激可导致多汗症。应注意有无嗜铬细胞瘤、心血管疾病、脊髓损伤、交感神经切除和腮腺外科等手术史。也应注意有无毒性甲状腺肿或家族性自主神经功能异常的家族史。

多汗的评估方法包括：每日记录症状，三度分级法，严重程度评分法，六点比率评分法，目前仍缺乏一个可靠的评估标准。

四、治疗

1. 纠正可逆转因素

（1）降低环境温度：减少产热，增加通风，使用风扇，穿纯棉服饰有助于汗液表面蒸发。

（2）感染患者使用合适足量的抗生素，采用对乙酰氨基酚 1 g 口服或经直肠给药，每日 4 次，可有效减轻败血症引起的多汗。

（3）绝经后的激素替代治疗，可使用甲羟孕酮 20 mg，bid；可乐定 100 μg，qn。

（4）三环类抗抑郁药或者选择性 5- 羟色胺再吸收抑制剂导致的出汗，可改用文拉法辛或者米氮平。

（5）若由吗啡导致的多汗，可换用其他阿片类药物。

2. 药物治疗

（1）常用的止汗药包括 20% ~ 25% 氯化铝溶液、0.5% 醋酸铝溶液、3% ~ 5% 甲醛溶液、5% 明矾溶液、5% 鞣酸溶液。外用药使用次数过多，会引起局部干燥、轻度皲裂或严重刺激现象，因此晚期肿瘤患者通常不推荐使用。

（2）镇静药（苯巴比妥、异戊巴比妥、司可巴比妥、氯美扎酮等）及小剂量抗焦虑药（地西泮、羟嗪、多塞平等）对情绪性多汗症有效。

（3）抗胆碱药如溴丙胺太林、盐酸山莨菪碱等对某些多汗患者暂时有效，但视物模糊、口干、便秘和尿潴留等不良反应阻碍了它们的长期应用。以上措施均无效时，也可考虑沙利度胺 100～200 mg，qn。

（三）非药物治疗

自来水离子电泳疗法，肉毒杆菌毒素 A（BTX-A）局部注射，以及手术治疗（选择性切除第 2-4 对胸交感神经），对晚期肿瘤多汗患者治疗效果有限，故应慎用。

五、临床研究

采用肉毒杆菌毒素 A 200 U 分 6 点皮内注入每侧腋部，治疗严重腋部多汗的双盲对照试验结果显示治疗效果良好，且无严重不良反应；肉毒杆菌毒素 A 120 U 分 6 点注射掌部皮下治疗掌部多汗也有效，仅少数患者发生轻度可逆性手握力减弱，持续 2～5 周。

典型病例

患者男性，44 岁。主因左侧扁桃体肿大 5 个月就诊。5 个月前患者因咽部疼痛发现左侧扁桃体肿大，抗感染治疗效果不佳，伴有盗汗，无发热。20 天前行左侧扁桃体及肿物扩大切除术，术后病理：非霍奇金淋巴瘤，弥漫大 B 细胞淋巴瘤，非生发中心型。免疫组化：CD20+，CD3−，CD5−，CD21−，CD10−，Bcl-2−，

Bcl-6+80%，Cmyc+60%，Ki67+80%，Mum-1+，细胞周期蛋白 D1-。术后全身 PET-CT 未见明确高代谢。术后患者一般情况可，未再出现盗汗症状。给予患者 R-CHOP 方案治疗。

该病例中患者起病时出现盗汗，考虑为淋巴瘤引起的 B 症状。行肿瘤切除术后，盗汗症状消失。

（付 强 孙志伟）

第三节 副肿瘤综合征

副肿瘤综合征（paraneoplastic syndromes，PNS）是由肿瘤产物（包括异位激素的产生）异常的免疫反应（包括交叉免疫、自身免疫和免疫复合物沉着等）或其他不明原因，引起内分泌、神经、消化、造血、骨关节、肾及皮肤等系统发生病变，从而出现相应的临床表现。这些表现不是由原发肿瘤或转移灶所在部位直接引起的，而是通过上述途径间接引起，故称为 PNS。PNS 可累及全身多个器官，但主要表现为神经系统和内分泌系统的累及。若累及神经系统，称之为神经系统 PNS。

早在 1888 年，Oppenheim 描述了 1 例恶性肿瘤合并周围神经病的病例。1889 年，他又描述了 1 例淋巴肉瘤合并延髓性麻痹，认为这是第一例肿瘤中枢神经系统远隔效应。1890 年 Auche 报道了胃、胰腺、子宫的恶性肿瘤合并周围神经病。1956 年 Guichara 首次提出 PNS 的概念。1962 年 Liddle 因发现肿瘤组织可分泌促肾上腺皮质激素（adrenocorticotropic hormone，ACTH），提出了异位激素的概念。进入 20 世纪，PNS 发病率逐渐提高，从最初报道的 1% 升至 10%～20%；其发病机制的研究也得到进一步深化，已认识到 PNS 跟抗 Hu 抗体、抗 Ri 抗体、抗 Y_o 抗体、抗 Tr 抗体、抗 CV2 抗体、抗 zic4 抗体、抗 R/Q 型 VGCC 抗体等有关。

目前约 75% 的肿瘤患者可并发 PNS，其中肺癌 PNS 发生率就为 10%～20%。PNS 可以为急性、亚急性或慢性病程，临床表现复杂且界定困难，可发生在肿瘤发现之前、之后或同时。PNS 对肿瘤早期筛查具有重要的意义，如匐行性回状红斑是最典型的一种 PNS，82% 的患者可发现恶性肿瘤。因此，PNS 尽管错综复杂，但可对肿瘤患者的诊疗提供有价值的线索。

一、病因与发病机制

1. 肿瘤自分泌或旁分泌某些直接损害神经系统的物质引起，如激素样物质和细胞因子。肿瘤产生的激素样物质可引起高钙血症、无力以及行为异常；异位 ACTH 可造成库欣综合征和行为异常；白细胞介素 -1 和肿瘤坏死因子可造成肌肉萎缩和无力。

2. 全身性或潜在的肿瘤导致的自身免疫性反应，即“分子模拟发病机制”。肿瘤细胞表达和神经组织相同或相似的抗原介导的免疫应答不仅抑制了肿瘤细胞的生长，而且产生抗神经元抗体，进而造成神经功能缺失。这些抗体在致病发病机制中的作用可能为癌细胞和宿主中枢神经系统神经元存在共同的抗原决定簇而导致自身交叉免疫反应。

3. 有条件致病病毒感染、肿瘤细胞分泌的神经毒性物质的作用，以及肿瘤细胞和宿主神经元竞争某一必需营养物质等。

二、临床表现

PNS 根据受损部位不同表现为不同的临床症状和体征。

（一）机体不同器官系统的副肿瘤综合征

1. 神经系统副肿瘤综合征　是指非肿瘤直接侵犯所致的

中枢神经系统、周围神经、肌肉或神经肌肉接头处的病变，可累及神经系统所有部位，如脑、脊髓、周围神经、肌肉及神经肌肉接头处等，分为中枢神经损害和周围神经损害。可先于肿瘤发生，也可晚于肿瘤发生。通常为亚急性起病，渐进性发展，表现形式繁杂，如亚急性小脑变性、亚急性脊髓小脑变性、副肿瘤性脑脊髓炎、僵人综合征、进行性多灶性脑白质病、Lambert–Eaton 综合征、重症肌无力、副肿瘤边缘性脑炎、周围神经病变、视性眼阵挛 – 肌阵挛综合征等。

原发肿瘤发病率最高的为肺癌，其次为乳腺癌，也有报道发生于其他肿瘤，如卵巢癌、宫颈癌、直肠癌、前列腺癌、淋巴瘤等。不同肿瘤中神经系统 PNS 表现类型不同，亚急性小脑变性最常见于卵巢癌，肺癌、乳腺癌、淋巴瘤；亚急性脊髓小脑变性多见于肺癌和乳腺癌；脑脊髓炎多发生于小细胞肺癌；僵人综合征多见于乳腺癌、霍其金病、胸腺瘤；进行性多灶性脑白质病多见于白血病、非霍奇金淋巴瘤、霍奇金病；Lambert–Eaton 肌无力综合征多于淋巴瘤、肺癌、胸腺瘤等，胰腺癌、乳腺癌、直肠癌、肾癌、前列腺癌、子宫癌等患者也可出现；重症肌无力多发生于胸腺瘤；亚急性感觉性神经病常见于肺癌；副肿瘤边缘性脑炎多见于小细胞肺癌、霍奇金病、胸腺瘤；周围神经病变多见于肺癌；视性眼阵挛 – 肌阵挛综合征儿童多见于神经母细胞瘤，成人多见于肺癌、宫颈癌、卵巢癌、乳腺癌、淋巴瘤等。

2. 内分泌系统副肿瘤综合征　肿瘤代谢可引起机体内分泌代谢障碍，导致内分泌系统 PNS。其内分泌紊乱可涉及机体多种激素，如异位 ACTH 导致库欣综合征、异位黑色素刺激素异常导致黑棘皮病、异位抗利尿激素引起低钠血症、异位促红细胞生成素引起红细胞升高、异位甲状旁腺激素异常引起高钙血症、异位促性腺激素引起男性乳房发育、异位降钙素引起低钙血症、异位生长激素导致杵状指或骨关节病、异位胰岛素及类似物引起低血糖、异位胰高血糖素导致高血糖等，其他诸如异位促甲状腺素、促红细胞生成素、促胃液素、5- 羟色胺、催乳素、肾素及肾素样物质、绒毛膜促性腺激素、前列腺素等激素异常也可引起相关 PNS。

由此可见，内分泌紊乱涉及的器官系统广泛，包含皮肤、泌尿系统、骨关节、血液等多方面，具有较大重叠性，这与激素的作用范围广泛有关。引起内分泌 PNS 的原发肿瘤也各不相同，如胰岛细胞瘤、间皮瘤、肝癌等易引发低血糖，肾癌易引发红细胞增多症，肺癌、类癌、神经母细胞瘤、甲状腺髓样癌、嗜铬细胞瘤、胸腺瘤等可引起库欣综合征，肺癌、霍奇金病、肾母细胞瘤等可导致肾素升高引发高血压。值得注意的是，某些肿瘤也导致多种内分泌 PNS，如肺癌可分泌 20 余种激素、活性物质等进而引发涉及多器官的内分泌 PNS，如库欣综合征、高肾素性高血压、杵状指、低血糖、人绒毛膜促性腺激素增高综合征等。

3. 风湿性副肿瘤综合征　主要是肿瘤引起的自身免疫性疾病，可表现为关节炎、副肿瘤性骨关节病、红斑狼疮、皮肌炎、结缔组织淀粉样变性、硬皮病等。90% 以上的肺癌与胸膜间皮瘤患者可以出现肥大性骨关节病；淋巴瘤、肺癌、乳腺癌及生殖系统肿瘤患者可并发系统性红斑狼疮；淋巴瘤、肺癌、鼻咽癌、乳腺癌、胃癌、子宫癌患者常发生皮肌炎；骨髓瘤、肾癌与淋巴瘤患者可出现结缔组织淀粉样变性；其他肿瘤如急性白血病、结肠癌、胰腺癌及中枢神经系统肿瘤也可伴发风湿性 PNS。

4. 皮肤副肿瘤综合征　黑棘皮病与肿瘤分泌生长因子激活皮肤中胰岛素样生长因子有关，或者由异位色素刺激素异常引起的；白癜风则与白介素 -6 及粒细胞 - 巨噬细胞集落刺激因子或与肿瘤坏死因子 -α 有关；瘙痒与肿瘤产生的组胺、癌胚抗原等生物活性物质的释放刺激感觉神经有关，也与肿瘤引起的自身免疫导致细胞溶解并释放炎症介质有关；带状疱疹主要因为肿瘤患者化疗后抵抗力下降易于感染或激发体内潜伏的水痘带状疱疹病毒，也暗示体内存在严重的代谢负担；环形红斑和匍行性回状红斑发病机制尚不完全明确，可能与免疫异常启动有关。

5. 泌尿系统副肿瘤合征　主要包括膜性肾小球肾炎、膜增生性肾小球肾炎、毛细血管外新月形肾小球肾炎。其中，膜性肾小球肾炎占60%～70%，其原发肿瘤以肺癌和消化道肿瘤最多；膜增生性肾小球肾炎临床表现为急性肾炎、肾病综合征、肾功能不全等，多发生于淋巴瘤、白血病，在黑色素瘤、肾母细胞瘤等肿瘤中也可发生；毛细血管外新月形肾小球肾炎主要发生于霍奇金病和非霍奇金淋巴瘤；值得注意的是，少数骨髓瘤、肾癌以及淋巴瘤患者可以合并肾、心脏及中枢神经系统继发性淀粉样变性。

6. 血液系统副肿瘤综合征　红细胞增多症是由于促红细胞生成素生成过多引起，某些肿瘤细胞如肝癌、肾癌细胞可产生促红细胞生成素，肿瘤压迫使肾缺血，也可导致肾实质分泌促红细胞生成素增多；贫血可与骨髓侵犯、肿瘤导致促红细胞生成素生成减少、自身免疫性溶血有关，值得注意的是，肿瘤本身出血及化疗等都可造成贫血，与PNS导致的贫血往往相互重叠交错；白细胞增多症原因为某些肿瘤可产生粒细胞集落刺激因子；血栓为凝血发病机制异常引发，可能为血小板流经肿瘤内膜时非正常损耗而导致高凝状态，以及肿瘤因子激活内源性、外源性凝血有关；血小板增多症与肿瘤引起促进巨核细胞生成的体液因子增多相关，肿瘤导致的缺铁、组织坏死、血小板损耗也可导致血小板升高；非细菌性心内膜炎由肿瘤分泌的黏蛋白导致纤维蛋白在心瓣膜上沉积所致。

（二）副肿瘤综合征共同的临床特点

1. 多数患者的PNS症状出现于肿瘤之前，可在数年后才发现原发性肿瘤。

2. 亚急性起病，数天至数周症状发展至高峰，而后症状、体征可固定不变，患者就诊时多存在严重的功能障碍或劳动能力丧失。

3. PNS 的特征性症状包括小脑变性、边缘叶脑炎等，均提示副肿瘤性。小脑变性患者除眩晕、复视及共济失调，可出现轻度跖反射伸性。

4. 脑脊液中细胞数增多，蛋白和 IgG 水平升高，电生理检查可见相应的周围神经或肌肉病变。

需要强调的是，约有 20% 患者即使尸检也查不到原发肿瘤，这可能是由于患者的免疫应答成功地抑制了肿瘤的生长及转移。这可能也是个别患者出现自发性缓解的原因。

三、诊断

PNS 诊断困难，必须要确定该综合征与肿瘤无直接关系。PNS 主要依据患者的临床表现及相关抗体检查，原发性肿瘤发现前易误诊，临床遇到持续神经系统症状难以解释的患者，应疑诊 PNS，神经科医生需警惕该综合征。

（一）诊断标准

参照汤献猷主编的《现代肿瘤学》第 3 版，先排除以下几点：

1. 由原发和转移性肿瘤在局部生长引起的症状和体征。

2. 肿瘤伴发的感染，或肿瘤堵塞自然腔道而继发感染。

3. 因肿瘤造成进食困难，消化、吸收功能障碍所产生的水和电解质紊乱。

4. 肿瘤治疗引起的毒性和不良作用。

5. 在排除了肿瘤直接造成的原因后，还应当具备以下第 1、2 点中任一点，同时具备第 3 点，即可确立 PNS 的诊断。

（1）该综合征的发展与肿瘤的病情进展呈平行关系。

（2）除外能引起该综合征的非肿瘤疾病。

（3）在这类综合征患者中，有比自然人群更高的肿瘤发生率。

注：因有些 PNS 可造成正常组织和脏器的永久损害，即使肿瘤被治愈，综合征却依然存在，因而显示不出第 1 特点。

（二）新诊断标准

Graus 等在 2004 年提出了 PNS 的新诊断标准，分为肯定的 PNS 及可疑的 PNS。

1. 肯定的 PNS　①具有典型的神经系统疾病的临床症状，并且在症状出现后 5 年内发现肿瘤。②非典型的神经系统疾病的临床症状，但只给予肿瘤治疗后症状减轻或有明显的改善，但首先要排除症状自发性缓解的情况。③非典型神经系统疾病的临床症状，但抗神经元抗体（特征性或非特征性）阳性，并且在症状出现后 5 年内发现肿瘤。④典型或非典型神经系统疾病的临床症状，具有特征性的抗神经元抗体（抗 Hu、Yo、CV2、Ri、Ma2 或 amphiphysin），但未发现肿瘤。

2. 可疑的 PNS　①具有典型的神经系统疾病的临床症状，未发现抗神经元抗体及肿瘤，但为易患肿瘤的高危人群。②典型或非典型神经系统疾病的临床症状，具有部分特征性的抗神经元抗体，但未发现肿瘤。③典型或非典型神经系统疾病的临床症状，没有抗神经元抗体，并且在症状出现后 2 年内发现肿瘤。

（三）相关抗体

患者血清和 CSF 中可检出 5 种与本综合征有关的主要抗体。①抗 Hu 抗体（抗神经元抗体），与副肿瘤性脑脊髓炎有关。②抗 Yo 抗体，是特异性抗小脑 Purkinje 细胞抗体（anti-Purkinje cell antibody，APCA），与副肿瘤性小脑变性和生殖系统或妇科肿瘤有关。③抗 Ri 抗体（抗神经元骨架蛋白抗体），与副肿瘤性视性眼阵挛 - 肌阵挛综合征和乳腺癌相关。④癌症相关性视网膜病抗体。⑤抗电压门控钙通道抗体，见于 Lambert-Eaton 综合征及僵人综合征患者。前三种抗体具有相当的特异性，可证实癌肿的存在，提示医师针对相关的脏器进行检查。

某些PNS患者有特征性表现，如小脑变性、副肿瘤性视性眼阵挛-肌阵挛综合征及Lambert-Eaton综合征等常提示与肿瘤有关。若系统检查未发现癌肿，需定期复查。脑脊液（cerebrospinal fluid，CSF）及电生理检查有助于诊断，血清或CSF特异性自身抗体可确诊PNS或提示潜在肿瘤。PNS相关的抗体、临床综合征和肿瘤参照表8-1。

表8-1 副肿瘤综合征相关的抗体、临床综合征和肿瘤

抗体	临床综合征	肿瘤
Hu	感觉神经病 感觉神经元病 亚急性小脑变性 边缘叶脑炎	小细胞肺癌
Yo	亚急性小脑变性	卵巢癌、乳腺癌
Ri	亚急性小脑变性	乳腺癌
PNMA2（Ma2）	边缘性脑炎 脑干炎	生殖细胞肿瘤
CV2（CRMP5）	感觉神经病 亚急性小脑变性	小细胞肺癌 胸腺瘤
Tr	亚急性小脑变性	淋巴瘤
NMDA受体	边缘性脑炎	畸胎瘤或者无肿瘤
VGKC	边缘性脑炎 神经性肌强直	小细胞肺癌或者无肿瘤
GABA受体	脑炎伴严重癫痫	小细胞肺癌
AMPAR	边缘性脑炎	肺癌、乳腺癌、胸腺癌

四、治疗和预后

PNS尚无特效疗法，大多数PNS是免疫介导的，因此临

床一般采用两种方法：治疗原发肿瘤来清除抗原来源和抑制免疫应答反应。PNS 早期诊断，积极控制原发肿瘤，可使部分患者症状缓解，延长生存。免疫抑制对于某些患者有益，如重症肌无力，通过血浆置换或静脉给予免疫球蛋白，短期内可以有效抑制免疫应答和改善神经系统症状。此外，对于免疫介导的 PNS，尤其是以脱髓鞘特征为主的患者，血浆置换、静脉注射用人免疫球蛋白和免疫抑制治疗或许有效。由抗体介导的疾病，可进行特异性抗 B 细胞治疗，例如利妥昔单抗。小样本研究显示利妥昔单抗治疗僵人综合征、皮肌炎、抗 Yo 抗体阳性副肿瘤性小脑变性和抗 Hu 抗体相关脑脊髓炎是有效的。

抗肿瘤治疗和免疫抑制治疗的联合可能增加治疗毒性，因此应筛选合适患者进行免疫治疗。对于正在接受化疗且神经系统症状进展的患者，免疫抑制药和免疫调节治疗包括口服或静脉给予皮质醇和静脉注射用人免疫球蛋白，而血浆置换有效率低。对于未接受化疗且神经系统症状进展的患者，应更积极地进行免疫抑制治疗，如口服或静脉使用环磷酰胺、他克莫司或环孢素等。

PNS 的治疗效果除了取决于原发肿瘤的控制情况外，还取决于对抗 PNS 发病机制的药物干预是否足够有效，以及 PNS 已造成的器质性损伤是否可逆，大部分研究认为 PNS 的出现预示着预后不良。

五、研究进展

PNS 并不是单指某一特定症状或反应，而是一个症候群，对其以治疗原发肿瘤为主，并可联合免疫抑制治疗。大多数特定的血清自身抗体在 PNS 发病机制中的作用尚未完全阐明。患者血清中发现越来越多的抗神经元抗体，且部分抗体与某些肿瘤之间具有对应性。例如，小细胞肺癌的 Lambert-Eaton 综合征患者，体内存在与癌细胞及神经－肌肉接头处钙通道起反应的 IgG 抗体，而导致镜下钙通道部位电子紊乱现象，当这种异常的 IgG 用血浆置换法清除后，患者症状即消失，如将患者的 IgG 注入被试验动物，即产生 Lambert-Eaton 综合征的症状。另外，副肿瘤性小脑变性、副肿瘤性脑脊髓炎和副肿瘤性视性眼痉挛 - 肌阵挛综合征的患者血清及 CSF 中均有自身抗体发现。

典型病例

患者女性，54 岁。主因咳嗽、气短 1 周入院。患者 1 周前无明显诱因出现气短、咳嗽，伴有乏力、厌食、恶心等，胸部增强 CT 提示：左肺门肿块，大小 6 cm × 5 cm，毛刺状，伴双侧纵隔淋巴结肿大。支气管镜病理：小细胞肺癌。腹部超声：左肾上腺占位，考虑转移。脑 MRI（-），骨扫描（-）。诊断：左肺小细胞肺癌Ⅳ期（$cT_2N_2M_1$）。实验室：血钠 117 mmol/L，氯 80 mmol/L，继而查尿钠 7.9 g/24 h（3～5 g/24 h）。

该病例为左肺小细胞肺癌Ⅳ期合并低钠血症，患者化验示血钠降低，尿钠升高，考虑诊断为抗利尿激素分泌失调综合征（SIADH）。针对原发小细胞肺癌，给予依托泊苷 + 卡铂方案化疗；此外，限制患者液体入量，并给予患者高渗盐及托伐普坦（一种 AVP 拮抗剂）治疗，复查患者血钠逐渐上升。

（付　强　孙志伟）

网上更多

教学 PPT　　微视频　　自测题

第九章

其他症状

第一节　营养不良

营养不良（malnutrition）一般是指由于蛋白质、热量或其他营养素缺乏或者过量而导致的一种营养状态，对机体组成、功能、临床结局有不良的影响，包括营养摄入不足、吸收不良或者丢失过多而导致的营养不足的状态，也包括由于营养摄入过多而导致的营养过剩的状态。住院患者的营养不良一般是指营养不足。

营养不良是恶性肿瘤患者的常见并发症。根据国内外相关文献报道，恶性肿瘤患者营养不良的发生率为 31% ~ 85%，40% 患者体重下降超过 10%。20% ~ 50% 的恶性肿瘤患者死于营养不良或恶病质，而非肿瘤本身。严重的营养不良造成患者生活质量下降、器官功能障碍和并发症增加，影响进一步抗肿瘤治疗，降低生存时间。因此，提高对肿瘤患者营养状况的重视，及时进行准确有效的营养评估及营养治疗是非常必要的。

一、病因

肿瘤患者的营养状况与肿瘤类型、部位、大小和分期等密切相关，不同类型的肿瘤患者营养不良发生率相差很大。肿瘤患者营养不良的发生主要与以下 3 个方面有关。

1. 疾病因素　恶性肿瘤患者的代谢与正常人有较大的区别，肿瘤细胞具有无限增殖的能力，与人体正常细胞争夺营养物质，消耗大量能量。加之机体患肿瘤后出现的生理应激状态，使人体出现代谢异常，包括全身葡萄糖更新加快、葡萄糖乳酸盐循环和生糖氨基酸的异生作用加强、类胰岛素抵抗及肌肉蛋白合成下降等，营养状况逐渐恶化，导致机体出现营养不良。

肿瘤作用于机体免疫系统，分泌大量细胞因子，介导了恶性肿瘤患者的食欲变化，如IL-1和TNF可促进中枢神经系统的神经传递素分泌，同时还可激活葡萄糖敏感的神经元，从而起到抑制患者食欲的作用。

肿瘤的代谢产物进入血液循环常引起患者产生厌食、味觉异常、发热等，造成营养物质摄入减少，消耗增多，能量利用效率下降。因此，大部分恶性肿瘤的患者都存在营养不良。

2. 治疗因素　抗肿瘤治疗也是造成患者营养不良的重要因素。手术本身对患者的应激、创伤及麻醉、术后疼痛等可造成患者进食量减少，同时也影响患者胃肠道的消化与吸收功能，尤其是在消化道肿瘤患者中，如胃次全切除术后，患者胃容积变小，严重影响患者食物的摄入量；当肿瘤生长在肠道时，大部分小肠被切除后，易导致食物的消化吸收能力下降，引起患者营养不良。

放疗、化疗等抗肿瘤治疗在治疗肿瘤时对增殖较快的消化道黏膜上皮细胞也有一定的杀伤作用，引起黏膜溃疡，食物不易被吸收。此外，化疗药物引起的胃肠道反应进一步加重营养不良的形成，使机体综合耐受能力下降；同时使患者的免疫功能受损，易合并感染，加剧了能量的消耗。

3. 医源性因素　一些人认为恶性肿瘤患者发生营养不良不可避免，导致营养不良的临床治疗不积极，许多患者在营养不良的状态下接受抗肿瘤治疗（包括手术、放疗和化疗），以致患者对抗肿瘤治疗的耐受力下降，疗效欠佳，不良反应增加。

4. 社会、心理因素 肿瘤患者治疗的经济问题、肿瘤疾病本身和抗肿瘤治疗引起的抑郁、焦虑、恐惧、无望感等社会、心理因素和负性情绪常使患者食欲下降，进而促进营养不良的发生。

二、对肿瘤患者的影响

营养不良对肿瘤患者的影响包括细胞、生理及心理三个层次。

1. 细胞水平 营养不良削弱了机体对病原微生物的防御能力，增加了感染风险，导致术后营养相关并发症的发生率升高、延缓术后伤口愈合或愈合不良。

2. 生理水平 营养不良导致呼吸肌、心肌等肌肉及脂肪的丢失，进而使内脏器官发生萎缩。

3. 心理层面 营养不良可使患者感到疲劳、焦虑、无望感、冷漠、畏食，进而延长了疾病恢复时间。

总之，营养不良降低了患者的生活质量，影响抗肿瘤治疗的效果，增加了医疗费用及化、放疗的不良反应，严重影响抗肿瘤治疗的实施，甚至中断或终止，最终影响患者的生存与预后。

三、营养风险筛查与营养状况评估

美国肠内肠外营养学会（American Society for Parenteral and Enteral Nutrition，ASPEN）针对肿瘤患者营养支持治疗的指南指出，营养支持在肿瘤患者的手术、化疗、放疗等治疗过程中并不需要常规使用，但如果存在营养不良或有营养不良的风险时，进行营养支持是必要的。

对恶性肿瘤患者进行合理的营养支持治疗，首先要做的是准确的评估患者的营养状况，需要分两个步骤，第一步是进行初步筛查，然后结合临床对患者进行详细的综合评估，两者是延续的过程，不能混为一谈。

1. 营养风险筛查　临床上常用的有患者自评主观全面评定量表（Scored Patient-Generated Subjective Global Assessment，PG-SGA）、主观全面评定量表（Subjective Global Assessment，SGA）、营养风险筛查量表2002（Nutritional Risk Screening，NRS2002）、通用型营养不良筛查工具（Malnutrition Universal Screening Tool，MUST）、微型营养评定（Mini Nutritional Assessment，MNA）。

患者自评主观全面评定量表（PG-SGA）是根据SGA修改而成的一种使用较广泛的粗筛量表，是美国营养师协会所推荐的应用于肿瘤患者营养筛选的首选方法。PG-SGA的优点在于将患者的主观感受和医生的评价有机地结合起来进行总体评分。营养风险筛查量表2002（NRS 2002）是目前循证医学依据最充分的营养风险筛查工具。2005年，中华医学会肠外与肠内营养学分会将NRS2002推荐为对中国住院患者进行营养风险筛查的工具。NRS2002的优点是其建立在循证医学的基础上，简便易行，具有很好的适应性，在中国住院患者的适用性达99.5%。

2. 营养状况评估　营养筛查后，有营养风险的患者还要经过综合判断来明确是否需要接受营养支持治疗。评价指标主要包括病史、体格检查、实验室检查、机体测量等多项指标。

（1）病史：肿瘤疾病史、既往疾病史、膳食调查、药物史、经济状况等会影响患者对营养治疗的接受程度。

（2）体格检查：观察脂肪组织、肌肉组织消耗程度、水肿和腹腔积液、头发和指甲的质量、皮肤和口腔黏膜等，有助于评价能量和蛋白质缺乏的严重程度。

（3）实验室检查：包括血浆蛋白、血尿素、肌酐、血浆C

反应蛋白（CRP）及免疫功能等非特异性的参考指标。

（4）机体测量：包括体重、上臂围（AC）、肱三头肌皮褶厚度（TsF）、上臂肌围（AMC）、骨骼肌储备等。

（5）机体功能及机体组成的测定：机体功能及机体组成变化可为营养状况评价提供参考。

四、治疗原则

营养不良在恶性肿瘤患者中普遍存在，因此，营养治疗应该成为肿瘤治疗的基础措施和常规手段，并应用于肿瘤患者的全程管理。肿瘤营养治疗一般包括肠内营养（enteral nutrition，EN）、肠外营养（parenteral nutrition，PN）及免疫营养等方法。

胃肠道有功能者首选 EN，胃肠道功能不全或障碍时推荐 PN。肿瘤患者的营养治疗可分为：非终末期手术肿瘤患者的营养治疗、非终末期化疗肿瘤患者的营养治疗、非终末期放疗肿瘤患者的营养治疗、终末期肿瘤患者的营养治疗。

1. 非终末期手术肿瘤患者的营养治疗　肿瘤患者在手术治疗后由于机体应激反应导致促分解激素增多，加速蛋白质的分解，在肿瘤患者营养代谢异常的基础上，进一步加重营养不良。此部分患者的治疗目标是：提高患者对手术的耐受性，降低手术并发症发生率和术后病死率。因此，对于中度或重度营养不良的手术患者，术后进行 7 ~ 14 d 的营养支持是有益的。

2. 非终末期化疗肿瘤患者的营养治疗　化疗药物会干扰正常细胞代谢、DNA 合成及复制导致营养代谢异常，并且化疗常会引起患者的消化道反应，进一步加重机体营养不足。ASPEN 指南指出：营养良好的化疗患者无需常规预防性地使用肠外和肠内营养支持，对于存在营养不良、长期不能进食或营养吸收不足的患者，进行抗肿瘤治疗时应适时地给予营养支持。当化疗患者每日摄入能量低于每日能量消耗 60% 的情况超过 10 d 时，或者预计患者将有 7 d 或者以上不能进食时，或者患者体重下降时，可以考虑给予营养支持治疗。

3. 非终末期放疗肿瘤患者的营养治疗　肿瘤放疗早期由于胃肠道黏膜放射性损伤会引起恶心、呕吐、腹泻等症状；晚期有可能发生消化道狭窄及肠瘘等严重并发症，无论是早期还是晚期均会造成肿瘤患者营养摄入不足或吸收障碍，产生营养问题。对于发生消化道严重黏膜炎的患者，不能耐受肠内营养且需要营养治疗时，可行肠外营养。但不推荐对无营养不足或营养风险的放疗患者常规使用肠外营养。

4. 终末期肿瘤患者的营养治疗　终末期患者指已经不适合抗肿瘤治疗的患者，一般来说，预计生存期不足 3 个月。终末期恶性肿瘤患者往往伴随着较严重的恶病质。恶病质患者中单纯的营养治疗既不能保证机体体重不丧失，也不能提高患者的生存期，过度营养治疗反而会加重患者的代谢负担，影响其生活质量。因此，在姑息支持治疗终末期的肿瘤患者中，通常很少使用营养支持；即使应用也只有少数患者可能获益，如预期生存超过 40 ~ 60 d，生活质量卡氏评分（KPS）>50 分，无严重器官功能障碍者。

5. 药物治疗

（1）免疫营养物质：包括谷氨酰胺、ω-3 脂肪酸、支链氨基酸等。

（2）促食欲药物：对于能经口进食并伴有食欲差的患者，给予促进食欲药物如甲地孕酮、生长激素释放肽、沙利度胺等，可增加晚期肿瘤患者的食欲及进食量，改善营养指标。

典型病例

患者男性，42 岁。主因直肠黏液腺癌 2 年 2 个月，盆壁肠壁转移 2 个月入院。

患者2年前因排便习惯改变行肠镜检查示：直肠齿状线上方10 cm直肠黏膜充血肿胀。病理：直肠腺癌。行腹会阴联合直肠癌根治术+结肠造口术，术后分期$pT_{4a}N_{2b}M_0$。术后病理：溃疡型黏液腺癌，部分为印戒细胞癌，Ki-67（+50%）。术后行XELOX辅助化疗联合同步放疗23次，手术前后3个月内体重下降25 kg，定期复查疾病无复发及转移，手术后至今间断多次出现肠梗阻，行肠道粘连松解术+回肠造口术，对症营养支持后体重增加至49 kg。2个月前影像学检查示盆壁结节，肠壁浆膜面浸润，门诊收入院。化验血常规、肝肾功能及肿瘤标志物正常范围。ECOG评分1分，饮食睡眠正常。

该病例考虑直肠癌腹壁肠壁转移，疾病进展，需行一线抗肿瘤治疗，考虑患者存在腹部重大手术、肠梗阻病史、肠道造口术等影响营养物质吸收因素，对患者进行营养评估NRS2002评分6分，一线抗肿瘤治疗也会影响食欲，给予抗肿瘤治疗同时联合营养治疗，抗肿瘤治疗进行顺利，患者的营养状态得到改善，1个月体重增加3 kg。

（刘　波）

第二节 低　热

肿瘤性发热是指肿瘤患者出现与恶性肿瘤相关的非感染性发热，多发生于肿瘤进展期，2/3的肿瘤患者病程中出现发热。按体温状况，发热分为：低热：37.3～38℃；中等度热：38.1～39℃；高热：39.1～41℃；超高热：41℃以上。正常人体温一般为36～37℃。肿瘤性发热以低热为主，常常不高于38℃。

一、病因与发病机制

肿瘤性低热的病因尚未完全明确，其可能发病机制如下。

（1）肿瘤迅速生长，导致局部组织血供不足、缺氧，引起肿瘤细胞坏死，并释放肿瘤坏死因子（tumor necrosis factor，TNF），TNF导致机体发热。

（2）抗肿瘤治疗引起肿瘤细胞大量破坏，释放TNF，导致机体发热。

（3）肿瘤细胞本身可能产生内源性致热原，如肿瘤内白细胞浸润引起炎症反应，恶性肿瘤细胞内释放抗原物质引起免疫反应而发热；或者肿瘤细胞浸润，刺激下丘脑体温调节中枢而引起发热。

（4）肿瘤组织内具有分泌作用的细胞合成前列腺素E_2（prostaglandin E_2，PGE_2）能力增强，PGE_2的升高触发环氧酶2（cyclooxygenase 2，COX_2）的调节和表达而致体温升高。

（5）某些抗肿瘤的生物制剂如干扰素、白介素2、TNF、集落刺激因子、肿瘤疫苗等制剂也可引起发热。

二、临床表现

肿瘤性发热的临床特点为：热程或短或长，有的可达数月或更久，可间歇性发作；伴有感染时可出现连续高热，感染消除后仍会持续发热；热型常为不规则热或弛张热，少数呈稽留热；以低热为主，体温范围在37.5～38.5℃或仅自觉发热而体温并不升高，多为下午或夜间发热；发热时全身症状可不明显，患者有时因自身无明显不适而忽略。外周血白细胞计数及中性粒细胞比值多正常。抗感染治疗常无效，对解热镇痛药反应较好。

三、实验室检查

肿瘤相关性低热有时也无特别异常的化验检查结果，实验室检查可用来鉴别不同疾病引起的发热。

1. 血常规　白细胞计数高于 $12\times10^9/L$，或低于 $0.5\times10^9/L$。

2. 四唑氮蓝试验（nitroblue tetrazolium test，NBT）如中性粒细胞还原 NBT 超过 20%（正常值 <10%），提示有细菌性感染，有助于与病毒感染及非感染性发热的鉴别，应用激素后可呈假阴性，但实用价值较小。

3. C 反应蛋白（C-reactive protein，CRP）和红细胞沉降率（ESR）检测　非特异性炎症标志物，可能区别肿瘤性发热和感染性发热的潜在标志物。CRP 阳性提示有细菌性感染及风湿热，阴性多为病毒感染。

4. 针对原发肿瘤进行的相应检查　如淋巴瘤、肺癌、肝癌相应的血清肿瘤标志物等检测。

四、诊断

由于无明确的临床特点可以将肿瘤性低热及其他原因引起的发热区别开来，因此，肿瘤性低热实际上是一个排除性诊断，即对肿瘤患者发热进行详细评估，排除器质性疾病后才能诊断。参照《内科疾病鉴别诊断学》肿瘤性发热诊断标准：①每天至少一次体温高于 37.8℃；②发热持续 2 周以上；③缺乏感染的证据：体格检查，实验室检查（血尿粪等培养），影像学检查；④不存在变态反应的发病机制，如药物过敏，输液反应，放疗或化疗反应；⑤对恰当的、经验性抗感染治疗 7 天以上无效者；⑥通过非甾体抗炎药治疗，发热可以达到正常者。

采用客观方法来区分肿瘤性发热和感染性发热，四唑氮蓝试验实用价值较小；CRP 和 ESR 有助于鉴别肿瘤性发热和感染性发热，但临床上无法将 CRP 作为鉴别的标准。萘普生试验对于区分肿瘤性发热与非肿瘤性发热是有价值的。在使用萘普生之前需进行全面的评估检查，并给予经验性的抗生素治疗 5 ~ 7 d。

五、治疗

1. 病因治疗　最有效的是针对原发肿瘤的治疗，如淋巴瘤患者采取有效的化疗、放疗等手段可使发热消退。

2. 对症治疗　晚期肿瘤患者合并体质状况差，有时无法承受积极的抗肿瘤治疗，此时对症处理尤为重要。可采用物理降温，常用的有酒精擦浴、温水擦浴、冰袋降温等。

3. 非甾体抗炎药　可有效缓解肿瘤性低热，常用萘普生、阿司匹林、吲哚美辛、布洛芬、双氯芬酸钠、塞来昔布等，作用发病机制为抑制 PGE_2 的生成达到降温的效果。萘普生与其他的药物比较显效更快，并且在肿瘤和非肿瘤性发热中有鉴别诊断价值。肿瘤性发热消退后萘普生即使减低剂量，亦能达到较好的退热效果。长期使用则应考虑其不良反应，如胃炎、消化道出血，尤其是血小板减少。还应注意萘普生的禁忌证，如心、肝、肾功能不全等。有些患者在停用萘普生再次出现发热时，应重新评估，排除感染和其他原因的发热后诊断肿瘤性发热。

4. 激素类药物　常用泼尼松、地塞米松等，主要是通过抑制体温中枢对致热原的反应，减少致热原释放降低体温。

5. 中药治疗　中医治疗优势在于不良反应小且作用持久，可弥补西药引起消化道损伤、汗出过多而伤阴的不足，停药后体温回升率低，可做到标本兼顾，而且兼顾其他伴随症状。

典型病例

患者女性，56 岁。主因间断上腹部不适 2 月余入院。患者 2 月余前无明显诱因出现腹部不适，进食量减少，后症状逐渐加重，伴有间断恶心，无呕吐。胃镜检查示：胃体不规则溃疡。病理：中分化腺癌，Lauren 分型：肠型。免疫组化 HER−2 3+。腹盆腔 CT：胃壁小弯明显增厚，考虑胃癌，腹腔、腹膜后多发淋巴结肿大，考虑转移；肝多发转移。胸部 CT（−）。患者诉近 2 个月持续出现低热，午后为主，体温波动在 37.5～38℃，曾自服布洛芬治疗，服药后体温可下降，体温也可自行下降至 37℃。患者无咳嗽、咳痰，无尿频、尿急、尿痛，无腹泻等症状。患者入院后体温 37.8℃，查体未见咽喉红肿，肺部无干湿啰音，上腹部轻度压痛。实验室：血白细胞 8.9×10^{9}/L，中性粒细胞百分比 67%。

该病例为胃癌晚期伴多发肝转移，肿瘤负荷重，患者出现午后发热，以低热为主，临床及检验指标均不支持感染，因此考虑为肿瘤相关性发热。以积极抗肿瘤治疗为主，给予患者卡培他滨 + 顺铂 + 曲妥珠单抗方案治疗肿瘤；患者发热，给予萘普生对症治疗。患者治疗后复查评效肿瘤明显缩小，患者发热症状消失。

（付 强）

第三节 疲 劳

疲劳是一种常见的、持续的、非特异性的主观乏力感或疲惫感，与活动量无关，与癌症或癌症治疗相关，并常伴有功能障碍。目前，肿瘤的发病率逐年上升，已成为威胁人类健康的主要疾病之一。随着医学技术水平提高，肿瘤患者的生存期得到明显延长，但大部分患者在接受治疗过程中或治疗结束后会出现疲劳感，从而影响正常生活，即肿瘤相关性疲劳（cancer-related fatigue，CRF）。

肿瘤相关性疲劳是最常见的症状之一，发生率高达70%~100%，远处转移患者发生率超过75%。随着医学模式的转变，肿瘤相关性疲劳获得医务工作者更多的关注，2000年，美国NCCN（National Comprehensive Cancer Network）正式发布了第1版CRF诊疗指南，随后逐年更新至2017年第1版。

一、发病机制

肿瘤相关性疲劳被认为是肿瘤及肿瘤治疗过程中最痛苦的症状，但目前疲劳相关的研究不多，发病机制尚不明确。

目前认识到CRF的发病机制可能包含以下几个方面：腺苷三磷酸（ATP）合成异常，细胞因子的产生（如白细胞介素1，肿瘤坏死因子等），下丘脑－垂体－肾上腺轴功能失调，生物节律紊乱，5-羟色胺调节异常，迷走神经传入冲动异常，神经肌肉功能的改变，促细胞素失调，肌肉代谢产物的异常堆积等。

ATP作为机体直接供能的物质，是体内肌肉活动与否的关键，CRF在一定程度上体现为机体肌肉力量的减弱。相关研究证实，肿瘤相关性疲劳患者中ATP测定结果低于正常对照组；血液中IL-1和TNF-a的水平与CRF的发生及程度有关；机体皮质醇水平降低，可引起各系统相关症状，24 h内CRF患者的皮质醇浓度均缓慢下降，波动曲线变平；脑组织中过量的5-HT使脑部的功能受到抑制产生中枢性疲劳，严重时可产生抑郁。最近研究显示，炎症可在肿瘤性疲劳之前发生，在疲劳发生中扮演着重要角色，纵向研究结果提示遗传、生物、心理、行为等危险因素与肿瘤性疲劳发生相关。

二、临床表现

CRF 主要以患者主观的、持续的疲劳感为主，机体肌肉组织达不到原有的活动强度，出现肌肉僵硬、肿胀、疼痛、肌力下降，使肌肉收缩速度下降，收缩时间延长，常表现为动作僵化不协调，甚至丧失生活能力及社会行为能力。

CRF 有其独特的发病特点，表现为发病快、程度重、持续时间长（≥6 个月），各年龄段均可发生，常常不可预知，且不能通过睡眠或休息缓解，更容易令人情绪低落。

CRF 常在化疗开始的几天内出现，逐渐加重，在治疗后 7～10 d 达到高峰，下一周期开始前逐渐缓解。常见的伴随症状按发生频率依次为困倦、睡眠不安、健忘、烦躁、疼痛、出汗、口干等。严重者可明显影响患者的情绪和日常活动，影响患者的生活质量。

三、评估

肿瘤相关性疲劳是一种主观感觉，在其诊断或评估中，应依据患者的主诉及其他评估资料。建议对所有初诊患者进行疲劳筛查，并根据临床需要进行干预、动态评估。

筛查：根据 NCCN 肿瘤性疲劳相关指南常规询问患者过去 1 周内的疲劳程度（0～10 分），量化或半定量评估疲劳程度，0 表示无疲劳感，10 表示患者所认为的最严重疲劳。1～3 分为轻度疲劳，4～6 分为中度疲劳，7～10 分为重度疲劳。对患者 1 周内最重、最轻、平均和现在疲劳程度进行全面评估，需评估疲劳的持续时间，即近一周感到疲劳的天数（0～7 d）和平均每天疲劳的时间（0 表示每天都不疲劳，10 为整天都感到疲劳）。

常用疲劳评估量表包括：癌症治疗相关疲劳功能评估量表（Functional Assessment of Cancer Therapy-Fatigue，FACT–F），

简明疲劳量表（Brief Fatigue Inventory，BFI），多维疲劳评估（Multidimensional Fatigue Inventory，MFI），Piper评估量表（Piper Fatigue Scale，PFS）。FACT-F 和 BFI 临床更为常用（表 9-1，表 9-2）。

表 9-1 癌症治疗相关疲劳功能评估量表（FACT-F）

请根据您过去 7 日以来的真实感受，在每一行中选择适当的数字。

身体状况	没有	有一点	有些	相当多	很多
1. 我精力不足	0	1	2	3	4
2. 我有呕吐	0	1	2	3	4
3. 由于我的身体状况，我难以满足家人的需要	0	1	2	3	4
4. 我感觉疼痛	0	1	2	3	4
5. 我受到治疗所引起的副作用困扰	0	1	2	3	4
6. 我感觉不舒服	0	1	2	3	4
7. 我不得不躺在床上	0	1	2	3	4
社会家庭状况	**没有**	**有一点**	**有些**	**相当多**	**很多**
1. 我跟朋友亲密	0	1	2	3	4
2. 我从家人得到情感支持	0	1	2	3	4
3. 我得到朋友的支持	0	1	2	3	4
4. 我的家人接受了我的生病	0	1	2	3	4
5. 我和家人在我病情上的沟通让我很满足	0	1	2	3	
6. 我和我的伴侣感觉亲密（或者主要支持照顾我的人）	0	1	2	3	4

续表

不管您目前性生活情况如何，请回答下列问题，如果您不愿意回答请在下面的方框内打勾□，然后进入后面的部分。

7. 我对我的性生活感到满意

情绪状况	没有	有一点	有些	相当多	很多
1. 我感到忧伤	0	1	2	3	4
2. 我应对疾病的方式让自己感到满意	0	1	2	3	4
3. 在对抗疾病上，我正丧失希望	0	1	2	3	4
4. 我感觉紧张不安	0	1	2	3	4
5. 我担心死亡	0	1	2	3	4
6. 我担心我的状况变差	0	1	2	3	4
功能状况	**没有**	**有一点**	**有些**	**相当多**	**很多**
1. 我能够工作（包括家务）	0	1	2	3	4
2. 我的工作（家务）令我有满足感	0	1	2	3	4
3. 我能够享受生活	0	1	2	3	4
4. 我已经接受我的疾病	0	1	2	3	4
5. 我睡眠很好	0	1	2	3	4
6. 我享受一向喜欢的消遣运动	0	1	2	3	4
7. 我对目前的生活质量感到满意	0	1	2	3	4
附加的关注	**没有**	**有一点**	**有些**	**相当多**	**很多**
1. 我感觉疲劳	0	1	2	3	4
2. 我感觉虚弱	0	1	2	3	4
3. 我感觉无精打采（“倦怠”）	0	1	2	3	4
4. 我感觉精疲力竭	0	1	2	3	4
5. 由于疲劳，我难以开始做事情	0	1	2	3	4

续表

6. 由于疲劳，我难以完成做事情	0	1	2	3	4
7. 我有精力	0	1	2	3	4
8. 我能做我的日常活动	0	1	2	3	4
9. 白天我需要睡觉	0	1	2	3	4
10. 我太疲劳，以至不能进食	0	1	2	3	4
11. 进行日常活动时，我需要帮助	0	1	2	3	4
12. 由于太疲劳而无法做我想做的事，这让我感到灰心丧气	0	1	2	3	4
13. 由于疲劳，我不得不限制我的社交活动	0	1	2	3	4

表 9–2 简明疲劳量表（BFI）

1. 请用圆圈标记一个数字，最恰当地表示您现在的疲劳程度（疲劳，劳累）

0	1	2	3	4	5	6	7	8	9	10
无症状										您能想象最疲劳

2. 请用圆圈标记一个数字，最恰当地表示您在过去 24 h 内通常的疲劳程度（疲劳，劳累）

0	1	2	3	4	5	6	7	8	9	10
无症状										您能想象最疲劳

3. 请用圆圈标记一个数字，最恰当地表示您在过去 24 h 内最疲劳的程度（疲劳，劳累）

0	1	2	3	4	5	6	7	8	9	10
无症状										您能想象最疲劳

4. 请用圆圈标记一个数字，最恰当地表示您在过去 24 h 内疲劳对您下述方面的影响

A. 一般活动										
0	1	2	3	4	5	6	7	8	9	10
无影响									完全影响	

B. 情绪										
0	1	2	3	4	5	6	7	8	9	10
无影响									完全影响	

C. 行走能力										
0	1	2	3	4	5	6	7	8	9	10
无影响									完全影响	

D. 正常工作（包括外出工作和户内家务）										
0	1	2	3	4	5	6	7	8	9	10
无影响									完全影响	

E. 与他人关系										
0	1	2	3	4	5	6	7	8	9	10
无影响									完全影响	

F. 享受生活										
0	1	2	3	4	5	6	7	8	9	10
无影响									完全影响	

初次评估，对于中重度疲劳患者详细询问疾病分期、目前治疗，进一步深入评估疲劳的起始、疲劳程度类型、持续时间、随时间的变化情况、加重或缓解因素，以及对功能的影响。还应评估是否存在与疲劳密切相关、能通过治疗得到缓解的因素，包括疼痛、抑郁、睡眠障碍、贫血、营养、运动水平和其他并发症。

再次评估：针对疲劳的干预性治疗处理后，应该重新评估患者疲劳症状是否改善，针对疲劳采用筛查－评估－干预－再评估的周期性过程。周期性、动态评估患者的疲劳状况，不断改进治疗措施，是有效治疗疲劳整体过程中的重要环节。

四、治疗

1. 治疗分类　根据治疗阶段的不同可分为积极抗肿瘤治疗期间的治疗，长期随访期间的治疗，生命终末期的治疗。

2. 治疗方式　针对可治疗的疲劳相关因素进行治疗，改善疲劳的一般性干预措施，改善疲劳的特殊干预措施。

（1）积极处理可治疗的疲劳相关因素：疲劳是疼痛的常见伴随症状，应积极遵循癌痛诊疗规范，通过缓解患者的疼痛，达到有效改善疲劳症状。另外，患者的健康教育也是缓解肿瘤相关性疲劳的有效方式之一，告知患者治疗过程中（化疗、放疗、生物治疗等抗肿瘤治疗）可产生中重度疲劳，并不一定代表疾病进展或治疗无效。

（2）一般性干预措施：此方法包括根据患者体力状况，制定相应日常计划，维持休息与活动的相对平衡，针对不同的患者制定个体化合理的能量储备计划；分散患者注意力，鼓励患者根据自己的爱好选择娱乐活动。

（3）特殊干预措施：包括非药物治疗与药物治疗两类方法。

非药物治疗包括：体育锻炼，按摩，心理干预，营养咨询，认知行为疗法（cognitive-behavioral therapy，CBT），改善睡眠等。适量增加日常活动和进行心理干预是目前治疗疲劳较为有效的方法，康复治疗、调整饮食和改善睡眠也可在一定程度上改善疲乏。

3. 药物治疗　在明确引起疲劳的疾病相关因素后，可考虑使用药物治疗，包括：EPO；中枢兴奋剂，如哌甲酯；激素类（例如地塞米松 5 mg qd）；5-HT_3受体拮抗药；营养剂；抗抑郁药、抗焦虑药；甲状腺激素；中医药等。

五、研究进展

随着对肿瘤相关性疲劳的日渐重视，越来越多的新药Ⅲ期临床试验将疲劳症状评估纳入研究范畴，但针对疲劳症状的药物干预研究却鲜为报道。2016 年，ASCO 年会上第一次公布了针对疲劳药物治疗的Ⅱ期临床研究，研究入组的患者例数不多，均为抗肿瘤治疗期和康复期患者。研究结果表明，肿瘤相关性疲劳患者应用米诺环素、地塞米松、富含 ω6 的豆油后疲劳症状得到显著改善。这些试验研究中取得的良好疗效为进一步开展临床试验研究提供有力依据，最终将指导临床工作。

典型病例

患者女性，61 岁。主因确诊胃癌Ⅳ期多发转移 4 个月，上腹部疼痛加重 2 天入院。患者 4 个月前反酸、烧心。胃镜示：胃体至胃窦部胃壁异常增厚，病理检查示：中分化腺癌，Lauren 肠型，免疫组化 Her2（2+），FISH 检测 Her2 基因无扩增。腹部 MRI 示：腹腔多发肿大淋巴结，肝多发占位，考虑转移。

诊断：胃中分化腺癌Ⅳ期肝转移，腹膜淋巴结转移，幽门梗阻。应用白蛋白紫杉醇 + 卡培他滨方案化疗。近

2天疲劳、上腹部疼痛（NRS 5分）、恶心、呕吐、发热。化验结果示：中度贫血，粒细胞缺乏症，低钾血症。

该病例考虑胃癌多发转移，化疗期间中度疲劳（Piper评估量表6分）。疲劳为一种综合征，尽快明确有无可治疗的疲劳相关因素至关重要，此患者系恶性肿瘤患者，且伴有疼痛、贫血、呕吐、中性粒细胞缺乏、电解质紊乱、饮食差，应用镇痛药、升白细胞药及小剂量地塞米松治疗后，疲劳略改善，并鼓励患者适当活动，营养科协助调整饮食，之后患者疲劳症状逐渐好转。

（刘　波　寇芙蓉）

第四节 高钙血症

恶性肿瘤相关高钙血症（malignancy associated hypocalcaemia，MAH）是一种常见的副肿瘤综合征，也是恶性肿瘤中最常见的代谢性并发症，血钙水平显著升高可威胁患者生命。高钙血症病因很多，而恶性肿瘤是引起高钙血症最常见的原因，发生率5%～20%。早在1924年，Zandek等发现高钙血症与恶性肿瘤存在相关，此后大量临床回顾性研究证实了高钙血症与恶性肿瘤的相关性。MAH最常见实体瘤为乳腺癌和非小细胞肺癌（尤其是鳞癌），发生率45%，其次为肾癌肝癌和胆管癌；而血液系统肿瘤好发于多发性骨髓瘤，发生率60%，有时也见于淋巴瘤和成人T淋巴细胞白血病。此外，MAH常见于肿瘤伴有骨转移的患者；当肿瘤并发高血钙但无骨转移时称为体液性高钙血症综合征，发生率15%～20%。MAH在我国报告发生率较国外低，一般在6%～10%。

一、发病机制

1. 破骨细胞激活因子（osteoclast-activating factor，OAF） 肿瘤骨转移伴破骨性骨溶解是导致高钙血症最常见的发病机制。肿瘤转移至骨组织后局部以旁分泌的形式产生大量细胞因子，包括转移生长因子 α、β（TGFα、TGFβ），白细胞介素 1、2（IL-1、IL-2），肿瘤坏死因子 α（TNFα），淋巴毒素（LK），集落刺激因子（CSF）及前列腺素 E_2（PGE_2），这些因子激活破骨细胞的活性介质，具有增强破骨细胞的骨吸收作用，称为 OAF。它们通过刺激破骨细胞，使骨吸收增加引起血钙升高，这是高钙血症的局部性因素。

2. 原发肿瘤释放某些体液因子及相关产物　并非所有恶性肿瘤相关高钙血症与骨转移相关，约 80% 的肿瘤相关性高钙血症也可由原发肿瘤释放某些体液因子及相关产物一起。许多肿瘤（如肺鳞癌、肾癌、卵巢癌、子宫内膜癌和乳腺癌）释放甲状旁腺激素相关蛋白（parathyroid hormone related protein，PTHrP），与甲状旁腺激素相似作用于破骨细胞和肾，引起血钙升高。PTHrP 可调节肿瘤细胞与破骨细胞间的作用，激活一系列细胞内信号通路，发挥诱导破骨细胞分化、活化破骨细胞的作用。

高钙血症局部因素与全身性因素并不是截然分开的，不同种类的炎症细胞因子可能与 PTHrP 共同作用于骨的微环境，从而在肿瘤患者中形成高钙血症或者其他致病特征。

二、临床表现

MAH 可出现多种器官系统功能失调，高钙血症的临床表现除了与血钙升高水平有关，还与血钙升高的速度有关。如果高钙血症没有得到及时处理，可能会出现肾衰竭、昏迷，甚至死亡。

1. 消化系统　早期恶心、呕吐、厌食及腹痛，晚期可发生便秘和肠梗阻。

2. 神经肌肉系统　疲劳、嗜睡、抑郁，进而出现迟钝和昏迷。脑电图示弥漫性慢波。

3. 泌尿系统　初见肾小管功能受损，早期表现烦渴、多尿，进一步发展可引起肾小球受损，降低肾小球滤过率，进一步加重高钙血症。可出现肾小管酸中毒，甚至肾衰竭。慢性高钙血症出现代谢性碱中毒、氮质血症和异位钙化。

4. 心血管系统　表现心动过缓、心率减慢。心电图示P–R间期缩短及Q–T间期缩短。血钙高于4 mmol/L（16 mg/dL）时，T波增宽，Q–T间期延长，ST段压低，洋地黄作用增强。急性高钙血症还可引起高血压。

三、实验室检查

1. 血清结合钙和游离钙水平测定　高钙血症化验示血清钙浓度高于正常值（2.75 mmol/L），同时伴血氯水平降低（<102 mmol/L），血磷和重碳酸盐水平增高或正常，碱性磷酸酶增高。直接测量血浆游离钙（离子钙），可排除结合钙（与血清清蛋白结合钙）影响，可更真实反映体内血钙浓度，由于临床钙测量值为游离钙和结合钙的总和，故常用校正公式：Ca（校正值）=Ca（测量值）+[0.02×（40–白蛋白浓度）]标准国际单位。根据血钙水平，高钙血症分为轻度：2.75～3.0 mmol/L，中度：3.0～3.4 mmol/L，重度：>3.4 mmol/L，高钙危象：>3.75 mmol/L。

2. PTH测定　有助于鉴别非肿瘤性高钙血症。

3. 其他检测　血清清蛋白，磷，肌酐，尿钙、磷等。

四、诊断与鉴别诊断

1. 诊断　患者出现上述临床表现及体征，实验室监测血清钙浓度高于正常值（2.75 mmol/L），排除其他原因引起的高钙血症。

2. 鉴别诊断 原发性甲状旁腺功能亢进症：在恶性高钙血症患者中，常同时伴有低氯性碱中毒。而甲状旁腺功能亢进症常并发高氯性酸中毒，与肾功能受损碳酸氢盐的吸收增加有关。因此，血浆氯的浓度：恶性肿瘤患者通常 <98 mmol/L；甲状旁腺功能亢进通常 >103 mmol/L。另外，原发性甲状旁腺功能亢进患者血浆 PTH 升高，而恶性肿瘤患者 PTH 较低或检测不到。血浆游离钙可更真实反映体内血钙浓度，可避免因肿瘤患者血清清蛋白过低引起的误诊。

五、治疗

有效治疗即病因治疗是最基本的治疗。此外，其他对症治疗措施包括：减少钙的摄入，增加钙的排泄，增加骨对钙的结合等。另外，当出现症状或血钙 >3.25 mmol/L，应视为内科急症，需紧急处理，避免危及生命。

1. 一般处理

（1）水化、利尿，输注足量生理盐水能恢复血容量，增加肾小球滤过率，并抑制近端肾小管对钙的重吸收。并使用襻利尿药，可进一步阻断对钙的重吸收，并增加钙的排泄。水化期间应注意水、电解质代谢平衡。

（2）停用抑制钙排泄药物（如噻嗪类利尿药）。

（3）减少钙摄入，停用补钙药物。

2. 减少骨吸收的药物

（1）双膦酸盐（bisphosphonate）：可抑制破骨细胞介导的骨吸收；掺入骨基质，直接干扰骨吸收过程，不良反应小，肾功能不全者应慎用。目前在临床常用的伊班膦酸钠、帕米膦酸二钠及唑来膦酸（zoledronic acid）。唑来膦酸为第 3 代双膦酸盐类药物，具有更强的效价强度，一般每次 4 ~ 8 mg，静脉滴注 15 ~ 30 min，3 ~ 4 周重复 1 次。

（2）降钙素（calcitonin）：主要通过抑制骨吸收和增加肾对钙的清除，使血钙降低。能迅速改善高血钙而不良反应少，但作用短暂。当其他措施无效时，该药有效。每次 100 ~ 200U，皮下或肌内注射，8 ~ 12 h1 次。

（3）糖皮质激素（氢化可的松、泼尼松、地塞米松）可增加尿酸排泄，减少肠道对钙的吸收，可加强降钙素的作用，可能抑制 OAF 的效应。主要用于恶性淋巴瘤、白血病、多发性骨髓瘤和乳腺癌，在其他肿瘤中的作用尚不明确。一般采用泼尼松 1 ~ 2 mg/（kg · d）或相当此剂量的其他制剂。

六、研究进展

新型药物地舒单抗是一种 kB 受体活化因子的单克隆抗体，能抑制破骨细胞活化和发展，减少骨吸收，增加骨密度。2011 年美国和欧盟 FDA 批准靶向药物地诺单抗用于治疗实体瘤合并骨转移患者，可以治疗恶性肿瘤骨转移的疼痛和高钙血症等。与唑来膦酸盐相比，地舒单抗可以延长患者首发骨相关事件的时间和骨相关事件首发至再发的时间间隔。对于近期已接受双膦酸盐治疗的持续或复发性高钙血症肿瘤患者，地舒单抗也能有效降低高血钙。地舒单抗应用时可以皮下给药，对肾的影响较小，无须监测肾功能，但是该药价格昂贵，也会出现低钙血症和下颌骨坏死等严重的不良反应。

典型病例

患者女性，60 岁。主因左侧乳腺癌改良根治术后 1 年半，后背及下肢疼痛 1 个月入院。患者 1 年前自觉左乳肿物就诊，诊断左乳腺癌，行左乳腺癌改良根治术。

术后病理诊断：浸润性导管癌，大小 1.5 cm，切缘阴性，淋巴结 6/18，免疫组化：ER（-），PR（-），HER-2（3+），Ki-67（40%），术后分期 $pT_1N_2M_0$Ⅲa 期。患者行 AC-TH 方案辅助治疗，并给予术后放疗。1 个月前患者出现后背及下肢疼痛，因疼痛不能正常入睡，伴有口干，夜尿增多。入院化验示：血钙 3.75 mmol/L，血钾 3.35 mmol/，ALP 220U/L，ALT 45U/L，AST 50U/L，Cr 70 μmol/L。骨扫描提示：全身多发骨转移（多发胸椎、腰椎、骶髂关节、双下肢）。胸部 CT：左乳腺癌术后，胸腰椎多发转移，肝转移，肺转移。

考虑该患者乳腺癌术后复发转移，多发骨转移，导致高钙血症，目前血钙 3.8 mmol/L，属于高钙危象。立即给予患者充分补液水化和呋塞米利尿治疗；并给予唑来膦酸 4 mg 输注。同时注意患者限制钙的摄入。患者合并低钾血症，给予补钾治疗。经过积极对症治疗，患者血钙逐渐下降至正常。待患者各项指标好转后，开始抗肿瘤治疗。

（付 强）

网上更多

教学 PPT　　微视频　　自测题

第十章

肿瘤放射治疗不良反应的治疗

第一节　放射性口腔干燥症

头颈部肿瘤患者接受放射治疗（简称放疗）时常导致放射性唾液腺损伤，致使几乎 100% 的患者出现不同程度的放射性口腔干燥症（xerostomia）。口腔干燥症严重影响患者放疗后的生活质量，可影响患者说话和吞咽，导致味觉减弱或改变，影响睡眠，同时使口腔组织更易受损和患病，如出现龋齿、口腔黏膜烧灼感、义齿固位不良或难以固定等情况。目前主要以改进放疗技术、合理药物应用及下颌下腺移位术等预防及治疗口腔干燥症。

一、发病机制

放疗引起唾液腺损伤的发病机制尚未完全阐明。多数学者认为放疗后口干是大量的腺泡细胞凋亡所致，细胞外环境的紊乱也起到一定的作用。虽然腮腺和下颌下腺的组织学结构不同，但其细胞膜的功能及信号传导通路被破坏，进一步导致其水分泌的障碍是其损伤的共同发病机制。

腺泡是形成唾液的基本单位，放射治疗直接导致了腺泡细胞的死亡，引起唾液分泌的减少。唾液腺腺泡细胞对放射线高度敏感，当唾液腺组织受照剂量达到 2 Gy 时，急性反应将会在短期内出现，伴随大量的腺泡细胞死亡；当累计放射剂量 <25 Gy 时，在 1 ~ 2 年内可观察到部分唾液腺功能恢复；当累计放射剂量 >30 Gy 时，部分受照射的唾液腺组织发生放射性损伤，唾液分泌功能将长期低下。唾液腺放射损伤后早期，腺泡细胞即可发生变性、萎缩，出现细胞水肿、空泡化、线粒体内颗粒聚集与核固缩等现象，放射损伤后远期则表现为腺泡细胞萎缩、消失，导管扩张，间质纤维化，单核细胞及淋巴细胞浸润，脂肪组织增生等。唾液腺放射损伤后期涎腺功能低下的主要原因是间质纤维化。因此，唾液腺受到较高剂量的照射后，其腺泡细胞发生不可逆性损伤导致唾液分泌减少，从而发生放射性口腔干燥症。

二、评估

放射性口腔干燥症的准确评估和分级有助于临床监测病情以及正确处理和治疗。目前最为广泛使用的损伤分级系统有 CTC4.0 分级标准、RTOG/EORTC 放射性损伤分级标准及 LENT/SOMA 分级系统（表 10–1）。RTOG/EORTC 放射性损伤分级标准受评估者主观影响较大，缺乏客观指标，为此也有学者认为采用主客观结合的症状分级评价方式将更加的合理，如近年来发展的 ^{99m}Tc 对唾液腺动态显像技术，磁共振弥散加权成像（MR–DWI）及磁共振涎管成像（MRS）等。

表 10–1　RTOG/EORTC 放射性口腔干燥症分级标准

分级	临床表现
0 级	无变化
Ⅰ级	轻微口干 / 轻度黏稠唾液 / 轻度味觉改变如金属味 / 这些改变不反映进食习惯的改变，如进食时增加用水
Ⅱ级	中度口干，黏稠唾液 / 明显味觉改变

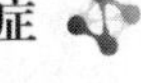

续表

分级	临床表现
Ⅲ级	完全口干
Ⅳ级	急性唾液腺坏死

三、预防与治疗

针对放射性口腔干燥症的防治，近年来取得了一些进展，但临床上仍无完全有效的预防和治疗方法。目前，对放射性干燥症的防治主要包括两个方面：①改进放疗技术预防口腔干燥症的发生；②放疗中和放疗后使用药物治疗防治放疗损伤。临床上建议联合各种防治措施，并在放疗过程中给予及时的心理干预和口腔护理，减少患者心理负担和口腔并发症的发生，从而有效提高患者的生活质量。

（一）改进放疗技术对放射性口腔干燥症的预防

发生放射性口腔干燥症的主要原因是放疗后唾液腺结构和功能的损伤。因此，目前大部分的研究都是尽可能地利用现代放疗技术，减少头颈部肿瘤患者涎腺组织的受照体积。目前国内外头颈癌放疗常采用三维适形放疗、后程加速超分割、全程加速分割放疗、后程大分割、同步加速调强放疗，以及调强放射治疗（intensity-modulated radiation therapy，IMRT）等方式，不仅可显著提高放疗效果，而且可大大降低放疗后口腔干燥症的发生，明显降低放疗对唾液腺的损伤，改善患者放疗后的生活质量。尤其是 IMRT，是将放射技术、放射物、医学影像和计算机技术紧密结合的一种全新照射技术，能够在不降低肿瘤剂量的前提下，有效地降低腮腺的受照体积和受照剂量，降低口干的发生率，使得其已成为头颈肿瘤放射治疗的首选放疗技术。正确勾画各涎腺器官，综合各涎腺平均剂量或剂量体积指标来优化评估决定头颈肿瘤患者 IMRT 计划，对预防口腔干燥症、提高患者生存质量也具有重要意义。

另外，头颈部肿瘤患者在放疗过程中由于肿瘤和正常解剖结构的相对位置发生改变，从而实际获得的剂量与初始处方剂量出现偏差。研究表明，体重明显下降和肿瘤明显退缩的患者，会出现靶区覆盖率的明显下降和正常组织剂量明显增加。自适应放疗将是解决治疗误差、肿瘤和正常组织移位和变形的有效办法，而成为现代放射治疗技术研究的重要方向。

（二）药物防治

目前对头颈肿瘤患者放疗后口腔干燥症的治疗主要是在放疗时或放疗后合理使用药物来减轻症状，如氨磷汀、唾液腺替代疗法、硬糖法、抗菌冲洗法、氟化物和毛果芸香碱等。这些治疗方法通过保持口腔湿润和清洁齿间污垢，刺激唾液细胞的残余功能，促进唾液分泌，促进涎腺分泌及清除腺体内自由基，从而达到保持口腔清洁湿润的作用，对放疗后口腔干燥症有一定缓解作用，但是都存在不同程度的不良反应，效果均不太确切。中医药和天然植物提取物治疗在放射性口腔干燥症也有部分研究成果，但尚缺乏临床系统性研究结果，仍需进一步的探讨研究。

（三）下颌下腺移位术防治放射性口腔干燥症

下颌下腺放射敏感性低于腮腺，通常放疗后下颌下腺提供残存唾液的大部分，且其分泌的唾液中有较多的黏液，而黏液是保持口腔黏膜润滑、使人感觉口腔舒适不干燥的重要成分，对口腔黏膜起持续性润滑作用，能在非进食时润滑口腔，从而减轻口干症状。因此有人设想在放疗前通过手术移位保留下颌下腺功能，从而达到预防和减轻放射性口腔干燥症的目的。研究证明将下颌下腺移位到颏下间隙能很好地保留下颌下腺功能，为预防放射性口腔干燥症的发生提供解剖学基础，为防治放射性口干燥症提供了一种新的思路。

（四）干细胞治疗放射性口腔干燥症

研究证明，骨髓间充质干细胞、脂肪来源基质细胞及骨髓源性树突细胞等具有能够分化为血管内皮细胞及导管上皮细胞的潜力，可促进电离辐射后萎缩的腺体再生，稳固血管及促进血管再生，可改善放疗后唾液腺的形态结构，提高放疗后小鼠唾液腺的分泌功能，因此干细胞治疗方式具有潜在治疗涎腺放射损伤的临床应用价值。另外，也有学者报道了基因治疗、细胞因子治疗及蛋白转导技术防治放射性口腔干燥症的前景，但与干细胞治疗相似，这些技术的临床转化仍然还需进行更多的基础及临床研究。

总之，放射性口腔干燥症是头颈肿瘤放疗时极为常见和严重影响患者生活质量的并发症，由于发病机制尚不明确，处理起来仍较棘手，应注重通过改进放疗技术、精确勾画靶区及合理设计放疗计划来预防放射性口干的发生。治疗上可考虑计划性的下颌下腺移位术，在口干症状影响生活质量的情况下，可以考虑使用药物来刺激唾液分泌或唾液替代品减轻症状。积极恰当地处理口腔及牙科并发症也是至关重要的。

（周晓艺　彭　毅）

第二节　放射性肺炎

放射性肺炎（radiation pneumonitis，RP）是胸部肿瘤放疗的常见并发症之一，也是影响放射治疗疗效的主要剂量限制性因素。放射性肺炎通常发生于放疗开始后的 1～6 个月，文献报道，约有 1/3 的胸部放疗患者发生放射性肺炎，80% 左右的患者后期会出现肺纤维化改变，Ⅲ级以上放射性肺炎严重影响患者的生活质量，缩短总生存期。

一、发病机制

放射性肺炎的发生发展相对复杂，往往是多种因素共同存在，相互影响导致的结果。目前仍没有非常明确的病理生理发病机制能够完全解释放射性肺炎的发生。

（一）肺泡壁上皮细胞损伤学说

肺泡壁由Ⅰ型上皮细胞、Ⅱ型肺泡上皮细胞、成纤维细胞、内皮细胞等组成。Ⅱ型肺泡细胞除具有分泌肺泡表面活性物质功能外，还有分裂、增殖并分化为Ⅰ型肺泡细胞的潜能，它在肺泡上皮的损伤修复中起关键作用。肺Ⅱ型上皮细胞对射线相对敏感，它在肺受放射后早期即出现形态学变化，其变得扁平，失去分泌及增殖分化功能，导致肺泡表面活性物质减少，肺泡壁通透性增加，渗出。放疗后肺Ⅱ型上皮细胞的异常变化，还可能使其分泌的前列腺素 E_2 水平降低，从而引起成纤维细胞增生，进而导致纤维化发生。

（二）细胞因子级联瀑布学说

肺受照射后 1 h，支气管上皮细胞释放促炎细胞因子 IL-1α、IL-6、TNF-α，TNF-α 通过与细胞膜表面受体结合，激活 NF-κB 通路，从而启动炎性反应的发生。TNF-α 引发 IL-1、IL-6、MCP 等其他细胞因子的合成释放，产生细胞因子的瀑布效应，因此 TNF-α 在放射性肺炎的发病机制中起着关键作用。这些促炎细胞因子启动和维持了放射性肺损伤中的气管内炎症。此外，IL-1 和 IL-6 也是重要的免疫调节因子，它们之间具有多种协同作用，可通过免疫细胞调节免疫反应及纤维化应答。

TGF-β 是一种导致纤维化的多功能多肽。多项研究表明血浆 TGF-β 水平可以预测放射性肺炎发生的风险。

（三）血管内皮细胞损伤学说

毛细血管内皮细胞是放射性肺损伤最重要的靶细胞之一。血管内皮细胞受照射后，可导致血管内皮细胞空泡化，管腔堵

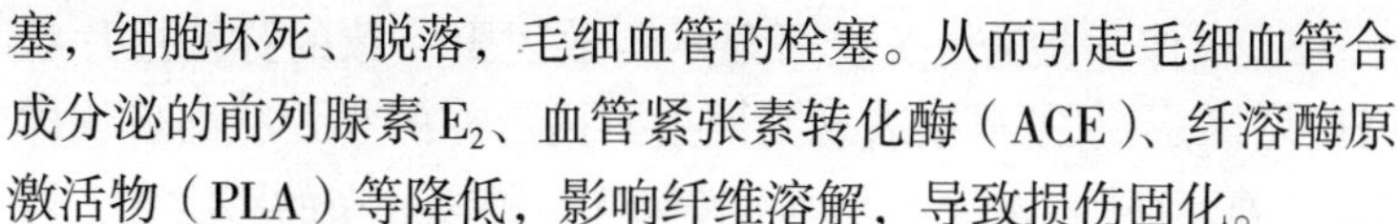

塞，细胞坏死、脱落，毛细血管的栓塞。从而引起毛细血管合成分泌的前列腺素 E_2、血管紧张素转化酶（ACE）、纤溶酶原激活物（PLA）等降低，影响纤维溶解，导致损伤固化。

（四）活性氧学说

活性氧（ROS）是一些含氧产物和氧的某些代谢产物的总称，主要包括超氧阴离子（SO）、过氧化氢（H_2O_2）、羟自由基（hydroxyl radical）和一氧化氮（NO）等。人体内可通过线粒体呼吸链途径、烟酰胺腺嘌呤二核苷酸磷酸（NADPH）氧化酶途径、黄嘌呤氧化酶和细胞色素 P450 途径等产生 ROS。在放射性肺损伤中 NADPH 的活化是 ROS 的主要来源。ROS 可以与磷酸二酯键等作用，造成 DNA 损伤或引起脂质过氧化，脂质过氧化反应是破坏细胞膜的重要原因，是氧自由基诱发组织损伤的重要因素。ROS 可以激活转录因子 NF- κB，促进 COX-2、TNF- α 和 IL-6 表达，还可以在巨噬细胞中激活 NF-κB 和 AP-1，成为炎症早起的始动因素。

ROS 还可以刺激成纤维细胞产生 ECM，作为第二信使参与 TGF-β、PDGF、CTGF 等多种致纤维化因子的信号转导，促进 Th1 向 Th2 细胞转化等，从而加剧肺的纤维化。

二、临床表现

1. 症状　放射性肺炎一般发生于放疗开始后 1 ~ 3 个月。其临床症状可表现为低热、咳嗽、胸闷等，严重者可出现呼吸困难，胸痛，持续性干咳。

2. 体征　放射性肺炎早期体征不明显，听诊时可有胸膜摩擦音。合并肺部感染者可闻及干、湿啰音。

3. 实验室检查　轻症患者可无明显异常，重症患者可见白细胞升高或降低，氧分压下降，二氧化碳分压升高。

4. 肺功能　肺活量和肺容量降低，小气道阻力增加，肺顺应性减低，通气与血流灌注比值降低和弥散功能减低。

5. 影像学检查　X 线可显示与放射野一致的弥漫性片状密度增高影。CT 早期表现为照射野内散在的小片状磨玻璃样影，“袖套征”。逐步发展为不按肺叶、肺段分布的肺实变，可见支气管充气征，肺泡囊、小叶间隔增厚，部分边缘整齐，部分边缘呈星状，可超出放疗照射野。晚期可表现为照射野内条索状密度增高影，边缘锐利，同侧胸膜增厚，支气管、肺门、纵隔、横膈牵拉移位等肺容积缩小改变。

三、评估

NCI-CTC 3.0 是欧洲和美国的学会共同制定的毒性评估标准，其在临床试验中得到了广泛的应用。

1 级：无临床症状，仅有轻微影像学表现。

2 级：有轻度临床症状，不影响日常活动。

3 级：有明显临床症状，影响活动，需支持治疗。

4 级：可能危及患者生命，需辅助通气。

5 级：死亡。

四、预防与治疗

放射性肺炎（RP）一旦发生，往往不可逆转，因此其预防的意义比治疗更为重要。

（一）预防

1. 临床相关因素

（1）肺功能：患者基础肺功能参数对中、重度急性放射性肺炎的发生有一定的预测价值。常用的肺功能参数有第一秒用力呼气量（FEV1）、用力肺活量（FVC）、一氧化碳弥散量（DLCO）等。FEV1、DLCO 较低者接受放疗后中、重度 RP 的发生风险相对较高，FEV1 < 70% 时患者接受放疗时需严格限制其肺受量。放疗前行了解患者基础肺功能可以筛选出发生放射性肺炎高危人群。

（2）化疗药物：博来霉素、多柔比量、环磷酰胺、丝裂霉素、吉西他滨等药物肺毒性不容忽视，放疗前使用过该类药物的患者发生肺损伤的概率大大增加。

（3）靶向药物：酪氨酸激酶抑制剂（TKI）类靶向药物的肺损伤日渐引起重视，尤其在放疗期间服用靶向药物尤为谨慎。天津医科大学肿瘤医院有小样本研究显示，胸部放疗同时服用 TKI 发生 2 级以上肺损伤的概率为 37.5%，12.5% 的患者死于放射性肺损伤。

（4）剂量学因素：放射性肺炎的发生与肺组织接受射线的剂量体积密切相关。研究显示，V20（20GY 等剂量曲线所包绕的靶区体积）≤ 27% 时发生 2 级以上放射性肺炎的概率 16% 左右。而 V20 > 27% 时，2 级以上放射性肺炎发生率上升至 48%。Wang R 回顾性分析 223 例接受同步放化疗 NSCLC 患者放射性肺炎的发生情况，研究显示 MLD ≤ 16 Gy，2 级以上放射性肺炎的发生率是 13%，MLD > 16 Gy 时 36%；V5 ≤ 42% 时，发生 3 级以上放射性肺炎的概率为 3%，当 V5 > 42%，则显著提高至 38%；当 V30 ≤ 22%，放射性肺炎只有 10%，但当 V30 > 22%，放射性肺炎会增加到 36%。另有多项研究均显示当 MLD < 10 Gy，概率为 0%；10 ~ 15 Gy 时为 10% ；MLD > 15 Gy 时为 45%。由此可见，MLD 是放射性肺炎防控重要指标 MLD ≤ 16 Gy 为临床常用参数。

2. 放射防护剂　氨磷汀（amifostine）是第一个广谱细胞保护剂，氨磷汀经细胞膜碱性磷酸酶作用产生含有自由巯基的活性分子 WR-1065。WR-1065 迅速被摄入细胞内，经氧化形成对称的双硫键并提供 2 个氢原子，发挥抗氧化细胞保护作用。Antonadou 等对 146 例肺癌患者进行放射防护研究，结果显示放疗 + 氨磷汀组 2 级以上放射性肺炎发生率（9%）显著低于单纯放疗组（43%）。目前尚未发生氨磷汀对肿瘤组织的放射防护作用。

3. 放射损伤的预测

（1）TGF－β 对放疗后组织纤维化发生和持续起关键作用。Wang S 等研究显示在放疗开始后 4 周时，TGF－β 水平与放疗前水平的比值预测放射性肺炎的敏感性和特异性分别为 66.7%、95.0%。

（2）TNF-α 是启动炎症反应、产生细胞因子级联瀑布反应的关键因子。研究显示，TNF-α 在放射性肺炎的发生发展过程中发挥重要作用，放疗中和放疗后血浆 TNF-α 水平明显高于未发生放射性肺炎者，提示监测其变化可预测放射性肺炎的发生。

（3）单核苷酸多态性（SNPs）是人类基因组最广泛的基因变异类型。研究显示，携带有 *MTHFP*1298AA 基因型患者发生 2 级以上放射性肺炎的概率是 50%，而 *MTHFP*1298AC/CC 型仅为 17%。

综上所述，放射性肺炎的主要预防措施是减少正常肺组织的放射剂量，优化剂量体积参数，针对不同的患者采用不同的限制措施。放射性肺炎的预测尚无成熟模型，相关指标的临床运用有待进一步探索。

（二）治疗

对临床无症状的轻症放射性患者，可不予以特殊的处理。2 级以上放射性肺炎患者，可通过以下措施对症治疗。

1. 一般治疗　吸氧，化痰，平喘，保持呼吸通畅。

2. 肾上腺皮质激素　可根据患者症状使用泼尼松或地塞米松针剂，连续用药 2 ~ 4 周，可减轻病变部位的急性炎症反应和间质水肿。根据病情变化逐步减量。部分重症患者可长期运用，注意监测患者血糖、有无应激性溃疡等，可配合使用胃黏膜保护药物。部分患者使用后影响睡眠，可予以艾司唑仑片等对症处理。

3. 抗生素　放射性肺炎容易合并肺部感染，注意监测痰细菌学改变，血象变化，可根据细菌种类和药敏试验选用敏感抗生素。

（周晓艺　彭　毅）

第三节　放射性肠炎

放射性肠炎（radiation enteritis，RE）是盆腹腔及腹膜后恶性肿瘤经过放射治疗后引起的肠道并发症，可累及肠道任何节段包括小肠、结肠和直肠。随着放射治疗在恶性肿瘤中应用的普及，放射性肠炎的发病率呈现逐年增加的趋势。接受过盆腔肿瘤放疗的患者，放射性肠炎的发生率可高达20%，是腹腔及盆腔肿瘤放射治疗的最严重也是最常见的并发症之一。临床表现为腹痛、腹泻、黏液血便，严重者甚至出现肠梗阻、肠穿孔、肠瘘等。该病以预防为主，一旦出现症状，仍缺乏统一的策略。

一、发病机制

放射性肠炎主要是由于电离辐射产生的自由基对肠黏膜细胞的损伤导致的，造成的损伤主要包括：肠上皮细胞增生受抑制，肠黏膜下小动脉受损及肠壁组织慢性纤维化。根据其发生的时间先后顺序，放射性肠炎的病理生理过程可大致分为起始阶段、放大阶段及修复阶段三个过程。

（一）起始阶段

辐射可引起DNA链断裂直接损伤细胞，也可间接作用于细胞水分子，产生大量自由基（ROS）。自由基作用于细胞膜，导致细胞膜结构崩解，还可损伤线粒体，造成线粒体内呼吸链断裂，释放更多的自由基，导致细胞甚至DNA损伤。此时，细胞内存在的抗氧化物质如超氧化物歧化酶（SOD）、谷胱甘肽还原酶、谷胱甘肽（GSH）等被激活，开始发挥抗氧化效应。

（二）信号产生与放大阶段

在这一阶段，辐照导致炎症细胞、促炎因子及炎症信号等产生，各分子间不断相互作用，形成复杂的细胞因子网络，炎症反应不断放大，产生“细胞因子的级联瀑布样应”。电离辐射本身、ROS 和 DNA 链断裂均可促发信号传导，多种信号通路参与电离辐射后的信号转导，其中 NF-κB 被认为发挥了核心作用，是放射性肠炎产生的“开关”。辐照发生后，NF-κB 从胞质移入胞核，调控促炎细胞因子、促血管生成细胞因子、生长因子、趋化因子、免疫球蛋白、凋亡和早期反应相关细胞因子基因的转录，这些基因的转录参与辐射后肠黏膜的损伤修复作用。

（三）损伤修复阶段

这是放射性损伤的最后阶段，多种生长因子，如转化生长因子 β（TGF-β），胰岛素样生长因子（IGF）及角质细胞生长因子（KGF）与包括成纤维细胞、表皮细胞和内皮细胞在内的多种细胞相互作用，促进细胞增殖、血管生成、纤维化和再上皮化，限制损伤进一步扩展，促进组织修复。肠纤维化是放射性肠炎损伤修复后的最常见结果。TGF-β 是引起放射性纤维化的主要细胞因子。在生理状况下，无活性的 TGF-β1 储存于细胞外基质中，而肠道受辐射后，大量 ROS 产生，进而导致 TGF-β 活化并促进其释放。

二、临床表现

放射性肠炎根据其起病的缓急有急性和慢性之分，急性放射性肠炎（acute radiation enteritis，ARE）在放疗开始或放疗后一段时间出现，表现为肠道黏膜上皮完整性破坏及上皮细胞功能紊乱引起的腹痛、腹泻、黏液脓血，甚至鲜血便。慢性放射性肠炎（chronic radiation enteritis，CRE）通常发生于放疗结束后 12～24 个月，但亦可能在放疗结束后数十年出现，临床表现为反复发作的腹部绞痛和体重下降，继而出现腹泻和里急后重，这些前驱症状可持续数周至数年，最后出现肠梗阻、肠穿孔、肠道出血或肠瘘。

三、预防

（一）放疗技术

随着放疗技术的不断发展，尤其是调强放射治疗（IMRT）无论在靶区适形度还是在正常组织的保护中均较三维适形放疗有明显优势，该技术能最大程度地保护正常器官，提高放疗疗效，减轻放疗损伤。研究结果表明，IMRT 比三维适形放疗能更明显降低小肠的最大照射剂量，同时能够降低放射性肠炎的发生率。鉴于放疗损伤的慢性反应需在放疗后较长时间才出现，故也有学者认为 IMRT 的影响有待长期观察。

（二）放疗体位

盆、腹腔放疗时肠道损伤的发生率与肠道接受不同剂量的受照射体积密切相关。患者在放疗时的体位改变能直接影响受辐射肠道体积的大小，进而有可能影响肠道急性反应及晚期损伤的发生率。研究证明，盆腔放疗中患者取俯卧位的小肠受照射的体积明显小于仰卧位；在 IMRT 中通过使用有腹板（belly-board）固定装置的俯卧则能使小肠受照射的体积进一步减小，是减少肠道放射性损伤的有效方法。因此，应用特殊的放疗固定装置及改变放疗体位来减少肠道受照射体积可以作为一项减轻肠道放疗损伤的有效措施。

（三）放疗时间

动物研究表明，大鼠在 1 天的不同时间接受放疗，其肠道隐窝的凋亡细胞数量也会呈现一定的昼夜变化规律。基于此，有学者提出“选择最佳时间放疗来减少放射损伤”的概念。研究表明，日间放疗组患者的肠道黏膜炎及腹泻的严重程度较夜间放疗组显著性加重，因此认为可以通过放疗时间上的调整来减少肠道的放射损伤。但实际上，严格的放疗时间限制在大型的放疗中心较难实现。

四、治疗

放射性肠炎目前治疗以黏膜保护剂、益生菌、激素等药物为主，慢性放射性肠炎的临床治疗主要是以外科手术为主，但尚无统一有效的治疗方案。

（一）营养支持

营养支持治疗在治疗肠道疾病中具有极其重要的作用，充足的营养能保证机体各功能的正常运转。放射性肠炎尤其是慢性患者，反复腹泻和慢性失血，丢失大量的营养物质，导致水电解质失衡，而禁食和充足的肠外营养可以保证患者的能量需要。但长期的肠外营养，不符合正常生理功能，长期禁食可导致肠黏膜萎缩、肠壁通透性增加、肠黏膜屏障被破坏。因此当患者腹胀、稀便、出血等症状控制后应及时向肠内营养过渡，以免引起肠道吸收障碍，最终以肠内营养的方式供能。

（二）谷氨酰胺

谷氨酰胺是人体的一种非必需氨基酸，也是胃肠道黏膜细胞代谢必需的营养物质，在机体受损或应激状态下，需求量增加；可有效地防止肠黏膜萎缩，保持正常黏膜结构，增强肠道细胞活性，改善肠道免疫功能，减少肠道细菌内毒素异位。合理使用谷氨酰胺是治疗放射性肠炎的重要措施。

（三）黏膜保护剂

黏膜保护剂种类较多，最为常见的是硫糖铝，其发病机制是使病灶的溃疡面或炎症处形成保护膜，从而促进肠黏膜再生和溃疡的愈合。蒙脱石散制剂具有修复消化道黏膜屏障，固定、清除多种病原体和毒素的作用，通过与黏膜糖蛋白结合，提高黏膜屏障功能，促进损伤的消化道黏膜上皮再生。蒙脱石散作为一种口服的肠黏膜保护剂，常用于肠道疾病，在放射性肠炎的治疗上取得一定的效果。也有使用蒙脱石散保留灌肠的报道，效果确切。

（四）生长抑素及其类似物

生长抑素广泛存在于胃肠道中，能抑制各种消化液的分泌，增加水、电解质的吸收，间接维持内环境的稳态。对早期使用生长抑素的患者，降低了消化性液体的吸收，从而减少了创面的腐蚀，达到控制腹泻和出血的目的，减轻了局部炎症反应，加快组织的愈合。

（五）高压氧治疗

高压氧治疗对放射性损伤的治疗有较好疗效。在高压条件下，血液中含氧量增加，带入缺血组织的氧量随之增加，刺激损伤区域毛细血管生成，从而保证了损伤肠道的养分供应，促进了组织恢复。高压氧治疗具有良好的耐受性和极低的不良反应，但是对不同的损伤程度期氧含量不同，对氧浓度的控制是一个难题，因此对高压氧治疗放射性肠炎还有一定制约。

（六）内镜治疗

内镜治疗主要用于治疗放射性肠炎的顽固性出血，对肠黏膜溃疡、坏死和出血等症状。肠道顽固性出血的内镜下治疗有两种方法，即化学腐蚀和电凝止血。化学腐蚀试剂多为甲醛，甲醛腐蚀新生的毛细血管和黏膜溃疡面，可使病变组织变性、硬化，从而使血管封闭，达到止血目的。局部应用甲醛被认为是治疗放射性肠炎出血行之有效的方法。内镜下电凝止血发病机制主要基于氩离子凝固术，其原理为经离子化气体高频能量传送至组织，灼烧肠黏膜表面裸露扩张的毛细血管，使表层获得凝固效应，从而达到止血目的。内镜 下电凝止血已逐渐成为治疗放射性肠炎肠道出血的最佳选择之一。

（七）外科治疗

大约 1/3 的慢性放射性肠炎患者需行手术治疗。慢性放射性肠炎常见的外科手术适应证大多为内科治疗无效且有器质性病变患者，如顽固性慢性失血、肠梗阻、肠穿孔并发腹腔感染、肠瘘等，多数患者正常肠道功能已丧失。外科治疗首先考虑肠道通畅，尽快恢复机体能量供应，其次考虑病变肠管的位置，进而选择手术方式。常见的手术方式为肠切除肠吻合术、短路吻合术和结肠造口术，以及针对并发出血、肠道穿孔及瘘的手术做出相应术式调整。其中病变肠管切除Ⅰ期吻合或肠造口（病变肠切除或不切除）+Ⅱ期肠吻合术最常见。以上手术方式均有其优缺点，必须根据患者全身情况与肠道情况选择合理的手术方案，这是手术成功的关键因素。随着现代治疗技术的发展，多数研究者认为有手术适应证的慢性放射性肠炎外科治疗的患者存活率与生活质量均高于非手术患者。

（八）干细胞移植

间充质干细胞是一种成体多能干细胞，具有强大分化增殖能力，能向多种细胞进行分化，并且能分泌多种细胞因子，从而调控多种免疫细胞，产生免疫应答，对机体进行保护。但是干细胞移植治疗放射性肠损伤还处于实验阶段。

五、研究进展

目前，对放射性肠炎尚无显著有效的治疗方案。近年来，放射性肠炎的治疗本着联合用药，综合治疗的原则，有了一定的临床效果，但如何进一步规范治疗，有待探索并制订出可靠且有效的治疗方案。放射性肠炎的发生为肠道各屏障功能障碍的结果。在生物屏障方面，小范围的前瞻性研究表面，益生菌在恢复肠道菌群紊乱过程中起着重要作用，但缺乏相应的动物实验及大范围临床试验依据，对于放射性肠炎患者补充相应益生菌的治疗效果还有待进一步研究；在机械屏障方面，已有大量的黏膜保护剂及肠外营养素出现，在动物实验中已证实其治疗放射性肠炎作用显著，但其在临床中的疗效还有待系统评定。因此，对于放射性肠炎的治疗需要进一步研究，加大预防性研究的力度，可降低其发病率。

（周晓艺　周亚娟）

第四节　放射性皮炎

恶性肿瘤患者常常需接受放射治疗，大剂量电离辐射包括β射线、γ射线及X线等可引起皮肤组织损伤，称为放射性皮肤反应（radiation-induced skin reactions）或放射性皮炎（radiation dermatitis，RD）。放射性皮炎是肿瘤放射治疗最常见的并发症，发生率可达95%以上，其中湿性脱皮的发生率为10%～15%。放射性皮炎可引起疼痛，导致局部或全身感染，形成瘢痕，影响美观并明显降低患者的生活质量；严重患者甚至需停止放疗治疗，从而影响肿瘤控制率和治愈率，对临床干预产生负面影响。

一、发病机制

皮肤表皮有自我更新能力，随着外层角质层细胞的脱落，位于表皮和真皮交界处的基底层细胞不断增殖。电离辐射可直接导致生物组织细胞的DNA发生可逆或不可逆的损伤。此外，电离辐射使组织细胞继发电离产生的自由基和活性氧损伤基底层细胞，从而发生放射性皮肤反应。一般根据病程可将放射性皮肤反应分为急性放射性皮炎（早期反应）和晚期皮肤损伤。早期反应和晚期损伤之间无直接因果关系。

（一）急性放射性皮炎

急性放射性皮炎包括红斑反应、色素沉着、干性脱皮、湿性脱皮、溃疡、坏死及皮肤萎缩等表现。其主要发病机制如下。

1. 放疗初期受照部位释放组胺类物质，使毛细血管通透性增加，出现一过性红斑、瘙痒；放疗后期，真皮层炎性细胞的渗出导致真性红斑。

2. 黑色素细胞产物增加引起色素沉着；低剂量放疗使基底层细胞分裂减慢，引起皮肤变薄；随着放疗剂量增加，部分基底层细胞完全破坏，导致干性脱皮。

3. 高剂量的放疗会引起湿性脱皮甚至溃疡、坏死；汗腺和皮脂腺的破坏引起皮肤干燥，皮肤萎缩和纤维化造成皮肤弹性丧失。这些不同程度的损伤破坏了皮肤的物理屏障及其免疫功能，导致感染机会增加。

4. 分子水平上，射线对血管内皮的损伤诱导了乏氧及转化生长因子 –β（transforming growth factor–β，TGF–β）的上调，TGF–β 促发放射性纤维化。组织纤维化及乏氧环境诱导氧自由基与活性氧的产生，后者进一步损伤细胞结构并诱导炎性细胞因子的大量生成，从而激发放射性皮肤反应的级联效应。

5. 此外，可降解真皮组织和基底细胞层的基质金属蛋白酶产物，以及作用于血管内皮细胞的黏附分子（如细胞间黏附分子 –1、血管细胞黏附分子 –1 及 E– 选择素等）也是放射性皮肤反应的标志。

（二）晚期皮肤损伤

晚期皮肤损伤主要发生在真皮组织，慢性皮炎与纤维化过程主要归因于成纤维细胞的活化。TGF–β 在这一过程中发挥关键作用，TGF–β 与其受体复合物结合后激活 Smad3 蛋白分子，从而启动纤维化过程。骨髓衍生细胞、间充质细胞、内皮祖细胞及骨髓单细胞等亦被认为在修复过程中发挥重要作用，但是这些细胞也可能促发炎性反应的级联效应并诱发缺血再灌注损伤。脂肪干细胞，来源于丰富的脂肪组织，可促进血管生成、分泌细胞因子，激发真皮组织中成纤维细胞的增殖，在组织修复过程中发挥与骨髓衍生细胞相类似的作用。由于脂肪干细胞比骨髓衍生细胞的更易获得性，也使其具备了对放射性皮肤反应的潜在治疗意义。

二、临床表现

急性放射性皮炎指放疗开始 90 d 内发生的皮肤损伤，而慢性（或晚期、迟发性）放射性皮肤反应则被定义为放射治疗完成后数月至数年发生的皮肤损伤。严重的急性放射性皮肤炎并非是慢性放射性皮肤反应的必要条件。放射性皮炎的轻重与单次照射剂量、分割方法、总剂量、射线种类、受照射体积、照射技术、射线能量、剂量分布及年龄、吸烟史、同期化疗及放射不良反应处理等多种因素有关。

（一）急性放射性皮炎分期

急性放射性皮炎按发病时间及临床表现，可分为 4 期，即初期反应期、潜伏期、基本反应期及临床恢复期。

1. 初期反应期　皮肤没有明显改变。

2. 潜伏期　平均 21 ~ 28 d。此阶段皮肤可仍无明显症状。

3. 基本反应期　皮肤胀感、瘙痒及粗糙感，或出现散在小毛囊丘疹，或出现斑点，斑片状红斑，逐渐扩大融合并色泽加深，压之不易退色。红斑后 7 ~ 16 d 出现水疱，破溃后出现局部表浅糜烂或形成溃疡。

4. 恢复期　皮肤开始脱屑，色素沉着，可无明显自觉症状。浅疮面脱痂后，色素沉着，无斑痕形成。深溃疡愈合后色素脱失，形成花斑状。

（二）慢性放射性皮肤反应

根据临床表现可分为慢性放射性皮炎、硬结性水肿、慢性放射性溃疡及放射性皮肤癌四种类型：

1. 放射性皮炎　最为常见。皮炎表现为皮肤萎缩，腺体和毛囊萎缩或消失，皮肤干燥、瘙痒、弹性降低，色素沉着或脱失，变薄，脱屑，浅表毛细血管扩张。

2. 硬结性水肿　表现为放射野皮肤水肿变厚，表面可呈橘皮状，触之坚硬如板。

3. 皮肤溃疡　水肿侵及皮下组织则极易发生破溃。溃疡创面污秽苍白，常伴有不同程度的感染，四周呈放射性皮炎表现。

4. 放射性皮肤癌　在临床上并不罕见，以鳞状上皮细胞癌和基底细胞癌为主，也有发生肉瘤、黑素瘤和皮脂腺癌的报道。随着恶性肿瘤放疗技术的进展，患者生存期延长，放疗野皮肤继发癌变发生率可能将会增加。

三、评估

放射性皮炎的准确评估和分级有助于临床监测病情以及正确处理和治疗。目前最为广泛使用的损伤分级系统有 CTC4.0/RTOG 针对急性放射性皮炎的分级标准（表 10-2）、RTOG/EORTC 放射性损伤分级标准及 LENT/SOMA 针对晚期放射性皮肤反应的分级系统。

表 10-2　CTC4.0/RTOG 急性放射性皮炎分级标准

分级	临床表现
0 级	基本无变化
Ⅰ级	水疱，淡红斑，毛发脱落，干性脱皮，出汗减少
Ⅱ级	皮肤触痛，明显红斑，片状湿性脱皮，中度水肿
Ⅲ级	除皮肤皱折处之外的融合性湿性脱皮，重度水肿
Ⅳ级	溃疡，出血，坏死

CTC/RTOG 放射损伤分级已经被临床学者们使用了 20 多年，仍被认为是评价放射性皮肤反应最有临床使用价值的方法。但 RTOG/EORTC 放射性损伤分级标准较为笼统且未包括患者的主诉，把患者主观感觉不同的干性脱皮和轻微红斑、明显红斑和片状湿性脱皮等同起来，丢失了一些轻微但重要的皮

肤改变的信息。因此，目前有一些包含了更详细信息的评估系统如 ONS 及 RDS 分级系统被建立和发展起来。此外，近年来，放射性皮炎的评价还出现了一些客观评价方法，如用分光光度法测定反射系数的方法已成为评价皮肤红斑程度的可靠方法。

四、预防与治疗

目前还没有统一推荐的预防及治疗放射性皮炎的措施。放射性皮炎的发病机制尚不十分明确，影响因素较多，个体化差异较大，急性反应有潜伏期，而严重的溃疡常常具有反复性，因此放射性皮炎的处理具有一定的难度。放射治疗过程中要注意放射剂量的个体化及放疗方案的选择，同时加强辐射防护及对放疗患者的皮肤保护。放疗技术方面，调强放射治疗（IMRT）被认为可降低放射性皮肤反应。其他基础预防措施包括患者的自我照顾和预防性外用皮质类固醇软膏。

患者的自我照顾包括使用中性洗涤剂清洁皮肤，放射野的皮肤穿着宽松合身透气的衣物，患者禁烟酒并适度多饮水。既往对放疗患者使用中性洗涤剂清洁皮肤存在争议，目前认为让患者改变平时的清洁习惯容易造成没有必要的紧张和社会隔离感，且也未能带来任何益处。

急性放射性皮炎Ⅰ级和Ⅱ级红斑水肿明显时可用炉甘石洗剂。无水肿渗出的急性皮炎及慢性皮炎可选用维生素 E 霜、10% 鱼肝油软膏及其他护肤霜等，亦可选用皮质激素类霜剂或软膏。对溃疡性损害可用抗生素软膏如莫匹罗星。顽固性溃疡可考虑手术切除并行植皮术。对癌前期或癌变早期损害可用 5% 氟尿嘧啶软膏或行外科切除。如患者出现Ⅲ级和Ⅳ级反应，应根据医师判断考虑是否暂停放射治疗。

五、研究进展

临床上用于预防和治疗放射性皮肤反应的药物较多，但有关放射性皮炎的临床研究因样本量太小、大多数数据来自于乳腺癌放疗患者、评价标准不统一等局限性，因此结论常常相互矛盾、无统计学意义或缺乏可推广性。目前关于放射性皮肤反应的研究以中、小样本的报道为主，针对放射性皮肤反应的药物或措施的大型随机对照临床研究极为有限。有限的数据提示，使用类固醇和磺胺嘧啶类药物可能对预防放射性皮炎有效，而芦荟、透明质酸的作用证据尚不充足。比亚芬在临床使用中较为广泛，但一些临床Ⅲ期随机对照研究认为，三乙醇胺对于处理放射性皮炎无明显作用，持反对意见的临床试验常常样本量较小，因此其有效性尚需更多临床研究证实。还有一些临床研究证实，长脉冲染料激光美容治疗放射性皮肤毛细血管扩张、己酮可可碱加用维生素 E 对于减少皮肤纤维化有临床获益。

（周晓艺　周亚娟）

网上更多

教学 PPT　　微视频　　自测题

第十一章

肿瘤化学治疗和靶向药物不良反应的治疗

第一节 心 脏 毒 性

目前，传统的细胞毒性药物和分子靶向药物是最常用的两大类抗肿瘤药物。但不少药物可引起严重的心脏毒性（cardiotoxicity）如心力衰竭、左心室功能不全、心肌缺血、心肌梗死、高血压、心律失常、肺动脉高压等，多种药物联合化疗或化疗联合靶向治疗时尤其明显。

一、发病机制

抗肿瘤药可引起可逆的和（或）不可逆的心脏损伤和（或）血管损伤，据此可将抗肿瘤药物分为Ⅰ型和Ⅱ型。传统的化疗药物如蒽环类药物、环磷酰胺、氟尿嘧啶、紫杉类等，造成的心血管损伤通常是不可逆的，归类为Ⅰ型抗肿瘤药物，代表药物蒽环类药，可引起左心室功能障碍、充血性心力衰竭，病理上可见心肌不可逆的超微结构的损伤，如空泡形成，收缩成分排列紊乱，甚至心肌坏死。而分子靶向治疗药物如曲妥珠单抗、厄洛替尼等则引起可逆性心血管功能障碍，归类为Ⅱ型抗肿瘤药，代表药物曲妥珠单抗，可引起心肌可逆性超微结构改变，与细胞休眠或心肌顿抑有关。

（一）化疗药物心脏毒性的发病机制

1. 蒽环类药物（多柔比星、柔红霉素、表柔比星、阿柔比星等） 通过累积和剂量依赖的方式引起心肌损害，它们可降低心肌细胞中抗氧化酶系如超氧化物歧化酶含量，生成超氧阴离子和羟自由基，通过氧自由基攻击引起细胞膜及细胞器膜受损，进而引起细胞内钙超载，导致结构受损和原发性细胞损伤。而心肌细胞线粒体受攻击可引起心肌细胞能量代谢障碍，引起心肌舒张和收缩功能受损。另外，蒽环类药物进入体内可与铁形成复合物，Fe- 蒽环复合物本身有毒性，导致多种细胞器膜功能的损伤，造成细胞能量代谢障碍，影响心脏收缩舒张功能，甚至导致心肌细胞坏死。还有研究表明，蒽环类药物在体内转换为乙醇的次级代谢产物，这些产物不能被完全清除而集聚在心肌细胞内，比蒽环类药物本身对钙通道蛋白的活化影响更大，从而影响心肌细胞的收缩与舒张。

一般认为，相对于其他细胞，蒽环类药物具有亲心肌特性，更易在心肌细胞停留，而心脏组织缺少过氧化氢酶，抗氧化活性较弱。另外，心肌细胞富含线粒体，也是产生 ROS 的根源。蒽环类药物对于心磷脂的亲和力较高，可进入线粒体，结合心磷脂从而抑制呼吸链，造成心脏损伤。最新研究显示蒽环类药物的心脏毒性发病机制与氧自由基有关，并确定拓扑异构酶 2β（Top2β）是心脏的主要分子靶点。

2. 烷化剂 是治疗淋巴瘤、胸腺癌及软组织肉瘤等多种恶性肿瘤的常用化疗药物。烷化剂与蒽环类药物不同，其累积剂量在化疗后短期内毒害性更强。主要表现为心包炎、心电图提示 ST 段升高及 T 波倒置、心律失常等。高剂量的烷化剂环磷酰胺（CTX）能引起心肌毛细血管的改变，心肌组织中常伴有丙烯醛、磷酰胺氮芥等高浓度细胞毒性代谢产物漏出，发生出血性心肌坏死。另有研究认为，烷化剂类心脏毒性可能原因是谷胱甘肽氧化还原循环代谢产物清除迟缓，导致毒害心肌细胞。

3. 铂类金属络合物　相关心脏毒性可能的发病机制包括通过生成超氧自由基、氢氧自由基等引发脂质过氧化、损伤线粒体 DNA。Nieto 等认为，顺铂的肾小管毒性引起的低镁血症可能是其心脏损害的原因。经顺铂治疗后长期生存的年轻患者中发生心血管疾病的风险会增加。

4. 紫杉醇（TAX） 被认为是作用于细胞微管的代表性药物，可引起一系列心脏不良反应，如无症状可逆性心动过缓、血压改变、心律失常、心肌炎、心包炎、心脏压塞、急性心肌梗死等，其中最常见的反应是心动过缓。紫衫类药物可能促使大量的组胺释放，从而干扰了心电传导功能，引起心律失常。

5. 抗代谢药　氟尿嘧啶（5-FU）是常用的影响核酸生物合成的抗代谢药物。患者在连续输注过程中可能出现心前区疼痛（心绞痛或非心源性），心电图有可能无异常，临床偶见房颤、室颤、室性心动过速等症状，5-FU 停药后，上述症状可持续数天至数周。引起冠状动脉痉挛，导致心肌缺血是 5-FU 引起心血管毒性的发病机制，严重者可出现心肌梗死。

此外，内皮功能紊乱也可能是抗肿瘤药物如紫杉类、长春碱类、烷化剂、铂类等药物引起心血管毒性的潜在发病机制。

（二）靶向药物心脏毒性的发病机制

靶向药物心脏毒性的分子基础主要包括以下两点：①特异性靶点介导的心脏损伤；②在关键信号通路中的所谓着靶（on target）与脱靶（off target）毒性作用。其中着靶是靶点同时具有促进肿瘤生长与维持心肌细胞正常功能的作用，而脱靶是 TKI 类药物抑制无关靶点而发生的毒性作用。

二、临床表现

抗肿瘤药相关心脏毒性的主要临床表现为胸闷、心悸、呼吸困难、心电图异常、左心室射血分数（LVEF）下降及心肌酶谱的变化，甚至导致致命性的心力衰竭。不同抗肿瘤药具有不同强度的心脏毒性，分别介绍如下。

1. 蒽环类药物　引起心脏毒性反应一般有三种类型：①急性毒性，常发生在用药不久或正在用药期间。主要表现为心电图变化。这些急性异常与多柔比星总剂量无关，具有可逆性。②亚急性毒性，常发生在治疗后数周或数年，大多可在1年内诊断出严重心功能障碍。主要表现为心动过速、疲劳，部分患者出现进行性呼吸困难，最后可以出现肺水肿、急性充血性心力衰竭。③慢性迟发性毒性，可发生在停药后几年内，临床上主要表现是心肌病临床特征。对临床影响较大的主要为心力衰竭。

2. 抗微管类药物　紫杉醇最常见的心脏毒性是无症状的心动过缓，还可出现室性心动过速、房室传导阻滞、心肌缺血和心肌梗死。紫杉醇引起心脏毒性具有可逆性，但紫杉醇是否有累积剂量的心脏毒性还不明确。长春碱类如长春花碱也会导致自主神经病变、ECG改变和心绞痛，甚至心肌梗死。长春瑞滨相关的心脏不良反应女性比男性更多见。临床上偶尔可以见到变异型心绞痛、可逆性ECG改变，推测可能与冠状动脉痉挛有关。

3. 抗代谢药物　5-FU心脏毒性的发生率较低。最常见的症状是胸痛，并有心电图的改变。心力衰竭和心源性休克很少发生，停药后症状通常可逆转。卡培他滨是氟嘧啶核苷类似物，引起的心脏毒性报道很少，症状和5-FU相似，包括心电图改变或心肌病变，罕见有冠脉综合征的发生。硝酸酯类药物可以快速控制病情，说明心肌缺血与冠状动脉痉挛有关。

4. 烷化剂　环磷酰胺引起的心脏毒性与用药剂量密切相关，低剂量时耐受性良好，但大剂量时（一个疗程 $>1\ 000\ mg/m^2$），可能导致急性心脏毒性的发生。轻者只表现为心电图的变化，重者可导致心力衰竭、心肌炎或心包炎。如果2～4 d内总剂量达180～200 mg/kg，发生心脏毒性概率更高，往往在给药5～10 d内出现急性充血性心力衰竭征象，死亡发生迅速。机制为冠状动脉痉挛、小血栓形成、心肌缺血，心肌梗死及心源性休克罕见。

5. 曲妥珠单抗　心脏毒性（主要为充血性心力衰竭）是曲妥珠单抗的最重要的不良反应，主要表现为胸痛，心动过速、无症状性的左心室射血分数（left ventricular ejection fraction，LVEF）降低及充血性心力衰竭（congestive heart failure，CHF）等。最常见表现为无症状的LVEF降低，发生Ⅲ度、Ⅳ度心功能不全者较少。当患者出现心肌损伤时，其症状与蒽环类引起的心肌损害症状相似，但两者病理发病机制有很大差别。

三、评估检查

抗肿瘤药物心脏毒性的定义，指具有下面的一项或多项表现：① LVEF降低的心肌病，表现为整体功能降低或室间隔运动明显降低；② CHF相关的症状；③ CHF相关的体征，如第3心音奔马律、心动过速，或两者都有；④ LVEF较基线降低至少5%至绝对值<55%，伴随CHF的症状或体征；或LVEF降低至少10%至绝对值<55%，未伴有症状或体征。但该定义不包含化疗药物使用早期发生的亚临床心血管损伤。

目前，监测心脏毒性的方法很多，包括心电图、超声心动图、生化标记物、心内膜心肌活检等。心电图和心肌酶谱检测为目前临床常规检测项目，但缺乏特异性。心电图可显示室上性心动过速、室性期前收缩、QRS低电压、Q–T间期延长和非特异性ST–T改变，偶有束支传导阻滞。早期常为一过性，故心电图在反映或预测慢性心脏毒性方面价值有限。

超声心动图是最常用的方法。LVEF和短轴缩短分数（FS）

可用来区分危险人群，但LVEF常常低估了心脏损伤，在检测早期亚临床心脏疾病方面并不敏感。化疗后左心室舒张功能最先受到影响，因此用多普勒超声心动检查心脏舒张功能，对于早期监测心脏毒性是一个敏感的方法。

另外，心内膜心肌活检仍是特异性和敏感性较高的监测手段，但是实施困难，仅在必要时应用。放射性核素显像比常规超声心动图能更精确监测心室收缩和舒张功能，但由于放射性损伤、价格昂贵，重复性较差，临床应用受到一定限制。

生化指标中心肌肌钙蛋白（cTn）是一种具有高度特异性和灵敏度的指标，能较早反映化疗药物的心脏毒性。脑钠尿肽（BNP）是一种由32个氨基酸残基组成的多肽类容量敏感性激素，主要由心室肌细胞合成和分泌，可以作为心力衰竭的标志物。美国心脏协会（AHA）推荐，在采取蒽环类药物治疗时，当LVEF降低超过10%时，建议选择更灵敏的方法如肌钙蛋白监测心功能。

最近有学者提出了一项左心室功能的参数——心脏做功指数，即指左心室等容收缩和等容舒张期之和与射血时间之比。对蒽环类药物化疗患者进行常规超声心动图及心脏做功指数检测，结果发现心脏做功指数与蒽环类药物累积剂量显著相关。心脏做功指数较常规超声心动图心功能指标更敏感地反映蒽环类药物的亚临床心脏毒性。

总之，监测心脏毒性的方法较多，每种方法都各有利弊，临床医师可以根据实际需要选择最佳手段。

四、预防与治疗

1. 预防

（1）心脏毒性药物在应用前应充分评估心脏毒性的风险，重视心脏毒性发生高危人群：恶性肿瘤侵犯心包及胸部放疗患者；心脏毒性药物联合应用，如蒽环类药物联合曲妥珠单抗、紫杉类药物；伴随高血压、心肌缺血、心肌和心瓣膜疾病、药物高敏性、糖尿病、肥胖、肺疾病、内分泌疾病、电解质代谢紊乱、感染等疾病患者。

（2）酌情调整用药剂量或方案，加强监测心功能，采用其他剂型（如脂质体剂型）等。在达到控制肿瘤的前提下，限制化疗药物剂量的累积是减少心脏毒性反应最有效的方法。多柔比星的累积剂量应限制在 550 mg/m^2 以内，表柔比星的累积剂量应 < 800 mg/m^2。另外，改变给药方法或使用脂质体蒽环类药物等都可以有效地降低心脏毒性的发生率。对患者应仔细评价和监测，注重心脏危险因素和患者主诉，一旦发生心脏毒性事件，应立即停药。

（3）右丙亚胺（DZR）是唯一可以有效地预防蒽环类药物所致心脏毒性的药物。目前在美国和欧洲已经公认，第一次使用蒽环类药物前就应该使用右丙亚胺，以有效预防蒽环类药物心脏毒性。右丙亚胺是螯合剂 EDTA 的类似物，容易穿透细胞膜，并在细胞内发生酶催化和非酶催化水解反应，终产物与一些中间体均有铁螯合作用，不仅可以与游离态铁离子螯合，而且可以从 Fe^{3+}– 蒽环类螯合物中夺取 Fe^{3+}，从而抑制 Fe^{3+}. 蒽环类螯合物诱导自由基的产生，进而抑制蒽环类药物的心脏毒性。

（4）其他的心脏保护剂有维生素 E、辅酶 Q10、乙酰半胱氨酸、左卡尼汀、抗氧化剂及其他的铁螯合剂等。

2. 治疗

（1）对症处理：若出现心律失常、高血压、心肌缺血等予相应处理。

（2）抗心力衰竭：若出现心功能障碍应立即采取常规的抗心力衰竭治疗，并根据实际情况可使用血管紧张素转化酶抑制药（ACEI）、血管紧张素受体拮抗药（ARB）和 β 受体阻滞剂。

（3）心脏保护剂：维生素 E、辅酶 Q10、乙酰半胱氨酸、左卡尼汀、抗氧化剂及其他的铁螯合剂等。

（4）中医药治疗：以“益气活血养心”为原则，通过辨证制定出相应的治则。心阴虚损型以滋阴养血、补心安神为主，方用天王补心丹加减；心脾两虚型以益气养血为主，方用归脾汤加减；气阴两虚型以益气生津，敛阴止汗为主，方用生脉散加减；心阳不足型以温补心阳、安神定悸为主，方用桂枝甘草汤加减；气血两虚型以补益气血、滋阴和阳为主，方用复脉汤加减。

（刘东颖）

第二节　骨髓抑制

血液中的红白细胞源于骨髓中的干细胞，因寿命短，需要骨髓中血细胞前体的干细胞快速分裂加以补充。化学治疗、放射治疗及许多其他抗肿瘤治疗方法都会产生骨髓抑制（bone marrow depression），使血细胞前体的活性下降，这不仅会延缓化疗，影响化疗疗效，而且有可能导致严重的并发症，甚至危及患者生命。因此，骨髓抑制的处理是抗肿瘤治疗的重要环节。

一、发病机制

化疗药物针对的是生长活跃的细胞。除恶性肿瘤细胞外，骨髓造血干细胞、消化道黏膜、皮肤及其附属器、子宫内膜和卵巢等器官或组织的细胞更新亦较快，这是化疗药物导致相应不良反应的组织学基础。几乎所有化疗药物都具有骨髓抑制作用，但程度不同。常见的骨髓抑制药物有紫杉类、蒽环类、长春碱类、吉西他滨、卡铂、异环磷酰胺等。在铂类药物中，卡铂的肾毒性小于顺铂，但其骨髓抑制的作用强于后者。紫杉类药物的主要不良反应是过敏反应和周围神经炎，骨髓抑制作用尚不及烷化剂，但多西他赛的骨髓抑制作用较强。托泊替康的骨髓抑制作用很强，曾与卡铂联合用于大剂量化疗加外周血造血干细胞移植时骨髓动员前的抑制药物。

二、临床表现及诊断

骨髓抑制表现为周围血细胞数量的减少，多为白细胞、中性粒细胞、红细胞和血小板的下降。

因粒细胞平均生存时间最短，为 6 ~ 8 h，因此化疗后骨髓抑制常最先表现为粒细胞和白细胞下降；血小板平均生存时间为 5 ~ 7 d，其下降出现较晚较轻；而红细胞平均生存时间为 120 d，受化疗影响较小，下降通常不明显。多数化疗药物所致的骨髓抑制以白细胞和粒细胞下降为主，可有伴血小板下降。少数药如吉西他滨、卡铂、丝裂霉素等导致的骨髓抑制则以血小板下降为主。对粒系抑制而言，中性粒细胞绝对值比白细胞总数更为重要。

粒细胞的减少通常开始于化疗停药后 1 周，至停药 10 ~ 14 d 达到最低点，在低水平维持 2 ~ 3 d 后缓慢回升，至第 21 ~ 28 d 恢复正常，呈 U 形。血小板降低比粒细胞降低出现稍晚，也在 2 周左右下降到最低值，其下降迅速，在谷底停留时间较短即迅速回升，呈 V 形。红细胞下降出现的时间更晚。

了解化疗后骨髓抑制的规律具有以下意义：①它限定化疗疗程的间隔时间。理论上，化疗应该在最短时间内施以最强剂量，以迅速抑制或杀灭肿瘤细胞。但化疗后骨髓抑制的恢复需要时间，故很多化疗是 3 ~ 4 周进行 1 次。②涉及对 1 ~ 2 度骨髓抑制的处理。对于 3 度和 4 度骨髓抑制必须给予干预已经成为共识，但对于 1 ~ 2 度骨髓抑制，何时必须干预，何时可以短暂观察则较为困惑。利用上述规律，有助于决策。③有助于及早发现骨髓抑制。根据化疗后骨髓抑制的规律后，能及早发现这一问题并行相应处理。化疗后每 2 天检查 1 次血常规即可达到这一目的。

目前化疗后骨髓抑制的分度采用的是世界卫生组织抗癌药物急性及亚急性毒性反应分级标准（表 11-1）。

表 11-1　化疗后骨髓抑制的分度

	正常	1 度	2 度	3 度	4 度
血红蛋白（g/L）	≥ 110	109 ~ 95	94 ~ 80	79 ~ 65	<65
白细胞（ $\times 10^9$/L）	≥ 4.0	3.9 ~ 3.0	2.9 ~ 2.0	1.9 ~ 1.0	<1.0
粒细胞（ $\times 10^9$/L）	≥ 2.0	1.9 ~ 1.5	1.4 ~ 1.0	0.9 ~ 0.5	<0.5
血小板（ $\times 10^9$/L）	≥ 100	99 ~ 75	74 ~ 50	49 ~ 25	<25

三、治疗

（一）化疗后粒细胞减少的处理及感染的预防

关于重组人粒细胞集落刺激因子（recombinant human granulocyte colony-stimulating factor，G-CSF）的应用：G-CSF 的人工合成被认为是恶性肿瘤化疗的重要里程碑，如何使用好这一类药物对于保障化疗的进行非常重要。

1. G-CSF 应用时机　对于 3 度和 4 度粒细胞减少，必须使用 G-CSF。对于 1 度粒细胞减少，原则上不用；对于 2 度粒细胞减少，是否应用基于两点：查患者既往是否有 3 度以上骨髓抑制病史。如果有，则需要使用；观现状，即明确患者目前处于化疗后的时间。如果化疗后很快出现 2 度骨髓抑制（2 周以内），尤其是患者有 3 度以上粒细胞减少历史，最好使用。如果患者是在化疗 2 周以后出现 2 度粒细胞减少，而此前又没有 3 度以上骨髓抑制的历史，则可以密切观察，暂时不用。

2. G-CSF 使用剂量

（1）治疗性：5 ~ 7 ug/（kg · d），如果按体重平均 50 kg 计算，一般用 300 μg/d；主要用于 3 ~ 4 度粒细胞减少。

（2）预防性：3 ~ 5 μg/（kg · d），一般用 150 μg/d，主要用于此前有过 4 度骨髓抑制历史的患者，或者为了保障短疗程高密度化疗（如周疗）的进行，通常自化疗结束后 48 h 开始使用。

3. G-CSF 停用时间　对于治疗性使用，应在中性粒细胞绝对值连续 2 次大于 10×10^9/L 后停药。然而，临床上很多患者由于反复化疗，2 次中性粒细胞绝对值大于上述标准比较困难，故当白细胞总数 2 次超过 10×10^9/L 亦可考虑停药。对于预防性使用，应在下次化疗前 48 h 停用。

4. 关于预防感染和抗生素的使用

（1）适应证：一般认为，对于粒细胞减少伴有发热的患者，均使用抗生素；对于 4 度骨髓抑制的患者，无论有无发热，均必须预防性使用抗生素。

（2）药物选择：理论上抗生素的使用应该以药敏试验为依据，但实际工作中很难实现，故多为经验性用药。通常用广谱抗生素，特别是需要涵盖革兰阴性菌和厌氧菌，如第三代或第四代头孢菌素。

（3）停用时间：如果患者有发热，应在发热消退至少 48 h 后停；如果患者为 4 度粒细胞减少但无发热，待粒细胞上升至正常后可停用。

（二）化疗后贫血的处理

1. 输入浓缩红细胞　输入浓缩红细胞的优点是能迅速提高贫血患者的携氧能力，缺点是存在输血相关的风险。当血红蛋白达到 70 ~ 80 g/L 时，绝大多数患者的携氧能力正常。对于化疗患者，如果有明显乏力、气短、心动过速等，有输血指征。如果患者血红蛋白为 70 g/L，每单位浓缩红细胞可增加 10 g/L 的血红蛋白。

2. 应用重组人促红细胞生成素（erythropoietin，EPO）：EPO 是由肝和肾合成的激素，能调节红细胞的生成。很多化疗药物都不同程度地影响肾功能（尤其是铂类药物），从而引起 EPO 分泌减少。因此，EPO 尤其适用于肾功能有损害的患者，或对输血相关风险顾虑过多的患者。用法为 150 U/kg 皮下注射，每周 3 次。使用的同时应该补充铁剂和维生素 B_{12}、叶酸等。当血红蛋白高于 80 g/L 或血细胞比容 > 40% 后应停药。不良反应少见。

（三）化疗后血小板减少的处理

1. 减少活动，防止受伤，必要时绝对卧床。

2. 避免增加腹压的动作，注意通便和镇咳。

3. 减少黏膜损伤的机会　进软食，禁止掏鼻挖耳等行为，禁止刷牙，用口腔护理代替。

4. 鼻出血的处理　如果是前鼻腔，可采取压迫止血。如果是后鼻腔，则需要请耳鼻喉科会诊，进行填塞。

5. 颅内出血的观察　注意患者神志、感觉和运动的变化及呼吸节律的改变。

6. 输注单采血小板　可迅速提升血小板数量，从而防止在血小板最低阶段出血的发生。如果患者有 3 度血小板减少而且有出血倾向，则应输注单采血小板；如果患者为 4 度血小板减少，无论有无出血倾向，均应使用。一般而言，一单位单采血小板可提高血小板计数 1 万 ~ 2 万单位。然而，外源性血小板的寿命通常仅能维持 72 h 左右，而且反复输入后患者体内会产生抗体。

7. 应用重组人促血小板生成素（recombinant human thrombopoietin，TPO）TPO 为特异性的巨核细胞生长因子，作用于血小板生成阶段的多个环节，能减少单采血小板的输入量和缩短血小板降低的持续时间。用法为 300 U/（kg · d），（15 000 U/d）皮下注射，7 d 为 1 个疗程。当血小板计数超过 50×10^9/L 可停用。其不足之处是起效较慢，通常需要连续使用 5 d 以后才有效果，故在有 4 度血小板减少历史的患者中预防性使用，其效果可能更好。

8. 应用白细胞介素 -11（IL-11） 白细胞介素 -11 是应用基因重组技术生产的一种促血小板生长因子，可直接刺激造血干细胞和巨核祖细胞的增殖，诱导巨核细胞的成熟分化，增加体内血小板的生成，从而提高血小板计数，而血小板功能无明显改变，目前亦被应用于临床，它能减轻患者因抗癌药物所致血小板减少症的严重程度和持续时间，减少血小板的输注量，促进血小板的恢复，但由于其价格昂贵，使用周期长，限制了其临床应用。

（四）中医药对于骨髓抑制的治疗

作用于白细胞的中药有黄芪、太子参、黄精、冬虫夏草、枸杞子、女贞子、鸡血藤、仙灵脾、夏枯草、人参、西洋参、白术、生地黄、熟地黄、丹参、阿胶、鹿角胶、山萸肉、补骨脂、灵芝、石韦、三七。作用于红细胞、血红蛋白的中药有党参、太子参、红人参、白人参、鹿茸、当归、生地黄、熟地黄、阿胶、龟板、紫河车、鸡血藤、枸杞子、龙眼肉、锁阳、巴戟天。作用于血小板的中药有紫河车、黄芪、鹿角胶、花生衣、黄精、旱莲草、仙鹤草、沙参、麦冬、五味子。活血化瘀通常选用川芎、桃红、红花、鸡血藤等中药。

常用的古方有：①十全大补汤，该方出自《太平惠民和剂局方》，为气血双补的经典名方，该方有解热、镇痛、抗炎作用。②当归补血汤，黄芪 5 倍于当归。补气重于养血，以无形能生有形，即阳生阴长之理。毒药入内，首先伤及脾胃，用黄芪乃治气虚脾弱之人，白术健脾扶正。当归补血汤可明显降低骨髓抑制的发生率，提高化疗的完成率。③龟鹿二仙丹，出自《证治准绳》，是典型的阴阳双补的名方。

（五）中成药的运用

1. 参附注射液 主要有效成分包括人参皂苷及乌头类生物碱，主要功效为回阳救逆、益气固脱。参附注射液可减轻恶性肿瘤患者化疗后的骨髓抑制，中医药治疗研究证明，参附注射液可显著减轻骨髓抑制程度。进一步的研究发现，针对不同的恶性肿瘤及不同的化疗方案，参附注射液亦可减轻化疗期间的白细胞下降，增加化疗后的白细胞回升，以及增高血小板、血红蛋白，且随着化疗周期的增加表现更明显。

2. 参麦注射液　有效成分包括人参皂苷、麦冬黄酮、微量人参多糖和麦冬多糖。其中人参皂苷已被证明可有效减少乳腺癌细胞基质金属蛋白酶的（MMP-2，MMP-9）表达，诱导乳腺癌细胞的凋亡。对于化疗后的骨髓抑制，参麦注射液不仅能阻止化疗药对骨髓损害，防止因过度骨髓抑制而导致的化疗中断，而且能促进骨髓迅速地恢复造血功能。

3. 地榆升白片　是由地榆组成的纯中药制剂，主要有效成分为皂苷、鞣质等。药效试验及临床应用证明地榆升白片能恢复外周血象，提高白细胞、血小板水平、升高骨髓有核细胞，促进造血干祖细胞增殖、分化，防护放、化疗对骨髓造血细胞的损伤和破坏，且使用安全、方便，无明显不良反应，患者身体及经济条件均易接受。

中医药在治疗恶性肿瘤化疗所致骨髓抑制方面具有一定优势，可提高机体的免疫功能，降低化疗对骨髓的毒性反应，增加机体对化学药物的敏感性，使化疗能够得到顺利完成。

（刘东颖）

第三节　肝　损　伤

化疗相关性肝损伤（liver damage）是指在使用抗肿瘤药物过程中，由于药物本身或其代谢产物和由于特殊体质对药物的超敏感性和耐受性降低所引起的不同程度肝损害。临床上可表现为急性肝损害，也可表现为慢性肝损害，甚至肝硬化和肝衰竭。根据国外流行病学资料，药物性肝损总体发病率为每年0.01%~0.15%。最常引起肝损伤的药物中，抗肿瘤药占第5位，所占比例为4.7%。

肿瘤患者化疗时，除可因化疗药物的直接细胞毒作用和药物代谢后造成肝细胞超负荷导致肝损伤外，还可因化疗后骨髓抑制期发生的各种感染以及随之应用的各种抗生素导致肝损伤。由于肝功能损害，迫使化疗强度减低，从而影响化疗的疗效，导致患者的中位生存期明显缩短。

一、发病机制

化疗相关性肝损伤发病发病机制复杂，涉及多种发病机制，是多途径多因素共同作用的结果，具体发病机制尚未充分阐明。宏观可概括为药物的直接肝毒性和特异质性肝毒性作用，其过程包括药物及其代谢产物导致的直接损伤，以及肝靶细胞损伤通路和保护通路失衡构成的间接损伤。

药物的直接肝毒性是指摄入体内的药物和（或）其代谢产物对肝产生的直接损伤，往往呈剂量依赖性，较直接，临床多可预测。药物直接毒性可进一步引起免疫和炎症应答等其他肝损伤发病机制。同时药物及其活性代谢产物诱导的肝细胞线粒体受损和氧化应激可通过多种分子发病机制，引起最终的共同事件是肝细胞损伤和死亡。

二、临床表现

1. 易感人群

（1）饮酒者、孕妇、老年人、儿童等。

（2）伴用其他药物者，如抗细菌、抗真菌药、免疫抑制药等，如果无法避免使用肝损伤风险较大的抗肿瘤药，则应适当减量。更需要注意的是化疗同时，应尽量避免2种以上CYP450抑制剂合并使用。

（3）有特定药物发生不良反应病史的患者。

（4）有基础疾病的患者（如获得性免疫缺陷综合征、糖尿病、脂代谢紊乱等）。

（5）有遗传因素的患者，遗传因子包括控制药物代谢、解毒和转运的基因，以及影响细胞受损和修复的基因。

（6）有病毒性肝炎等慢性肝病者，合并乙肝的患者化疗后肝损伤发生率达35%～65%。

（7）合并其他治疗，如肝介入治疗，肝放射治疗等。

2. 临床表现

（1）抗肿瘤药物引起的肝损伤在出现临床症状前多数有潜伏期，时间视药物的种类、剂量、个体差异及健康状况、肝代谢能力、有无过敏体质等因素而定。有的与给药途径有关，一般来讲静脉给药较口服给药的潜伏期短。通常无特异性，潜伏期差异很大，可短至1至数日，或长达数月。多数患者可无明显症状，仅有血清肝生化指标不同程度升高。部分患者缺乏特异性症状，仅有乏力、食欲减退、厌油、肝区胀痛及上腹部不适等消化道症状。

（2）以淤胆为主的肝损害称为药物性黄疸。常无前驱症状或仅有转氨酶升高，停药后很快消失，主要表现皮肤及巩膜黄染，多伴有皮疹或嗜酸性粒细胞增多。

（3）长期应用对肝损伤较大的化疗药物，可引起慢性肝病，表现为慢性肝炎、肝脂肪变、肝纤维化和肝硬化症状。注意此类患者亦可出现肝外表现，如药物性肺、心、肾等损伤的症状。

三、诊断及鉴别诊断

1. 诊断标准

（1）应用抗肿瘤药后出现肝损伤症状。

（2）血清转氨酶、碱性磷酸酶等异常，胆红素升高其中以直接胆红素升高为主。

（3）肝炎病毒标志阴性，或用药前肝功能正常，用药后出现异常而排除其他原因者。

（4）再次化疗时重复出现肝损伤。

（5）外周血中嗜酸性粒细胞升高。

（6）肝活检有淤胆或肝细胞损害的病理改变。

（7）RUCAM 评分≥ 3 分。

2. 鉴别诊断　药物性肝损伤（DILI）要与病毒性肝炎相鉴别。药物性肝损伤有明确用药史，停药后肝损伤可很快好转，血清学检查肝炎病毒感染标志物可能阴性。而病毒性肝炎除有流行病学史和血清肝炎病毒感染标志物阳性外，临床症状好转较慢，且易转为慢性化。鉴别有困难时，肝穿刺活检可明确诊断。

鉴别诊断中尚需注意除外广泛肝转移（特别是恶性淋巴瘤、小细胞未分化癌等化疗敏感肿瘤）所导致的肝功能损伤，伴有黄疸者更要首先排除肿瘤所致的胆道系统阻塞、压迫，以及肿瘤相关的溶血等因素。对此，病史、影像学及有关的化验检查可提供帮助。

3. 药物与肝损伤相关性评估　该病诊断主要为排除性诊断。首先要确认存在肝损伤，其次排除其他肝病，再通过因果关系评估来确定肝损伤与可疑药物的相关程度。患者采用 RUCAM 量表对药物与肝损伤的因果关系进行综合评估。

（1）RUCAM 量表：根据评分结果将药物与肝损伤的因果相关性分为 5 级（表 11–2）。极可能：> 8 分；很可能：6 ~ 8 分；可能：3 ~ 5 分；不太可能：1 ~ 2 分；可排除：≤ 0 分。

表 11–2 RUCAM 量表

项目	肝细胞型			胆汁淤积型或混合型		
	初次用药	非初次用药	计分	初次用药	非初次用药	计分
服药至起病时间（d）	5 ~ 90	1 ~ 15	+2	5 ~ 90	1 ~ 90	+2
	<5 或 >90	>15	+1	<5 或 >90	>90	+1
停药至起病时间（d）	≤ 15	≤ 15	+1	≤ 30	≤ 30	+1
停药后病程	ALT 自峰值的降幅			ALP 或胆红素自峰值的降幅		
	8 d 内下降 ≥ 50%ULN		+3	<180 d 内下降 ≥ 50%ULN		+2
	30 d 内下降 ≥ 50%ULN		+2	<180 d 内下降 <50%ULN		+1
	>30 d 后下降 ≥ 50%ULN		0	持续存在或升高或无资料		0
	>30 d 后下降 <50%ULN		–2			
危险因素	有饮酒		+1	有饮酒或妊娠		+1
	无饮酒		0	无饮酒或妊娠		0
年龄（岁）	≥ 55		+1	≥ 55		+1
	<55		0	<55		0
其他药物	无合并用药，或缺少相关资料		0	无合并用药，或缺少相关资料		0
	有合并用药且时间具有提示性		–1	有合并用药且时间具有提示性		–1
	肝毒性药物且时间有提示性		–2	肝毒性药物且时间有提示性		–2

续表

项目	肝细胞型			胆汁淤积型或混合型		
	初次用药	非初次用药	计分	初次用药	非初次用药	计分
	有其他致肝损伤证据的药物（如再刺激反应阳性）		–3	有其他致肝损伤证据的药物（如再刺激反应阳性）		–3
其他原因	完全排除组Ⅰ*及组Ⅱ**		+2	完全排除组Ⅰ*及组Ⅱ**		+2
	完全排除组Ⅰ		+1	完全排除组Ⅰ		+1
	排除组Ⅰ中4～5项		0	排除组Ⅰ中4～5项		0
	排除组Ⅰ中不足4项		–2	排除组Ⅰ中不足4项		–2
	非药物性因素高度可能		–3	非药物性因素高度可能		–3
既往信息	药签中有相关记载		+2	药签中有相关记载		+2
	有文献报告，但药签无相关说明		+1	有文献报告，但药签无相关说明		+1
	未知		0	未知		0
药物再刺激	阳性		+3	阳性		+3
	相容		+1	相容		+1
	阴性		–2	阴性		–2
	未做或无法判断		0	未做或无法判断		0

注：ULN：参考值上限，ALP：碱性磷酸酶，ALT：谷丙转氨酶。*组Ⅰ包括HAV、HBV、HCV（急性）、胆道梗阻、酗酒、新近发生过低血压（休克肝）；**组Ⅱ包括：CMV、EBV、疱疹病毒感染。

（2）量表注意事项

1）用药史，特别是从用药或停药至起病的时间。

2）病程长短和生化异常的动态特点。

3）危险因素。

4）合并应用的其他药物。

5）肝损伤非药物性因素的排除或权重，以及血液生化异常非肝损伤相关因素的排除。对于需要排除的其他肝损伤病因，除了 RUCAM 量表已列出的 AIH、PBC、PSC、慢性乙型肝炎（CHB）和慢性丙型肝炎（CHC）等疾病外，在我国还需排除急性戊型肝炎和发病率相对较低的 IgG4 胆管炎等疾病。

6）药物以往的肝毒性信息。

7）药物再激发反应。对难以确诊 DILI 的病例，必要时可行肝活组织检查。

四、分型与评估

1. 临床分型　按病程分为急性、慢性两类；按肝组织病理类型分为肝细胞损伤型、胆汁淤积型、混合型和肝血管损伤型。

2. 严重程度分级

（1）0 级（无肝损伤）：患者对暴露药物可耐受，无肝毒性反应。

（2）1 级（轻度肝损伤）：血清 ALT 和（或）ALP 呈可恢复性升高，TBil < 2.5 × ULN（2.5 mg/dL 或 42.75 μmol/L），且 INR < 1.5。多数患者可适应。可有或无乏力、虚弱、恶心、厌食、右上腹痛、黄疸、瘙痒、皮疹或体质量减轻等症状。

（3）2 级（中度肝损伤）：血清 ALT 和（或）ALP 升高，TBil ≥ 2.5 × ULN，或虽无 TBil 升高但 INR ≥ 1.5。上述症状可有加重。

（4）3 级（重度肝损伤）：血清 ALT 和（或）ALP 升高，TBil ≥ 5 × ULN（5 mg/dL 或 85.5 μmol/L），伴或不伴 INR ≥ 1.5。患者症状进一步加重，需要住院治疗，或住院时间延长。

（5）4级（急性肝衰竭）：血清ALT和（或）ALP水平升高，TBil ≥ 10 × ULN（10 mg/dL或171 μmol/L）或每天上升 ≥ 1.0 mg/dL（17.1 μmol/L）或INR ≥ 2.0或PTA < 40%，可同时出现腹水或肝性脑病；或与DILI相关的其他器官功能衰竭。

（6）5级（致命）：因DILI死亡，或需接受肝移植才能存活。

五、治疗

1. 预防　当发现肝功能指标异常时肝细胞往往已受到严重损伤，临床医生需熟悉所用抗肿瘤药物的用药指征或联合方案的肝毒性，把握以下原则。

（1）尽可能避免有肝毒性的药物联合应用。

（2）详细询问病史，对高危易发人群慎重选用肝毒性药物，并注意药物剂量。

（3）对于既往治疗后出现肝损伤的患者应根据肝损伤的程度调整所用的药物及剂量。

（4）化疗期间和化疗后密切监测肝功能，一旦出现肝功能异常，及时停用相关药物并积极行护肝治疗。

（5）重视患者主诉，定期监测肝功能，必要时预防性使用保肝药物。

2. 停药标准　使用可能造成严重肝损伤的药物后任一时刻监测到肝酶上升（AST或ALT > 3倍ULN或ALP > 1.5倍ULN），同时伴TBil升高（ > 3倍ULN），需停用目前抗肿瘤药。

3. 保肝药物治疗　可减轻肝损伤、促进肝细胞再生、改善肝代谢，常用药物包括：①降酶药物：甘草酸制剂（如异甘草酸镁注射液0.1 ~ 0.2 g，1/d，10%葡萄糖注射液250 mL稀释后静脉滴注）、联苯双酯滴丸（5粒 / 次，3/d，必要时6 ~ 10粒 / 次）、双环醇片（一次25 mg，必要时可增至50 mg，

3/d）等；②解毒药物：还原型谷胱甘肽注射液（1.2～1.8 g，1/d，250～500 mL 生理盐水或 5% 葡萄糖注射液中静脉滴注，滴注时间为 1～2 h。）。葡醛内酯片（一次 2～4 片，3/d），水飞蓟宾胶囊（3/d，每次 2～4 粒），硫普罗宁片（100～200 mg，3/d）等；③利胆药物：熊去氧胆酸胶囊（口服 50 mg，3/d）、腺苷甲硫氨酸（注射粉剂 500～1 000 mg，1/d，须在临用前用所附溶剂溶解，静脉注射必须缓慢）等。④支持药物：肌苷、辅酶 Q10、B 族维生素、能量合剂等。

4. 中医药治疗　采用辨证与辨病相结合方法进行诊治，黄疸湿热型治则为清热利湿退黄，寒湿瘀阻型治则为温化寒湿，气滞血瘀型治则为疏肝理气、活血化瘀，肝肾阴虚型治则为滋补肝肾。

5. 糖皮质激素　用于超敏反应，或自身免疫征象明显，或停用肝损药物及使用保肝药物治疗后生化指标继续恶化的患者，应严格把控适应指征，权衡利弊。

6. 其他　一旦患者发生急性肝衰竭且经内科治疗不能逆转或预后凶险，应及时行人工肝支持或肝移植治疗。

六、研究进展

肿瘤药物相关性肝损伤治疗研究归入药物性肝损伤害的整体研究当中，在 2012、2014 年均有报道双环醇片对肺癌化疗患者药物性肝损害的治疗观察。国家食品药品监督管理总局（CFDA）批准的“异甘草酸镁治疗抗肿瘤药物引起的急性 DILI 的全国多中心Ⅱ、Ⅲ期临床试验”证实，异甘草酸镁治疗急性 DILI 疗效优于硫普罗宁，且安全性较高，可缩短肝损伤病程，用于急性 DILI 的适应证获得 CFDA 批准。

（刘东颖）

第四节　肺间质纤维化

肺间质纤维化（pulmonary interstitial fibrosis，PIF）是“弥漫性肺间质纤维化”的简称，是由于多种原因引起的肺间质炎症性病变，主要累及肺间质，也可累及肺泡上皮细胞及肺血管，在肺间质形成大量结缔组织，导致肺结构和功能的破坏。肺间质纤维化可能的病因有粉尘吸入、病原性微生物感染、放射性损伤及一些药物等。本节主要论述的是肿瘤相关性肺间质纤维化。

一、病因

1. 药物诱发　常见有抗肿瘤药物和靶向治疗药物，化疗药如博来霉素，甲氨蝶呤，环磷酰胺等，抗菌药如呋喃妥因，青霉素类，四环素类，对氨水杨酸、胺碘酮，苯妥英钠，青霉胺等引起，以及肿瘤靶向治疗药物。

2. 生物性　病毒、细菌、真菌、寄生虫等引起的反复感染，常为此病急性发作的诱因，又是病情加重的条件。

3. 放射性损害　如放射性肺炎。

4. 免疫性疾病　继发于自身免疫性疾病。

二、临床表现

发病年龄多在中年及以上，男性多于女性。起病隐匿，主要表现为干咳、进行性呼吸困难，活动后明显。大多数患者双下肺可闻及吸气末爆裂音，超过50%患者可见杵状指（趾）。终末期可出现发绀、肺动脉高压、肺心病和右心功能不全的征象。

三、诊断

1. 症状　进行性气急、干咳、肺部湿啰音或捻发音。

2. X线检查 早期呈毛玻璃状，典型改变弥漫性线条状、结节状、云絮样、网状阴影，肺容积缩小。

3. 实验室检查 可见ESR、LDH增高，一般无特殊意义。

4. 肺功能检查 可见肺容量减少、弥散功能降低和低氧血症。

5. 肺组织活检提供病理学依据 本病应注意与喘息性支气管炎鉴别。

四、实验室及影像学检查

1. 胸部X线片及CT 诊断的敏感性和特异性差，胸部CT是诊断的必要手段。胸部CT特征性表现为胸膜下、基底部分布为主的网格影和蜂窝影，伴（或不伴）牵拉性支气管扩张，磨玻璃样改变不明显，合并胸膜异常，如胸膜斑、钙化、显著的胸腔积液时，多提示为其他疾病引起的继发性改变，患者也可见轻度的纵隔淋巴结肿大，短轴直径通常 <1.5 cm。

2. 肺功能 主要表现为限制性通气功能障碍、弥散量降低伴低氧血症或Ⅰ型呼吸衰竭。

3. 组织病理学 没有手术禁忌证的患者需考虑外科肺活检。病理表现主要为肺组织纤维化，病变的程度及分布不均一。

五、治疗

（一）非药物治疗

1. 戒烟 吸烟与疾病的发生具有一定的相关性，必须劝导和帮助吸烟的患者戒烟。

2. 氧疗 可以改善患者的缺氧状况。虽然没有直接证据证明氧疗可以改善预后，但从慢性阻塞性肺疾病得出的间接证据表明，长程氧疗对患者预后有显著的改善作用。

3. 机械通气 对于预后不良的终末期肺纤维化患者，气管插管机械通气治疗不能降低病死率。无创正压通气可能改善患者的缺氧，延长生存时间。

4. 肺康复　是针对有症状及日常活动能力下降的慢性肺疾病患者的一项干预手段，旨在减轻症状，改善机体功能，稳定或延缓疾病发展，降低医疗花费。肺康复的内容包括呼吸生理治疗，肌肉训练（全身性运动和呼吸肌锻炼），营养支持，精神治疗和教育。

5. 肺移植　不断发展的肺移植技术已经成为各种终末期肺疾病的主要治疗手段之一。肺移植可以改善患者的生活质量，提高生存率。国内已经有多家医疗机构开展肺移植，供体捐赠与资源共享网络的逐步健全，脏器移植准入制度的建立与完善，使 PIF 患者筛选和等待肺移植的登记随访成为可能。推荐符合肺移植适应证的 PIF 患者纳入等待名单，进行移植前评估。

（二）药物治疗

1. 预防和药物治疗　在接受上述药物治疗的同时，应定期复查 X 线胸片。使用抗肿瘤药前可进行预处理，如使用抗氧化剂、糖皮质激素。肺纤维化一旦诊断明确，应立即停药，及时给予大剂量激素冲击治疗（推荐泼尼松 0.5 mg/kg，1 次 / d，持续 4 周；逐渐减量至 0.25 mg/kg，1/d，维持 8 周；然后 0.125 mg/kg，1/d，或 0.25 mg/kg，隔日 1 次），合并肺部感染时可联合使用抗菌药物、氧疗、支气管扩张药等对症治疗。除激素治疗外，秋水仙碱、伊马替尼、干扰素 γ、乙酰半胱氨酸等药物也可用于肺纤维化的治疗。

2. 酌情使用的药物　根据近年来的随机对照临床试验的结果，结合我国临床实际情况，可以酌情使用下列药物。

（1）吡非尼酮：是一种多效性的吡啶化合物，具有抗炎、抗纤维化和抗氧化特性。在动物和体外实验中，吡非尼酮能够抑制重要的促纤维化和促炎细胞因子，抑制成纤维细胞增殖和胶原沉积。

（2）尼达尼布：是一种多靶点络氨酸激酶抑制剂，能够抑制血小板衍化生长因子受体、血管内皮生长因子受体及成纤维细胞生长因子受体。

（3）抗酸药物：合并高发的胃食管反流，其中近 50% 患者没有临床症状。

（4）乙酰半胱氨酸：能够打破黏蛋白的二硫键，降低黏液的黏稠度；高剂量（1800 mg/d）时，乙酰半胱氨酸在 PIF 患者体内可以转化为谷胱甘肽前体，间接提高肺脏上皮细胞衬液中谷胱甘肽水平，起到抗氧化作用。乙酰半胱氨酸单药治疗可以改善 PIF 患者的咳痰症状，长期服用安全性好。

（三）急性加重的治疗

急性加重病情严重，病死率高，虽然缺乏随机对照研究，临床上仍然应用激素冲击，激素的剂量、使用途径和疗程尚没有形成一致的意见。也可以联用免疫抑制剂。氧疗、机械通气和对症治疗是 PIF 急性加重患者的主要治疗手段。

（四）姑息治疗

姑息治疗的目的是减轻患者的症状，安慰患者而不是治疗疾病本身。姑息治疗的具体目标包括缓解躯体症状和减轻心理的焦虑和痛苦，给患者和家属精神上的支持。

（刘东颖）

第五节 皮肤毒性

皮肤毒性（dermal toxicity）即外来化合物对皮肤及其附属器的毒性作用，可因给药方式及药物在体内外代谢途径的差异而出现不同的中毒反应。在肿瘤内科治疗领域，由化疗药物渗漏刺激引起的皮肤损伤，药物性皮疹（drug eruption），手足综合征（hand-foot syndrome，HFS）及化疗后脱发（chemotherapy-induced alopecia，CIA）是最为常见的皮肤毒性反应。随着近年来抗肿瘤新药尤其是分子靶向药物的层出不穷，临床上发生皮肤毒性的病例亦有明显增多趋势。

一、发病机制

目前化疗药所致皮肤毒性的发病机制尚未完全明确，可能的发病机制如下。

1. 原发性刺激　即药物直接对皮肤局部产生的刺激作用，常由于化疗药物输注时的皮肤渗漏所致，表现为皮肤结构的损伤、药物性皮炎、皮肤色素沉着等，蒽环类或丝裂霉素引起的组织毒性可能与所形成的超氧自由基对组织的损害有关。

2. 皮肤过敏反应　属于Ⅳ型超敏反应，其发病机制是进入皮肤的药物与某些细胞的表面结合进而与T淋巴细胞反应。当致敏的T淋巴细胞再接触到这种药物时，就会释放出各种生物活性物质，导致充血和水肿。

3. 药物性皮疹　药物通过口服或注射等途径进入人体而引起的皮肤黏膜的炎症反应，75%以上口服靶向治疗药的患者可能出现不同程度的药物性皮疹，仅不到20%为严重皮疹。以表皮生长因子受体酪氨酸激酶抑制剂（epidermal growth factor receptor tyrosine kinase inhibitors，EGFR TKI）为例，通常认为，其对滤泡及滤泡间细胞表皮生长信号转导通路的干扰是皮疹发生的关键性原因。EGFR在表皮角化细胞、皮脂腺、外分泌腺体、毛囊滤泡及上皮脂肪层均有表达，这些细胞主要处于皮肤的基底层，抑制EGFR后可影响角质细胞形成细胞的增殖、分化、转移以及黏附，而EGFR TKI通过增加在基底层的细胞周期依耐性激酶抑制剂P27、角蛋白-1、信号转换和转录激活因子-3的表达，引起基底角质细胞生长的停滞及过早成熟分化，同时伴有中性粒细胞的释放，由此进一步导致角质细胞凋亡并积聚在真皮下引起皮肤的损伤。

4. 光敏反应　是指用药后机体皮肤上的光敏物质受日光

或类似光源照射后产生的不良反应，包括光毒性反应和光变态反应两大类。相应发病机制：光毒性反应是由于到达皮肤的致光敏剂吸收光量子后，将能传递给周围分子造成表皮细胞坏死释放多种活性介质，引起真皮血管扩张，组织水肿，黑色素合成加快等反应。光变态反应是一种由淋巴细胞介导的迟发性超敏反应。能引起光敏反应的化疗药物主要有甲氨蝶呤、氟尿嘧啶类（5-FU、S-1）等。

5. 手足综合征　是部分抗肿瘤药物或其代谢产物在手足部位的蓄积导致的肢端红斑或Burgdorf反应，发病率为6%～64%，与具体药物（如卡培他滨、多柔比星脂质体、索拉非尼等）及应用周期有关。此外，承受机械压力和摩擦的手足部位的毛细血管微损伤、局部汗腺的高密度分布、手掌部位角质形成细胞的胸苷磷酸化酶活性增加、胶原纤维及炎症损伤、角质形成细胞凋亡与细胞因子累积等多重因素均与HFS的发生密切相关。

6. 化疗后脱发　多数抗肿瘤药物均可引起脱发，其严重程度与药物的种类、剂量及给药途径有关。基于动物模型得出的研究结论提示，化疗后脱发可能与毛囊毛母质区、内根鞘与外根鞘的角质形成细胞、毛囊黑素细胞的凋亡密切相关。此外，化疗药物导致毛囊区细胞G1期停滞继发损伤、*P53*基因表达上调诱导细胞、加速凋亡进程都是可能的发病机制。

二、临床表现

皮肤毒性的临床表现因具体类型不同而各异。化疗药物渗漏所致的皮肤毒性，轻者造成渗漏处局部红肿、疼痛，重者可引起皮肤坏死，导致组织溃疡及瘢痕形成。药物性皮疹通常表现为散在或片状形成的丘疹或斑丘疹，多伴有皮肤瘙痒，抓挠后可出现皮疹破溃及渗液。分子靶向药物所致皮疹多发生于用药后7~14天，甚则此起彼伏，迁延日久。其特点表现为散在性或融合性痤疮样的滤泡疹，主要分布于躯干、面部、颈部和头皮，尤以以头面部为重，且皮疹多较密集、体积大，四肢则分布相对散在。光敏反应性皮疹常发生于接受日光曝晒之后，可伴有皮肤色素改变，脱离日光照射后皮疹消退较快，但局部可留有不同程度的色素沉着。

手足综合征（HFS）的典型临床表现呈进展性，初期大部分患者有感觉迟钝，或有触物感痛的前兆，掌和跖刺痛感，3~4日内会发展为灼痛和双侧对称性的肿胀、红斑。手比脚更易受侵害，在某些患者手可能是唯一受累的区域。严重者可发展至脱屑、溃疡和剧烈疼痛，影响日常生活。HFS反应多具有自限性，但在下一周期给药后会再次出现。CIA为可逆性毒性反应，一般发生于首次化疗后2~3周，由少及多，先散发，进而出现大范围脱发，在停化疗后6~8周头发可逐渐长出。

三、临床分级与评估

美国国家癌症研究所（NCI）对临床常见毒性类型进行了分级评估，NCI–CTCAE（Common Terminology Criteria for Adverse Events）V4.0的标准中有关皮肤毒性的描述和分级见表11–3。

EGFR TKI等分子靶向药物的皮肤毒性最突出的是痤疮样皮疹。针对痤疮样皮疹国际上曾制定过一个简化而系统的分级标准，即分为轻、中、重度。

轻度：普通局限性脓疱性丘疹，对日常生活无影响，无二重感染。

中度：泛发性全身脓疱性丘疹，伴轻度瘙痒和触痛，对日常生活有轻度影响，无二重感染。

重度：泛发性全身脓疱性丘疹，伴重度瘙痒和触痛，对日常生活有明显影响，伴有二重感染或有潜在的二重感染可能。

表 11-3　NCI-CTCAE V4.0 有关皮肤毒性的判定与分级标准

毒性	等级评分				
	1	2	3	4	5
脱发	变稀或斑秃，头发丢失 <50%	头发丢失 >50%，症状明显，需要假发或假发块，心理有影响	—	—	—
皮肤干燥	覆盖 <10%，无红疹和瘙痒	覆盖 10%～30%，伴有红疹和瘙痒，影响日常工作性活动	覆盖超过 30%，伴瘙痒，个人自理能力受限	—	—
色素沉着	色素沉着 <10% 体表面积，没有心理影响	色素沉着 >10% 体表面积，有心理影响	—	—	—
光敏感性	无痛性红疹，红疹覆盖 <10% 体表面积	脆弱的红疹覆盖 10～30% 体表面积	红疹 >30% 体表面积，伴有水疱，光敏感，需口服激素治疗及控制疼痛	威胁生命，需急性干预	死亡
瘙痒症	轻微或局灶性，经典的干预	集中或范围广，皮肤改变（肿胀，丘疹，脱皮，苔藓样，渗出），口服药；影响工具性日常活动	集中或范围广，连续的，自理能力受限，需口服免疫抑制药或可的松	—	—

续表

毒性	等级评分				
	1	2	3	4	5
皮疹 / 斑丘疹	斑丘疹覆盖 <10% 体表面积，伴有 / 不伴有症状（瘙痒，发热，紧凑感）	斑丘疹覆盖面积 10% ~ 30%，伴 / 不伴有症状（瘙痒，发热，紧凑感），影响工具性日常活动	斑丘疹覆盖面积 >30%，伴 / 不伴有症状，个人自理能力受限	—	—
皮疹 / 痤疮样	丘疹和脓疱 <10% 体表面积，伴 / 不伴有瘙痒和敏感	丘疹和脓疱 10% ~ 30% 体表面积，伴 / 不伴有瘙痒和敏感，有心理障碍；影响工具性日常活动	丘疹和脓疱 >30% 体表面积，伴 / 不伴有瘙痒和压痛，个人自理能力受限，与口服抗生素和抗体药物有关	丘疹和脓疱覆盖在任何体表面积，有抗生素和抗体药物服用史，危及生命	死亡
皮疹 / 手足综合征	轻微皮肤改变或皮肤炎（红斑，水肿，角化过度，不痛）	皮肤改变（剥落，水疱，出血，肿胀，角化过度），疼痛；影响工具性日常活动	重度皮肤改变（剥落，水疱，出血，水肿，角化过度），疼痛，个人自理能力受限	—	—
指、趾甲变色或隆起	无症状，仅仅诊断发现，不需要干预	—	—	—	—

续表

毒性	等级评分				
	1	2	3	4	5
指、趾甲脱落	无症状，指甲从指甲床分离或指甲丢失	有症状，指甲从指甲床分离或指甲丢失；影响工具性日常活动	—	—	—
多形性红斑	皮肤损害 <10% 体表面积，不伴有皮肤压痛	皮肤损害在 10%～30%，伴有皮肤压痛	皮肤损害 >30%，伴有口腔和生殖器侵蚀	皮肤损害 >30%，伴有液体和电解质异常，ICU 或烧伤科护理	死亡
红皮病	—	红斑超过体表面积 90%，无其他症状；影响工具性日常活动	红斑超过 90%，伴有其他症状（瘙痒和敏感），个人自理能力受限	红斑超过 90% 伴有液体和电解质异常，ICU 或烧伤科护理	死亡
皮肤疼痛	轻微疼痛	中度疼痛；影响工具性日常活动	重度疼痛；个人自理能力受限	—	—

续表

毒性	等级评分				
	1	2	3	4	5
皮肤溃疡	溃疡区域 < 1 cm，红斑不发白，皮肤完整，伴有发热和水肿	溃疡区域在 1 ~ 2 cm，部分皮肤层丧失，涉及皮下组织损害	溃疡区域 > 2 cm，全层皮肤丧失涉及皮下组织坏死，可能会扩展到深筋膜	广泛性损害，组织坏死，损害肌肉，骨头或支撑组织，伴 / 不伴有全层皮肤丧失	死亡
注射部位皮肤渗漏反应	疼痛	疼痛、肿胀、静脉炎	溃疡	需整形术	——
其他未分类	无症状，轻微症状，仅诊断发现，不需要干预	中度症状；局部 / 非侵入的干预；影响与年龄相适应的工具性日常活动	重度或医学显著的但不危急的症状，需住院或住院时间延长的，个人自理能力受限	危及生命的，急性干预	死亡

四、治疗

治疗的目标为终止损害，促进毒性反应的消退及皮肤功能恢复，改善患者生活质量。然而，若干皮肤毒性反应与化疗药或靶向治疗药的持续应用密切相关，若降低药物剂量或延长给药周期甚至停药，则可能直接影响疗效，因此临床上往往通过其他辅助治疗措施来缓解皮肤毒性，以达到继续抗肿瘤治疗的目的。

1. 一般性处理措施 用药期间避开日光照射及接触热水，推荐每日以温水、硫磺皂洗脸 2 次，以溶解、减少皮脂分泌，清除过多油脂，祛除毛孔堵塞物，使皮脂外流通畅；洗后不宜擦油膏，防止毛孔堵塞；使用去屑洗发水；避免使用油脂类、粉质类化妆品；避免长期应用激素；以不含酒精的保湿霜涂抹暴露皮肤；穿宽松舒适的衣服及透气的鞋袜；保证生活作息有规律；避免用手挤压皮肤上的丘疹、粉刺等。饮食习惯方面，注意避免进过甜、过辣及油腻的食物，忌饮酒，适当多饮水，多进食新鲜蔬菜与水果，保持大便通畅。

2. 药物外渗 若怀疑药物外渗，应立即停止输注。若注射刺激性较强的药物发生外渗，除立即停止注射外，还应将针头保留并接注射器回抽后，从原针头注入解毒剂，然后在渗出的皮下注入解毒剂。发生化疗药物外渗后疼痛剧烈者，可用冰敷局部，外涂氢化可的松软膏或用 50% 硫酸镁湿敷，药物渗出 24 h 内，切忌热敷，但植物碱类化疗药如长春新碱、长春花碱、依托泊苷等除外，草酸铂也不宜冰敷。

注射部位皮肤若出现水疱，应注意保持水疱的完整性，避免摩擦和热敷，保持局部皮肤清洁，待水疱自然吸收；对直径 > 2 cm 的大水疱，应在严格消毒后用 5 号针头在水疱的边缘穿刺抽吸使皮肤贴附；对皮肤破溃者要做外科换药处理。一旦发生化学药物外渗，非手术疗法失效，溃疡形成，可用生理盐水清洗，无菌纱布浸透庆大霉素或1∶5 000呋喃西林溶液敷于创面，严格无菌操作。

严重经久不愈的溃疡需请整形外科会诊处理。此外，发生外渗所致静脉炎时，应抬高患肢并禁止静脉注射，患处勿受压。

恢复期宜鼓励患者多做肢体活动，以促进血液循环。化疗药外渗所致静脉炎可涂磺酸黏多糖乳膏，亦可做氦氖激光或频谱仪照射治疗。

3. 药物性皮疹　分子靶向药物如EGFR TKI相关性皮疹主要的治疗方法包括局部使用抗生素、类固醇激素，或口服抗生素、免疫调节药等。在加拿大EGFR-TKI相关皮疹研究中，研究者根据皮疹的严重程度分为4级，并对每级采用不同的治疗方法。无论几级皮疹，出现后均可局部使用2%克林霉素、1%氢化可的松软膏，一天2次。严重的需要暂时停用TKI（由主管医生判定），并加服米诺环素，结痂破损局部使用2%克林霉素、0.1%曲安奈德软膏等。

4. 手足综合征　有效方法是降低剂量、延长给药周期，甚至最后停药。局部冷却、肾上腺皮质激素、COX-2特异性抑制剂（塞来昔布，200 mg，2次/d）及外用尿素霜（角质层分离剂）均可降低HFS的发生率和严重程度。

5. 化疗后脱发　头皮冷却疗法是预防CIA最为经典的方法。患者化疗时采用头部冰帽冷敷物理降温，可使头皮血管收缩，降低头皮血液供应和组织细胞摄取水平，使局部化疗药物血药浓度降低；同时降低组织细胞对化疗药物毒性的敏感性，从而减轻脱发。由于头部冷敷可能降低头皮、头颅和脑的血药浓度，不排除会导致肿瘤颅脑转移发生率增高。有学者提出对于存在循环恶性细胞的肿瘤类型如白血病或恶性淋巴瘤，不建议采用头部冷敷的方法来预防脱发。

此外，若实体瘤具有较强的皮肤转移潜能，如乳腺癌、肺癌或胃癌等，实行冷却治疗前应特别注意是否已存在头皮转移病灶。除了头皮冷却法，外用米诺地尔及 AS101 曾在个别临床试验中被证实有改善脱发的作用，但仍需更多研究数据的支持。

（刘东颖）

第六节　神经毒性

化疗所致周围神经病变（chemotherapy-induced peripheral neuropathy，CIPN）是化疗药物对周围神经或自主神经损伤产生的一系列神经功能紊乱的症状和体征。化疗药物引起的神经毒性主要包括中枢神经系统毒性、外周神经系统毒性和感受器毒性三个方面。①中枢神经系统毒性多表现为中枢神经受损和小脑受损，有不同程度的脑膜刺激症状、脑白质病、记忆力下降和痴呆等症状。②周围神经毒性包括末梢神经、脑神经和自主神经的损害。③感受器毒性表现为视觉系统，听觉和平衡觉系统，嗅觉系统，味觉系统的毒性。其中，临床上以周围神经毒性最为常见。

许多化疗药物都有周围神经毒性，如铂类、微管蛋白抑制剂、硼替佐米和沙利度胺等。神经损伤发生率、发病机制、损伤类型，以及临床表现严重分级的多样性归咎于不同药物毒性成分不同。而这些长久甚至不可恢复的神经症状常被肿瘤学家低估。

一、周围神经病变的发病机制及临床表现

化疗所致周围神经病变（CIPN）是远端对称多神经病变，包括感觉、运动和自主神经病变。最常见感觉神经损伤有远端肢体感觉异常和袜套状感觉缺失，本体感觉受损表现为精细运动受损（扣纽扣、戴耳环）和感觉性共济失调。部分可合并运动神经病变，表现为肌肉无力，萎缩或肌束震颤。两者均可存

在深反射、踝反射减弱。自主神经损伤经常出现但很少单独存在，其一些表现很难与周围神经功能障碍联系，如痛性痉挛、腹泻、便秘和低血压晕厥。

神经源性疼痛比一般躯体性疼痛易引发抑郁症，需要特殊治疗，临床需仔细分辨为药物来源还是肿瘤疼痛。CIPN 在药物停止后大多好转、消失，也可持续存在甚至造成永久损伤。

1. 铂类 常见铂类药物包括顺铂、卡铂和奥沙利铂，顺铂和奥沙利铂神经毒性较卡铂严重。三者均通过损伤背根神经节（dorsal root ganglion，DRG）产生毒性，因而 DRG 中铂类浓度与 CIPN 严重程度密切相关。其主要发病机制是通过改变 DNA 三级结构导致有丝分裂后的 DRG 重新进入细胞周期引发凋亡。其他发病机制包括氧化应激和线粒体功能紊乱引发的神经细胞凋亡，P53 活性增加，线粒体释放细胞色素 C，以及最近发现的 P38 和 ERK1/2 活化均可介导细胞凋亡。此外，在氧化应激损伤修复时进行的 DNA 碱基切除，可使得酶活性降低促进周围神经病变发生。

周围神经病变最先表现为踝反射消失和足趾振动觉减弱，常伴手指、脚趾麻木，针刺感和感觉缺失。随剂量累积逐渐出现广泛 DTR 消失，温觉、关节位置觉和轻触觉损伤，严重可出现共济失调步态。由于 DRG 细胞变性和脊柱后索损伤偶可见莱尔米特现象。奥沙利铂还可导致由寒冷刺激引发的急性短暂毒性症状，主要表现为四肢远端及口周感觉缺失，言语不清、咀嚼下颌痛和步行时腓肠肌痛性痉挛，一般发生在药物输注同时或之后几小时内，持续 1 ~ 2 d。

2. 微管蛋白抑制剂 常见微管蛋白抑制剂包括紫杉类、烷化剂、埃博霉素和长春花生物碱类。紫杉类、烷化剂用于治疗多种实体肿瘤，周围神经病变（PN）是其最主要的非血液学毒性和剂量限制因素。紫杉类在有丝分裂中增强纺锤体微管聚合，同时影响轴突运输，因此其作用靶点包括感觉神经元胞体和神经轴突。此外，紫杉类还可导致轴突微管两极重置和细胞器流失。

埃博霉素可在体外促进微管中微管蛋白二聚体聚合，在解聚过程中稳定已成形微管。由于与紫杉类的抗肿瘤发病机制、微管蛋白结合位点相同，两者周围神经毒性发病机制相似。

长春花生物碱类广泛用于治疗血液淋巴系统肿瘤和一些实体肿瘤，如乳腺癌、睾丸肿瘤等。长春花生物碱类药物通过抑制 GTP 水解，阻止微管蛋白从可溶二聚体转化为微管的聚合作用，导致轴突微管缺失及长度、分布、定向改变，使得轴突运输异常、轴突沃勒（wallerian）变性。

微管蛋白抑制剂所致神经病变表现为感觉缺失，麻木和手足套感疼痛；振动觉、位觉、痛温觉减弱和 DTR 损伤。随着治疗继续出现肌肉无力和神经源性痛。肌肉疼痛多见于紫杉类治疗人群。长春新碱治疗中神经损伤感觉症状先于临床证据出现，并可见中重度自主神经紊乱，表现为腹部疝气痛和腹泻。与其他抗肿瘤药物不同，长春碱可引起脑神经麻痹。

3. 沙利度胺　2006 年，美国食品药物管理局批准沙利度胺联合地塞米松用于恶性黑色素瘤患者初次治疗。PN 是其最严重不良反应之一。沙利度胺抗肿瘤和神经毒性发病机制尚未明了，猜测与免疫调节、细胞因子调节和抑制血管生成有关。初步临床试验证实沙利度胺类似物来那度胺具有更强的抗肿瘤疗效，且所致 PN 发生率、严重程度均较低。

二、周围神经病变的危险因素和预测因子

CIPN 发展的主要危险因素为化疗药物的剂量和持续时间。其他危险因素和（或）预测。可能因素有年龄、性别、合并症、血中循环生长因子水平、化疗前存在周围神经病变及使用过周围神经毒性药物等。目前研究者试图通过基因学确认 CIPN 高危人群，其中一项 CALGB40101 全基因组实验发现

FGD4 基因与紫杉醇导致周围神经病变的发生发展密切相关，该实验结果已在欧洲和非裔美国女性原发乳腺癌人群中得以证实。CALGB 临床试验将继续探索 *FGD4* 基因是否适用于转移性乳腺癌患者，以及基因 *EPHA5* 和 *FZD3* 能否作为 PN 危险因素。这不仅可以避免不必要的毒性治疗药物，还可以为患者制定合适的化疗药物剂量，提高药物安全性。

三、周围神经病变的评估

1. 临床分级　由于评估方法和化疗方案不同，CIPN 发生率、流行程度存在显著差别。CIPN 权威评价标准尚未确立。目前最常用的评估标准为美国国家癌症研究所（National Cancer Institute）通用毒性标准（NCI-CTC 2.0）（表 11-4）。CIPN 对生活质量的影响日益突出，故出现了以功能限制对日常活动、生活质量的影响为评价基础的问卷（表 11-5）。

表 11-4　美国国立癌症研究所通用毒性标准（NCI-CTC 2.0）

Ⅰ级□	Ⅱ级□	Ⅲ级□	Ⅳ级□
腱反射消失或感觉麻木（包括针刺感）但不影响功能	感觉缺失或感觉麻木（包括针刺感），影响功能但不影响日常生活活动	感觉缺失或感觉麻木（包括针刺感），影响日常生活活动	长期感觉缺失，影响功能

表 11-5　化疗药物引起的周围神经病变问卷

姓名________	性别________	年龄________
1. 感觉神经障碍评估		
□ 0 级：手部或足部无麻木，疼痛或者刺麻感		
□ 1 级：手部或足部有轻度的刺麻、疼痛或麻木，不影响日常活动		
□ 2 级：手部或足部有中度的刺麻、疼痛或麻木，不影响日常活动		

续表

□ 3 级：手部或足部有中度到重度的刺麻、疼痛或麻木，影响日常活动
□ 4 级：手部或足部有重度的刺麻、疼痛或麻木，完全影响大部分的日常活动
2. 运动神经障碍评估
□ 0 级：上肢或下肢没有无力
□ 1 级：上肢或下肢轻度无力，但不影响日常活动
□ 2 级：上肢或下肢中度无力，但不影响日常活动
□ 3 级：上肢或下肢中度到重度无力，影响日常活动
□ 4 级：上肢或下肢重度无力，完全影响大部分的日常活动
3. 如出现 3 级、4 级感觉神经或运动神经障碍，请指出受影响的日常活动（因化疗后引起）
□行走　□爬楼梯　□开车　□书写
□打字　□使用筷子　□扣衣服　□接触冷的物体
□感觉水的温度　□睡觉　□区分物体表面光滑或粗糙
不能完成的其他重要日常活动，请详细说明。

2. 神经生理学检查　临床试验已证实神经传导学（nerve conduction studies，NCS）的有效性，对诊断 CIPN 早期亚临床及临床非典型损伤非常关键，但由于该检查给患者带来的不适感影响其临床应用。此外，NCS 是评价神经损伤病理特征（脱髓鞘、轴突病变）最有效的非侵袭性检查。几乎所有周围神经病变最终都会发生轴突病变，伴随神经纤维丢失，在 NCS 检查中表现为感觉和混合动作电位振幅降低，脱髓鞘神经病变则表现为感觉传导速率减慢。但由于目前尚未确立参考值，对感觉和混合运动动作电位的重复检查并无意义。NCS 很少用于预测 CIPN 症状及严重程度。原因在于：疾病进展过程中损伤部分神经时 NCS 检查可完全正常；NCS 适用于直径最大、传导最

快的神经纤维，对小神经纤维不能提供可靠数据，而后者与神经痛密切相关。骨骼肌肌电图检查在 CIPN 的评估和检测中很少应用：运动损伤发生率低，较 NCS 侵袭性大，评分困难且可重复性差。躯体感觉诱发电位多用于研究第一传入神经向心支和背脊神经根的病理变化。

3. 神经影像学检查 MRI 有助于明确中枢神经是否受侵，并在顺铂、沙利度胺治疗中确认脊髓后索的病变，但神经影像学用于 CIPN 评价作用有限。

4. 病理评估 由于患者经常接受多种神经毒性药物且样本采集时间存在差异，病理变化数据多来源于啮齿类动物模型。通过近年对神经病变的研究和动物模型获得的数据，学者认为皮肤活检可以获取 CIPN 病理变化信息。皮肤活检是侵袭性最小的有创检查，同一患者可以重复检测。在肢体远端检测小神经病变较 NCS 敏感。此外可用于研究神经再植术，为其在 CIPN 长期存在患者中应用提供指征。但由于其费时且需对观察者进行训练，临床尚无指征进行神经活检。

四、周围神经病变的治疗

目前尚无有效预防 CIPN 发生和减轻毒性的方法。预防 CIPN：首先，确定高风险人群，积极治疗和避免已存在周围神经损伤或可能造成损伤影响再生的因素（如糖尿病、甲状腺功能减退症、肾衰竭或酗酒）并密切观察；其次，提供良好的营养状况。化疗前患者应进行全面基线检查，尤其注意深反射和振动觉。

如维生素 B_6、维生素 B_9、维生素 E、叶酸有助于神经再生和营养支持。外源神经生长因子也可以预防 CIPN 发生。促红细胞生成素是一种多功能营养因子，促进红细胞生成，对中枢、周围神经均有较好的神经营养作用，在神经损伤后受体明显上调。抗抑郁药度洛西汀可减少紫杉类或铂类相关麻木和刺痛。谷氨酸羧肽酶Ⅱ抑制剂、钙蛋白酶抑制剂和钙镁溶液等药物处于临床前期或早期研究。

（刘东颖）

网上更多

教学 PPT　　微视频　　自测题

第十二章

肿瘤症状的中医治疗

中医中药是我国肿瘤综合治疗的一个重要组成部分，也是我国特有的抗癌治疗模式。有资料表明，2/3 以上的恶性肿瘤患者在接受现代医学治疗的同时应用中医药治疗。中医药治疗肿瘤的特点是把人看成一个整体，以证候为靶点，通过四诊进行精确的辨证，然后处方用药，调整患者的阴阳、寒热、虚实，达到新的阴阳平衡，所以它更多的是改变肿瘤的生存环境，使机体内环境朝不利于肿瘤发展的方向发展，从而增强患者整体的免疫功能和抗癌能力，但其杀灭癌细胞作用较弱；而现代医学治疗肿瘤多以手术和放、化疗为主，长于对局部癌细胞的杀灭，但同时对正常的机体组织也带来一定的损伤，如将中西医之长有机结合起来，优势互补，将是最理想的选择。以下介绍肿瘤常见症状的中医治疗。

第一节　疼　　痛

疼痛是恶性肿瘤患者常见症状之一，是影响患者生存质量的重要因素。积极有效地治疗癌性疼痛，不仅能解除患者痛苦，提高患者的生存质量，同时也给患者的心理以极大的安慰，增强其与癌症作斗争的信心。

中医中药治疗癌性疼痛具有以下优点：①无成瘾性，使用安全，可长期使用。②药物作用维持时间较长。③中医中药治疗癌性疼痛由于与病因病机相联系，与辨证施治相结合，因而其疗效除直接镇痛外，还具有调节机体免疫功能和抑制肿瘤细胞的作用。

一、中医对癌痛病因病机的认识

癌性疼痛病机，分为虚实两类，实证由于病邪侵袭与结聚，导致经络气血运行不畅，不通则痛。虚证由于气血阴阳不足，脏腑经络失于润养或温煦而致不荣则痛，临床亦常见虚实夹杂之证。中医学认为，癌性疼痛的病机主要是风寒闭阻，火热蕴积，痰湿结聚，气机郁结，血行瘀阻，阳气亏虚，阴血不足。在临床中，由于患者个体差异，病情病期不同，病机往往错综复杂，它们可同时存在，或相互影响，或相互转化，如有的气血亏虚兼有热毒炽盛；有的气滞合并痰湿结聚，而大多数患者表现为虚实夹杂证，特别是中晚期癌性疼痛患者。因此诊治癌性疼痛必须从整体恒动观出发，以脏腑经络为依据，联系病因等综合分析，才能取得满意的疗效。

二、辨证论治

根据中医的疼痛机制，结合癌性疼痛的临床表现，认为癌性疼痛病因主要为邪实与正虚两大类，而以邪实为多。病邪以气、痰、毒、瘀、火诸因为多见。毒邪内结，脉络阻滞，气机不畅，脉络瘀阻，不通则痛。因此，应遵循“通则不痛”的治疗原则辨证治疗。因气滞者理气即为通；因血瘀者活血即为通；因痰浊者化痰即为通；因热毒者清热即为通。正虚主要为气血阴阳虚损为主，正气虚弱，经脉失养，不荣则痛。治疗时辨清气血阴阳之不同辨证施治，方能取得良好的效果。邪实证以中期患者多见，此时正气尚盛未衰，毒邪壅盛，邪正相搏剧烈，临床表现为疼痛较甚，治疗时以祛邪为主，扶正为辅。正虚证以晚期患者多见，正气已衰，余毒未尽或余毒尚盛，临床表现以慢性疼痛为主，特点是疼痛时轻时重，延绵不断。治疗时以扶正为主，祛邪为辅。总之，癌痛的治疗要采用辨证论治与辨病相结合、扶正与祛邪相结合、活血化瘀与理气止痛相结合、内治与外治相结合的方法。通过内服药物，以达到调理脏腑、气血机能，平衡阴阳，疏通气血，从而达到止痛的目的。常有以下几种证型供参考。

1. 风寒闭阻

主证：风性疼痛呈游走窜痛，痛无至处，变化多端。寒性疼痛为冷痛、卒痛、痛有定处，拘急剧痛，遇风寒加重。舌苔薄白，脉弦或紧。

治法：祛风散寒止痛。

方药：乌头汤。川乌 10 g（先煎），麻黄 6 g，芍药 10 g，甘草 10 g，黄芪 10 g，白蜜适量。水煎服，一日 2 次。

2. 热毒内蕴

主证：灼痛、胀痛或红肿疼痛而喜冷。伴有高热，渴喜冷饮，面红目赤，便秘，溲赤，舌红苔黄，脉滑数为实火。伴有午后低热，五心烦热，盗汗，咽干，舌尖嫩红少苔，脉细数。

治法：清热解毒止痛。

方药：龙胆泻肝汤。龙胆草 6 g，黄芩 10 g，栀子 10 g，泽泻 15 g，木通 6 g，车前子 10 g（包煎），当归 10 g，柴胡 10 g，甘草 6 g，生地黄 15 g。水煎服，一日 2 次。

3. 痰湿结聚

主证：疼痛有沉重感，昼轻夜重，舌苔白腻，脉滑。若邪停胸肺则可见寒热往来，或发热不恶寒，咳嗽、少痰、气急、胸胁疼痛，呼吸、转侧疼痛加重，心下痞硬，干呕，口苦，咽干。若邪停胸胁则可见咳唾引痛，但胸胁痛之势较初期减轻，而呼吸困难加重，咳逆气喘息促不能平卧，或仅能偏卧于停饮的一侧，病侧肋间胀满，甚则可见偏侧胸廓隆起。

治法：化痰散结止痛。

方药：将军定痛丸。黄芩 10 g，僵蚕 10 g，陈皮 10 g，天麻 10 g，桔梗 10 g，青礞石 15 g（先煎），白芷 10 g，薄荷 10 g（后下），神曲 15 g，半夏 10 g，猪牙皂 3 g，姜汁 6 g。水煎服，一日 2 次。

4. 气机郁结

主证：痛无定处，痛而且胀，每随情志变化而增减，多见胸胁脘腹胀痛。舌苔薄白，脉弦。

治法：理气止痛。

方药：柴胡疏肝散。柴胡 10 g，陈皮 10 g，香附 10 g，枳壳 10 g，川芎 6 g，白芍 15 g，甘草 6 g。水煎服，一日 2 次。

中成药可以使用加味逍遥散，木香顺气散等。

5. 血行瘀滞

主证：痛如针刺或锥穿样，痛处固定，拒按，夜间痛甚。多见于胸胁、脘腹、小腹、少腹，常伴有面色晦暗，舌有瘀斑，脉象涩滞。

治法：活血、化瘀、止痛。

方药：血府逐瘀汤。当归 10 g，生地黄 10 g，桃仁 10 g，红花 10 g，枳壳 10 g，赤芍 10 g，柴胡 10 g，甘草 6 g，桔梗 10 g，川芎 6 g，牛膝 10 g。水煎服，一日 2 次。

通窍活血汤、失笑散、复方活血汤、桂枝茯苓丸、身痛逐瘀汤临床可酌情使用。

6. 阴血失养

主证：绵绵不绝而痛或灼痛，喜揉按，遏热痛甚。阴虚伴心悸、失眠，五心烦热，口燥咽干，舌红少苔，脉细数。血虚伴面色无华，心悸、怔忡，手足发麻，舌淡，脉虚。

治法：滋阴养血止痛。

方药：杞菊地黄丸。熟地黄 10 g，山药 10 g，山茱肉 10 g，牡丹皮 10 g，泽泻 10 g，茯苓 15 g，枸杞子 15 g，菊花

15 g。水煎服，一日 2 次。

加味四物汤、沙参麦冬汤、四物汤、一贯煎、六味地黄丸临床可选用。

7. 阳气亏虚

主证：疼痛得温则减，喜揉喜按，遇劳遇寒则疼痛加重。气虚伴体倦懒言，头晕目眩，短气乏力，舌淡苔薄白，脉沉缓。阳虚伴面色晄白，畏寒肢冷，唇色青紫，舌淡苔白，脉沉细或脉微。

治法：温阳益气止痛。

方药：补中益气汤加减。黄芪 15 g，炙甘草 6 g，人参 10 g（另煎），当归 10 g，陈皮 10 g，升麻 6 g，柴胡 6 g，白术 15 g，附子 6 g（先煎）。水煎服，一日 2 次。

补肺汤、四君子汤、理中汤、阳和汤主治虚寒内盛或寒凝痰滞之骨肿瘤或其他肿瘤疼痛，临床可选用。

三、中医治疗癌性疼痛的特点

（一）辨证止痛

中医对疼痛的病机有“不通则痛”和“不荣则痛”之说，以气血瘀滞和脏腑虚衰为主。强调“通利”和“养荣”是辨证施治的基础。常用的活血止痛药有：乳香、没药、延胡索、刘寄奴、五灵脂等。行气止痛的药有：乌药、香橼皮、川楝子、九香虫等。祛风除湿止痛的药有：徐长卿、防己、独活、威灵仙等。疼痛的病因概括为气滞、血瘀、痰浊、毒蕴、寒凝、阴血亏虚等，指出临床上常有“痛则不通”“瘀血致痛”“久痛入络”“毒蕴痛甚”“阳虚寒凝”“不荣则痛”等，提出了行气、活血、通络、清热、散寒、养营等止痛原则。

癌性疼痛是疼痛的一种特殊类型，既符合疼痛的一般规律，又具有其特殊性。从临床上看，癌性疼痛多为慢性疼痛，持续时间较长，并随癌瘤发展而进行性加剧。癌性疼痛的发生与癌瘤有着密切的关系，癌瘤为阴瘤，为全身属虚，局部为实的病变，其病机特点在于正虚邪实，虚实错杂。一方面存在着“本虚”所致的“不荣则痛”。另一方面又存在着“标实”所致的“不通则痛”。癌瘤内生，局部气血运行不畅，经络阻塞，而致癌痛发生。因此治疗的重点一方面在于“补养”，以治其本；另一方面在于“通利”，以治其标。依据中医学“内病外治”理论及局部病机特色，以活血化瘀通络为主，以扶正补虚、清热解毒、化痰除湿或安神镇静等为辅的治疗大法。

（二）重视引经药的使用

在治疗癌痛时注重在方剂中使用引经药，以下是根据部位不同采用不同引经药。

1. 头痛　白僵蚕、蜈蚣、细辛；头顶痛：藁本、吴茱萸、蔓荆子。偏头痛：柴胡、白蒺藜、川芎。

2. 咽喉痛　牛蒡子、射干。

3. 颈项痛　羌活、葛根。

4. 前额痛　白芷、葛根。

5. 肩部痛　姜黄、海桐皮。

6. 上肢痛　桑枝、桂枝、羌活。

7. 下肢痛　独活、牛膝、千年健、豨莶草。

8. 胸痛　薤白、全瓜蒌、香橼。

9. 腹痛　罂粟壳、没药、木香。

10. 肝区痛　川楝子、预知子、玫瑰花、旋复花、茜草。

11. 心腹痛　丹参、蒲黄、菖蒲。

12. 胃脘痛　延胡索、绿萼梅、九香虫。

13. 少腹痛　刘寄奴、苏木、小茴香、草乌。

（三）从辨病及辨部位确定肿瘤止痛的基本方剂

辨证论治是中医诊治疾病的基本原则，“辨病论治”在肿瘤临床上亦占重要地位。首先，恶性肿瘤的诊断依据现代医学的病理学，抗肿瘤中药的疗效也主要根据肿物大小的客观指标来衡量，而不是以“胃反”“噎膈”“胃寒”“阴虚”来做抗瘤依据。其次，现代药理学通过实验研究发现大量单味中药具有抑瘤作用，如白花蛇舌草、冬凌草、白英、金荞麦等，用于临床也确有疗效。这些中药多为清热解毒药，而一般传统古方中很难见到，多作为辨病用药而用于组方中。最后，在止痛药的现代研究中，以“不通则痛”和“不荣则痛”为病机的活血、补益类古方研究并不多。值得关注的是，一些单味有止痛作用的中药被大量加入，如延胡索、徐长卿、草乌、川楝子等，而且具有明显的解剖部位特点，加之一些“引经药”加入组方，以及放化疗减毒的研究，使肿瘤止痛的临床处方具有较大的辨病和辨部位的特色。

根据具体病种及疼痛部位常用止痛方剂，可在此基础上辨证加减及加入抗癌中草药。

1. 脑瘤所致头痛

治法：疏风清窍升阳定痛。

处方：茯苓 15 g，川芎 10 g，升麻 10 g，天麻 5 g，白芷 10 g，僵蚕 10 g，白蒺藜 10 g，藁本 10 g，蔓荆子 10 g，水牛角 10 g，白菊花 10 g。

随症加减：头部放疗，热毒伤阴或引起肝阳上亢，可加平肝息风之剂，如石决明、白芍、金银花；颅压升高者，应加利水药，如车前子、泽泻、牛膝；血压高者可加葛根、夏枯草、荷叶、浮萍；头热、目赤者可加谷精草、蝉蜕。

2. 口咽部疼痛

治法：清热生津解毒止痛。

处方：沙参 20 g，麦冬 15 g，地黄 20 g，菊花 10 g，射干 10 g，山豆根 10 g，金银花 10 g，地丁 10 g，蒲公英 10 g，延胡索 10 g，金铃子 10 g，猫爪草 10 g。

方中多苦寒、滋阴中药，腹泻者慎用。上午中药最好在早饭后 2 小时服，勿空腹。

随症加减：腹泻者方中酌加薏苡仁、石榴皮；血象偏低者，酌加党参、黄精、枸杞子，而少用生黄芪，以防利尿加重咽干；放疗引起咽干、咽痛，可用胖大海、菊花、芦根、麦冬各等份泡水漱口，而不宜过多咽下。

3. 肺癌所致胸痛

治法：行气宽胸养血止痛。

处方：全瓜蒌 15 g，枇杷叶 10 g，木蝴蝶 10 g，浙贝母 15 g，百部 15 g，薏苡仁 20 g，延胡索 10 g，五灵脂 10 g，川楝子 10 g，荜薢 3 g，百合 15 g，矮地茶 10 g。

随症加减：胸水抽取后常致胸痛加重，可加茯苓、葶苈子；胸痛彻背者可加狗脊、桑寄生。

4. 乳腺癌所致胸痛

治法：行气解郁调理冲任通络止痛。

处方：当归 15 g，赤芍 10 g，白芍 10 g，炙甘草 5 g，地黄 10 g，熟地黄 10 g，川芎 10 g，月季花 5 g，郁金 10 g，香附 10 g，野菊花 10 g，丝瓜络 15 g，柴胡 10 g，延胡索 10 g。

随症加减：乳腺癌手术瘢痕处常隐痛绵绵，天气变化时加重，延续日久，方中可加瓜蒌皮、乳香、没药；乳腺癌致痛与情志相关者，可加娑罗子、莲子。

5. 食管癌所致胸痛及吞咽痛

治法：化痰宽胸降逆止痛。

处方：旋复花 10 g，代赭石 15 g，柿蒂 20 g，竹茹 10 g，石见穿 10 g，石上柏 10 g，浙贝母 15 g，山豆根 10 g，全瓜蒌 10 g，清半夏 10 g，台乌药 10 g，白屈菜 6 g。

随症加减：放疗中食管出现烧灼样痛，可加清热解毒药，如金银花、地丁；肿物外侵，致胸背疼痛，可加狗脊、桑寄生；中晚期患者多消瘦、萎黄，可加党参、当归、枸杞子。

6. 肝癌所致胁痛

治法：疏肝理气养血止痛。

处方：醋柴胡 10 g，青皮 10 g，陈皮 10 g，地黄 15 g，白芍 20 g，炙甘草 5 g，预知子 10 g，凌霄花 10 g，鳖甲 10 g，香橼 10 g，川楝子 10 g，五灵脂 10 g，延胡索 10 g。

随症加减：巨块型肝癌中心易出血、坏死或门脉或肝动脉有瘤栓者易致疼痛，止痛中药应早用；肝癌结节易破裂出血，引起休克，故破血活血药当慎用，药量不宜大，常做凝血相关检查，必要时加仙鹤草、白及；肝癌治疗方中常见虫类药、动物药，可因异体蛋白致过敏，方中可加牡丹皮、桑白皮、地肤子。

7. 胃癌、胰腺癌所致上腹痛

治法：理气和中健脾止痛。

处方：党参 15 g，茯苓 15 g，白术 15 g，陈皮 10 g，香橼 10 g，佛手 10 g，绿萼梅 5 g，木香 10 g，台乌药 10 g，川楝子 10 g，刘寄奴 8 g，荜澄茄 3 g。

注意事项：突发上腹绞痛，应警惕胃出血，应做胃镜、大便隐血等检查；胃痛伴有上腹烧灼感者，应分辨胃酸过多还是过少，以便做相应处理；行气降逆中药常致胃肠蠕动加快，某些滋阴中药作用相反，应灵活选择。

8. 妇科肿瘤等所致小腹痛

治法：温经燥湿化瘀止痛。

处方：当归 20 g，赤芍 10 g，白芍 10 g，炙甘草 5 g，泽兰 10 g，苏木 10 g，刘寄奴 8 g，五灵脂 10 g，月季花 5 g，乳香 10 g，没药 10 g，罂粟壳 8 g，九香虫 5 g。

随症加减：小腹痛伴尿频者，可加桑螵蛸、山茱萸；盆腔放疗，刺激膀胱致尿痛者，加芦根、石韦、白茅根；肠粘连致腹痛者可试用地塞米松加活血药，如丹参、红花。

9. 原发或转移癌所致周身骨痛

治法：通络壮骨祛风止痛。

处方：桑寄生 20 g，秦艽 10 g，桑枝 30 g，木瓜 15 g，

苏木 10 g，骨碎补 10 g，透骨草 10 g，海桐皮 10 g，千年健 10 g，豨莶草 10 g，狗脊 10 g，徐长卿 10 g。

随症加减：骨癌多应用放疗，故应关注热症的出现，注意用温热壮阳药的时机，腰膝疼痛又多与下焦虚寒有关，在用补肾药时尽量温而不热；周身痛者如已用西药镇痛，中药配合也可针对焦虑、神志不安症状，用安神、解郁、除烦、宁心之剂。

（程志强）

第二节 发 热

癌性发热一般是指癌症患者出现的直接与恶性肿瘤有关的非感染性发热。癌性发热常见于肿瘤的进展期或晚期肿瘤患者，有广泛的肿瘤坏死或明显的肿瘤破坏。

癌性发热常以低热为主，少见高热，体温通常在 37～38℃，或仅自觉身热，而体温并不升高，或尽管发热，有时体温可达 40℃以上，但患者通常不出现中毒症状，而是表现为大量出汗和全身温暖感觉，抗感染治疗无效。也有一部分患者经抗感染治疗后，体温有所下降，但始终不能降至正常，则往往是感染与肿瘤因素兼而有之。

少数患者以持续高热或不规则间歇发热为首发症状。大多数患者发热通常比较规律，常表现为午后低热，并且不需要用药，在夜晚体温能逐渐恢复正常。由于体温高，患者常有全身不适、乏力感，有些患者伴自汗盗汗，精神委靡，纳差等症状。体检方面除了体温高外，缺乏特异的体征。

辨证论治

癌性发热在中医隶属于“内伤发热”，分为虚实两大类。实则由于气滞、瘀血、痰湿所致，虚则分别责之于气血阴阳不足。多由机体阴阳失调、气血偏虚、虚瘀湿毒内聚，蕴久化火所致，是正虚邪实亦即本虚标实的一种病理现象。临证治疗癌性发热时，常分实证与虚证两大类分别施治。

（一）虚证发热

多因为癌症患者患病日久，又经手术、放疗、化疗等长期消耗，正气亏损所致。一般为低热，体温呈低、中度发热，多不超过 39℃，持续 2 周以上，分别伴有气血阴阳亏虚之证。

1. 气虚发热

主证：低热，伴有头晕乏力、自汗气短、神疲倦怠、少气懒言等症状，常在劳累后加重。舌质淡，苔薄白，脉沉细。

治法：健脾益气，甘温除热。

方药：补中益气汤加减。党参 15 g，黄芪 20 g，白术 12 g，茯苓 15 g，升麻 10 g，柴胡 10 g，陈皮 10 g，炙甘草 6 g，当归 10 g，白花蛇舌草 30 g。

2. 血虚发热

主证：常伴有面色不华、唇甲色淡、心悸失眠、身倦乏力等症状，舌质淡红，苔薄白，脉细弱。

治法：益气补血。

方药：归脾汤加减。黄芪 20 g，党参 15 g，白术 12 g，当归 12 g，茯神 12 g，远志 6 g，酸枣仁 15 g，龙眼肉 15 g，木香 6 g，甘草 6 g。咽干颧红者加用龟板、鳖甲、牡蛎；虚烦口渴者加天花粉、石斛、黄精、玄参。

3. 阴虚发热

主证：常见午后或夜间热甚，或手足心热，骨蒸潮热，心烦盗汗，失眠多梦，口干咽燥，大便干结，舌干红、裂纹，脉细数。

治法：滋阴清热。

方药：青蒿鳖甲汤加减。青蒿 6 g，鳖甲 15 g，生地黄 12 g，知母 10 g，牡丹皮 10 g。盗汗者加浮小麦 30 g，五味子 15 g。失眠者加酸枣仁 10 g，柏子仁 10 g；口干口渴者加石斛 20 g，黄精 15 g，麦冬 10 g，地骨皮 10 g；头晕心慌者加芍药 15 g，煅龙骨 15 g，煅牡蛎 15 g。或者使用清骨散，组成为：银柴胡 15 g，胡黄连 10 g，秦艽 10 g，鳖甲 10 g，地骨皮 10 g，青蒿 10 g，知母 10 g，生甘草 5 g。血虚者加当归、白芍、阿胶等养血之品，阴亏者加麦冬、花粉、芦根。

4. 阳虚发热

主证：常见发热而形寒肢冷，面色㿠白，头晕嗜卧，腰膝酸软，舌淡胖，苔白润，脉沉细弱。

治法：温补肾阳。

方药：肾气丸或右归丸加减。桂枝 8 g，附子 10 g，熟地黄 15 g，山萸肉 15 g，山药 15 g，茯苓 15 g，牡丹皮 15 g，菟丝子 10 g，泽泻 10 g。合并血虚者加熟地黄、阿胶、枸杞子各 15 g；阴虚者加麦冬、生地黄、玄参、女贞子各 15 g；阳虚加附片、肉桂各 10 g；阳虚气弱，短气乏力者，加人参补益元气；火不生土，大便稀薄者，加干姜、白术温健中阳；五更泄泻者，加五味子、肉豆蔻补肾固涩；遗精腰酸者，加补骨脂、续断、芡实、金樱子等补肾涩精。

（二）实证发热

1. 肝经郁热

主证：常见于经放、化疗后正气虚弱、免疫力低下的患者，感受外邪，易客太阳，传变少阳而出现。其中以低热最为常见，并常伴有乏力，胸胁苦满，心烦喜呕，默默不欲饮食，口苦，咽干，目眩或腹中痛、胁下痞。舌质淡，苔白，脉细弦。

治法：疏肝解郁。

方药：小柴胡汤合达原饮加减。柴胡 12 g，党参 10 g，黄芩 12 g，清半夏 10 g，白芍 12 g，知母 12 g，生地黄 15 g，牡丹皮 12 g，生姜 3 片，大枣 5 枚，甘草 3 g。

2. 肝胆湿热

主证：此型发热常见于肝胆系统恶性肿瘤与胰头癌的患者，亦可见于肺癌、肠癌等患者。见身热不扬，汗出热不退，伴有头重身困，胸脘痞闷，口苦咽干，大便黏滞不爽，小便短赤，舌红，苔黄腻，脉滑数。

治法：清利肝胆湿热。

方药：以龙胆泻肝汤合三仁汤加减。胆草 5 g，栀子 10 g，牡丹皮 12 g，郁金 10 g，生地黄 15 g，车前子 15 g，泽泻 10 g，茯苓 15 g，生薏苡仁 30 g，厚朴 10 g。

湿热蕴结肝胆者加茵陈、柴胡；下注大肠者加木香、椿根皮、蒲公英；下注膀胱者加马鞭草、芦根、白茅根、茜草等；而下注胞宫者多加苍术、白芍、黄柏、栀子、椿根皮等。

3. 血瘀发热

主证：午后或夜晚发热，或自觉身体某一部位发热，口干不欲饮。面色晦暗，舌质青紫，或有瘀斑瘀点，苔白，脉涩。

治法：凉血活血。

方药：血府逐瘀汤合犀角地黄汤加减。当归 10 g，川芎 12 g，赤芍 12 g，生地黄 15 g，桃仁 10 g，红花 10 g，牛膝 15 g，水牛角 6 g 等。

4. 热毒炽盛

主证：为肿瘤生长迅速而患者正气较盛所致，此证多见于伴有脑转移的晚期肿瘤患者。症见高热稽留不退，体温多为 38.5℃以上的高热，伴头痛，身痛，口苦，面赤汗出，烦躁不安，神昏谵语，纳差，腹胀，便秘。舌红、苔黄，脉洪数。

治法：清热解毒，开窍醒神。

方药：黄连汤、清营汤或安宫牛黄丸加减。水牛角 5 g，生地黄 15 g，金银花 15 g，连翘 12 g，玄参 12 g，黄连 10 g，黄芩 8 g，栀子 10 g，竹叶 12 g，丹参 12 g，牡丹皮 10 g，麦冬 15 g。同时还可加用生石膏、知母、板蓝根、玄参、甘草等药，以清热生津。便秘加大黄、枳实各 10 g，舌苔黄腻、午后热甚者加薏苡仁、滑石各 30 g，香薷 10 g。而对于高热神昏患者，可以灌服安宫牛黄丸；不能纳药的患者，可通过安宫牛黄丸化开后灌肠使用，效果亦非常好。

对癌性发热的治疗除按上述证型辨证治疗外，也应遵循“治病必求其本”的原则，积极控制原发灶。在治疗时常需标本兼顾，在辨证施治的基础上，根据不同肿瘤，选用具有抗癌作用的中药，可以提高疗效。如胃癌、肠癌发热加藤梨根、虎杖、水杨梅根、蛇莓等；如肝癌发热加猫人参、猫爪草、龙葵、山甲片等；如肺癌发热加白英、山海螺、浙贝母等；如淋巴瘤发热加夏枯草、蛇六谷、白花蛇舌草等。这些中药大多具有清热解毒散结功效，退热与抗癌并治，标本兼顾，则可取得良效。

癌性发热中大部分患者为阴虚发热，故治疗以养阴清热法最为多用，清骨散、青蒿鳖甲汤、当归六黄汤使用频率较高。以药物来说，牡丹皮、地骨皮、银柴胡、鳖甲、生地黄等清热凉血，退虚热药物几乎每方必用。而脑转移的晚期患者中枢性高热的发生率也很高，一般的退热治疗效果不佳，加用安宫牛黄丸常收到奇效。

中成药有很多具有退热功效。常用的包括：安宫牛黄丸、紫雪丹、局方至宝丹、新癀片及穿琥宁注射液、清开灵注射液、醒脑静注射液、鱼腥草注射液、柴胡注射液等。这些中药制剂均可用于癌性发热的治疗。但在使用之前，应详细了解其功能主治，把握药物使用的适应证，对症用药，才能收效。

临床中运用中西医结合的方法治疗癌性发热，取得了良好的疗效。如采用养阴清热的清骨散临证化裁，配合解热镇痛的西药萘普生口服，结果表明该法退热快而持久，同时可改善患者全身情况及精神状态。灵活运用百合固金汤及白虎汤治疗肺癌发热，同时并发阻塞性肺炎和癌性空洞坏死感染者，配合青霉素、头孢类抗生素治疗，不仅可以控制感染、发热，而且能使患者自觉症状改善，食欲体重增加。

当辨证治疗效果甚微而又容不得癌热长期存在以免更伤其正时，作为权宜之计可适量使用非甾体抗炎药，同时运用中药针对其虚而补之，针对其实而泻之，对解热药起到增效作用，使其量小而效大，以达迅速撤药或减药的目的。

（程志强）

第三节 出 血

出血是恶性肿瘤常见的临床症状之一，属于中医“血证”的范畴。中医学认为，血液生化于脾、藏受于肝、总统于心、输布于肺、化精于肾，流于血脉，濡养全身。由于各种原因导致脉络受损或血液妄行时，就会引起血液溢于脉外而形成血证。以下对肿瘤常见的咯血、吐血、便血、尿血等症状做一介绍，供临床参考。

一、咯血

咯血是指喉部以下的呼吸道出血经口腔排出的临床症状。咯血可能是支气管和喉部疾病的首发症状，如支气管癌有50%～70%以咯血为首发症状，有时又可能是某些疾病的重要诊断线索。

中医学把咯血称为咳血，又称嗽血。指经络损伤，血液妄行，溢于气道，随咳嗽而出的两种证候。中晚期肿瘤所致咯血主要由于肺热壅盛、肝火上炎、阴虚火旺或气不摄血等原因所致。肺主气，其性肃降。肺为娇脏，脏腑之华盖，喜润恶燥，喜清恶浊，若肺为病邪所伤，则清肃下降功能失职，肺气上逆而咳。损伤肺络导致咳血；或气虚不能摄血，血无所主而妄行，血溢于肺则致痰中带血或咳纯血。

（一）病因病机

1. 肺热壅盛　肺主气，司呼吸，开窍于鼻，外合皮毛，且为娇脏，故易受外邪侵袭，外邪壅遏于肺，使肺失宣降。郁而化热化火，损伤经络，血溢气道，而为咳血。或因患肿瘤，邪热炽盛，热毒在肺，迫血妄行而致咯血。

2. 肝火犯肺　多由肺气素虚，复因情志不遂，肝郁化火，肝火上逆犯肺，损伤肺络而咯血。或暴怒气逆。致使肝气横逆，气有余便是火，血随火动，肝火上逆犯肺而为咳血。

3. 阴虚火旺　多由素体阴虚，或热盛伤阴，或肺热，肝火炽盛，迫血妄行，反复出血，阴血亏耗。或肿瘤患者，病程日久，毒邪炽盛，灼伤气阴，放疗损伤人体阴液都可致阴虚肺燥，虚火内炽，灼伤肺络而导致咳血。此外，肾脉贯膈入肺，循喉与肺、肾相连。因此，或肺阴亏虚，日久伤肾；或肾水不足，肺失滋润，以致形成肺肾阴虚，肾阴亏则火炎灼金，肺燥络损，故生咯血。

4. 瘀阻肺络　此证多由肿瘤致肺气壅遏所致血行瘀滞，或肺气不足，无力推动血行，或因火热伤津，津亏不能载血运行均易凝结瘀滞。另外，血液一旦咯出，离经之血便是瘀血，瘀血阻滞，血不循经，又可导致或加重出血。

5. 气虚不摄　因患肿瘤，正气已虚；或素体虚弱，患肿瘤后，劳倦与饮食不节，或情志内伤，或外邪不解，耗伤人体正气，以致气虚而无所主，血不循经而错行，肺络溢出而诱发或加重咯血。

概言之，咯血总由外邪袭肺，或肝火犯肺，或阴虚火旺，或瘀血阻滞，致火热伤肺，气逆血瘀，血溢气道而为咯血，咯血后期出现的气虚、阳虚证，常导致气不摄血，也可诱发或加重咯血。

（二）辨证论治

咯血是肺癌常见症状，它属于中医学“咳血”范围。除少数肺癌有大量咳血外，一般咯血量较少，如血丝痰、痰血混杂或满口血痰。肺癌咯血常反复出现，常贯穿整个病程。特别是中心型肺癌，发病早期即可有咯血。治疗肺癌咯血虽非治“本”，但颇有临床意义。按照“急则治其标、缓则治其本”的原则，咯血为标证，标证急于本证，当先治其标，及时采取止血等对症处理的办法。待咯血缓解后，再以抗瘤治疗，消除肿瘤在辨证时，把血量的多少、颜色的鲜暗及其兼证作为辨证的主要依据。遇到西药止血无效时，应用“四物汤”加减常能奏效，且作用较为持久。将肺癌咯血分为四型：肺热咯血、瘀血咯血、阴虚咯血、血虚咯血。每型均用四物汤酌加三味理血药，随证增减药量。

1. 肺热咯血　咳嗽声急，身热胸痛，痰黄黏稠，口渴喜冷饮，血痰腥臭，舌红脉数。治宜清肺凉血止血。四物汤加茜草、槐花、白茅根。方中重用生地黄、白芍，减量用当归、川芎。

2. 瘀血咯血　胸肋刺痛，日轻夜重，血痰色紫、面色晦暗、口唇青紫、舌色紫暗、脉细涩。治宜活血止血。四物汤加三七、蒲黄、花蕊石，方中重用当归尾、川芎、白芍及赤芍，熟地黄改生地黄。

3. 阴虚咯血　咳痰黏少，咽干声嘶，颧红盗汗，五心烦热，痰血鲜红，舌红少苔，脉细数。治宜滋补肺阴、清热凉血，四物汤加旱莲草、白及、血余炭，重用生地黄、白芍。

4. 血虚咯血　喘促气短，体倦声微，面色无华，咳嗽无力，血痰淡红，舌色淡白，脉弱。治宜固涩止血，四物汤加仙鹤草、棕榈炭、藕节炭，方中重用当归身，白芍、生地黄和熟地黄。

二、消化道出血

消化道出血包括上消化道出血和下消化道出血两种。上消化道出血以吐血（呕血）为主，而下消化道出血则以便血（便鲜血或黑便）为主要表现，也是恶性肿瘤常见的并发症之一。

（一）吐血

血液由胃或食管而来，经呕吐而出，血色鲜红或紫黯，常夹有食物残渣，称为吐血。原发性肝癌的上消化道出血极为常见，可由并发肝硬化或门脉癌栓，导致门静脉高压，食管、胃底静脉曲张；亦可由于肝功能障碍，凝血因子合成减少，凝血功能下降；或由于治疗不当，如化疗剂量过大、中医活血化瘀药应用过度，使血小板数量和功能下降等，都可导致吐血。

内伤情志，或暴怒伤肝，火动于内，气逆而上，或肝气横逆犯胃，胃络损伤，或由于久病劳累，脾失调摄，气不统血，血溢于外。热郁于经者，火动于胃，或中气虚寒则不能收摄，或阴盛格阳则火不归原而泛滥于上，皆是吐血之因。

辨证论治：吐血的辨证论治要分清虚实寒热，本着虚则补之，实则泻之的原则对证治疗，临床上常将吐血分为以下几型：

1. 胃中积热

主证：胃脘灼热、胀痛，恶心，呕吐紫红色或咖啡色血液，量较多，口干口臭，喜饮冷食，大便如柏油状，舌质红，舌苔黄腻，脉象滑数。

治法：清胃泻火，化瘀止血。

方药：泻心汤加减。大黄 10 g，牡丹皮 10 g，赤芍 10 g，黄芩 10 g，乌贼骨 10 g，牛膝 10 g，黄连 10 g，大蓟 10 g，小蓟 10 g，侧柏叶 10 g，三七粉 6 g（冲服）。

上方以大黄、黄连、黄芩清泻内热；牡丹皮、赤芍、牛膝活血散瘀；乌贼骨收敛止血；大蓟、小蓟、侧柏叶、三七粉凉血止血。全方合用共奏清胃泻火，化瘀止血之效。

2. 肝火犯胃

主证：呕血鲜红，或紫红，口苦口干，胁痛，心烦不眠，大便干，小便黄，舌质红绛，脉象弦数。

治法：清泻肝火，和胃止血。

方药：丹栀逍遥散加减。大黄10 g，牡丹皮10 g，白芍10 g，黄芩10 g，龙胆草6 g，当归10 g，柴胡10 g，牛膝10 g，黄连6 g，生地黄10 g，赤芍10 g，白及10 g，枳壳10 g，三七粉6 g（冲服）。

上方以大黄、黄芩、龙胆草清泻肝火；白芍、当归养血柔肝；牡丹皮、生地黄、赤芍、白及、三七粉、牛膝凉血、止血、散瘀；柴胡引药入肝。全方合用有清泻肝火，和胃止血之效。

3. 脾胃虚热

主证：胸脘痞闷，恶心、呕吐带血，面色无华，柏油样便，舌质淡，舌苔黄腻，脉细数。

治法：和胃降逆，凉血止血。

方药：半夏泻心汤加减。半夏10 g，大黄10 g，牡丹皮10 g，白芍10 g，黄芩10 g，太子参15 g，当归10 g，牛膝10 g，黄连10 g，白及10 g，枳壳10 g，地榆炭10 g，三七粉6 g（冲服）。

上方以半夏和胃降逆；大黄、黄芩、黄连清泻胃火；牡丹皮凉血散瘀；太子参益气扶正；当归养血柔肝；牛膝、白及、地榆炭、三七粉散瘀止血；枳壳理气和胃。全方合用有和胃降逆，凉血止血之效。

4. 肝胆湿热

主证：两胁胀痛，腹部胀痛或剧痛拒按，呕吐紫红或鲜红血液，口苦目黄，小便黄赤，大便干结，舌质红绛，舌苔黄腻，脉弦或滑数。

治法：清热利湿，止血。

方药：龙胆泻肝汤加减。龙胆草10 g，黄芩10 g，大黄10 g，牡丹皮10 g，柴胡10 g，黄连10 g，赤芍10 g，白及10 g，枳壳10 g，三七粉6 g（冲服）。

上方以龙胆草、黄芩、大黄、黄连清泻肝热；牡丹皮、赤芍、白及、三七粉凉血散瘀止血；柴胡、枳壳疏肝理气。全方合用有清热利湿，止血之效。

5. 脾气虚弱

主证：病情日久，吐血绵绵不断，时轻时重，大便色黑，两胁隐痛，胀痛，倦怠乏力，面色苍白，舌质淡胖，苔薄白，脉濡细。

治法：益气摄血。

方药：归脾汤加减。人参 10 g（另煎），黄芪 15 g，白术 15 g，茯苓 15 g，白及 10 g，枳壳 10 g，地榆炭 10 g，三七粉 6 g（冲服），阿胶珠 10 g，大枣 5 枚，补骨脂 10 g，乌药 10 g，血余炭 10 g，灶心土 30 g（另煎）。

上方以人参、黄芪、白术、茯苓、大枣健脾益气；灶心土、白及、地榆炭、三七粉散瘀止血；阿胶珠、血余炭养血止血；枳壳、乌药理气和胃；补骨脂温肾助阳。全方合用有益气摄血之效。

6. 气衰血虚

主证：大量吐血后，血压下降，面色苍白，冷汗淋漓，四肢厥冷，舌淡，脉细或脉细欲绝。

治法：益气固脱。

方药：独参汤或参附汤加减。人参 10 g（另煎），附子 10 g（先煎），三七粉 6 g（冲服）。

上述各型均可采用中成药云南白药，去除胶囊取粉，温水化服。开始服保险子和 3 g 粉药，以后每 2 ~ 4 h 服 1 ~ 2 粒。配伍大黄有止血、解毒、化瘀之效。配伍益气养血等药物对改善肝病消化道出血，预防出血后的并发症发生，以及改善预后有一定的疗效。

（二）便血

凡血从肛门排出体外，无论在大便前，或大便后下血，或单纯下血，或与粪便混杂而下，均称为便血。正如《三因极—病证方论·便血证治》说："病者大便下血，或清或浊，或鲜或黑，或在便前，或在便后，或与泄物并下……亦妄行之类，故曰便血。"《金匮要略》有远血、近血之分。《景岳全书·血证》指出："血在便前者，其来近，近者或在广肠，或在肛门，血在便后者，其来远，远者或在小肠，或在于胃。"以血在便前、便后分血来之近远并不可靠，而且在不少情况下，血和大便混杂而下，难于分辨其前后。而便血的颜色，可作为诊断便血部位远近的参考。一般情况下，便血色鲜红者，其来较近；便血色紫黯者，其来较远。古代医家有的又以血色之清浊，而立肠风，脏毒之名。如《济生方·下痢》说："大便下血，血清而色鲜者，肠风也；浊而色黯者，脏毒也。"

辨证论治：便血均由胃肠之脉络受损所致。临床上主要有肠道湿热及脾胃虚寒两类。辨证治疗当分清寒热虚实，属于湿热内阻者多为实证，治以清化为主；脾胃虚寒者多为虚证，治以温中健脾为主。

1. 肠道湿热

主证：便血鲜红，大便不畅或稀溏，或有腹痛，口苦，苔黄腻，脉濡数。

治法：清化湿热，凉血止血。

方药：地榆散合槐角丸加减。地榆 10 g，茜草 6 g，槐角 10 g，栀子 6 g，黄芩 10 g，黄连 6 g，茯苓 15 g，防风 10 g，枳壳 10 g，当归 10 g。

方中以地榆、槐角、茜草凉血止血；栀子、黄芩、黄连清热燥湿，泻火解毒；茯苓淡渗利湿；防风、枳壳、当归疏风利气活血。

2. 脾胃虚寒

主证：便血紫黯，甚则黑色，腹部隐痛，喜热饮，面色不华，神倦懒言，便溏，舌质淡，脉细。

治法：健脾温中，养血止血。

方药：黄土汤加减。灶心土 30 g（另煎），白术 15 g，附子 10 g（先煎），甘草 6 g，阿胶 10 g（烊化），地黄 15 g，黄芩 10 g。

方中以灶心土温中止血；白术、附子、甘草温中健脾；阿胶、地黄养血止血。黄芩苦寒坚阴，起反佐作用。可加白及 10 g、乌贼骨 15 g 收敛止血；三七 10 g、花蕊石 15 g 活血止血。阳虚较甚，畏寒肢冷者，加鹿角霜 10 g（烊化）、炮姜 6 g、艾叶 10 g 等温阳止血。

三、尿血

小便中混有血液甚至血块的病症称为尿血。随出血量多少的不同，而使小便呈淡红色、鲜红色或茶褐色。尿中有血，分为尿血及血淋两种情况。临床上以排尿不痛或痛不明显者称为尿血；尿血而兼小便滴沥涩痛者称为血淋。如《丹溪心法·尿血》说："尿血，痛者为淋，不痛者为尿血。"血淋在淋证中讲述，本节讲述尿血的辨证论治。尿血的病位在肾及膀胱。其主要的病机是热伤脉络及脾肾不固。而热伤脉络之中又有实热和虚热之分；脾肾不固之中又有脾虚及肾虚之别。

辨证论治：尿血的辨证治疗也当分清寒热虚实，属于热者，又应分清实热和虚热之不同，属于实热者，治以清化为主；虚热者治以滋阴降火为主。脾肾虚寒者多为虚证，治以温肾健脾为主。

1. 下焦热盛

主证：小便黄赤灼热，尿血鲜红，心烦口渴，面赤口疮，夜寐不安，舌红，脉数。

治法：清热泻火，凉血止血。

方药：小蓟饮子加减。小蓟 10 g，生地黄 15 g，藕节 15 g，蒲黄 10 g，栀子 10 g，木通 6 g，竹叶 10 g，滑石 30 g（包煎），甘草 6 g，当归 10 g。

方中以小蓟、生地黄、藕节、蒲黄凉血止血；栀子、木通、竹叶清热泻火；滑石、甘草利水清热，导热下行；当归养血活血，共奏清热泻火，凉血止血之功。

2. 肾虚火旺

主证：小便短赤带血，头晕耳鸣，神疲，颧红潮热，腰膝酸软，舌质红，脉细数。

治法：滋阴降火，凉血止血。

方药：知柏地黄丸加减。生地黄 15 g，泽泻 15 g，牡丹皮 10 g，山药 30 g，茯苓 15 g，山茱萸 15 g，知母 10 g，黄柏 10 g。

方中以地黄丸滋补肾阴；知母、黄柏滋阴降火。可加旱莲草 15 g、大小蓟各 30 g、藕节 15 g、蒲黄 10 g 等凉血止血。

3. 脾不统血

主证：久病尿血，面色不华，体倦乏力，气短声低，或兼齿衄，肌衄，舌质淡，脉细弱。

治法：补脾摄血。

方药：归脾汤加减。白术 15 g，茯苓 15 g，黄芪 30 g，龙眼肉 15 g，酸枣仁 15 g，人参 10 g（另煎），木香 6 g，当归 10 g，远志 10 g，炙甘草 6 g。

可加熟地黄 10 g、阿胶 10 g（烊化）、仙鹤草 15 g、槐花 10 g 等养血止血。气虚下陷而见小腹坠胀者，可加升麻 6 g、柴胡 6 g。配合原方中的人参、黄芪、白术以起到益气升阳的作用。对于有气虚下陷表现者，亦可采用补中益气汤加减。

4. 肾气不固

主证：久病尿血，色淡红，头晕耳鸣，精神困惫，腰脊酸痛，舌质淡，脉沉弱。

治法：补益肾气，固摄止血。

方药：无比山药丸加减。熟地黄 10 g，山药 30 g，山茱萸 10 g，淮牛膝 15 g，肉苁蓉 15 g，菟丝子 15 g，杜仲 15 g，巴戟天 15 g，茯苓 15 g，五味子 6 g，赤石脂 10 g。

方中以熟地黄、山药、山茱萸、淮牛膝补肾益精；肉苁蓉、菟丝子、杜仲、巴戟天温肾助阳；茯苓健脾；五味子、赤石脂益气固涩。可加仙鹤草 15 g、蒲黄 10 g、槐花 10 g、紫珠草 10 g 等止血，必要时再加牡蛎 30 g（先下）、金樱子 15 g、补骨脂 15 g 等固涩止血。腰脊酸痛，畏寒神怯者，可加鹿角片 10 g、狗脊 15 g 温补督脉。

（程志强）

第四节　便　　秘

便秘是指各种原因导致大便秘结不通，排便周期延长；或排便周期不长，但粪便干硬，排便艰难；或欲大便而排出不畅的一种病证。患者常有粪便干结、排便困难或不尽感，在不用通便药物时，排便次数明显减少等症状。便秘是临床很常见的一种症状，可出现于各种疾病中，恶性肿瘤患者由于各种原因导致便秘的发生率也很高。

一、病因病机

历代中医文献对便秘有不同的叙述。《黄帝内经》称之为“大便难”；《伤寒论》分为“阳结”“阴结”和“脾约”；后世又有“风、气、寒、热、湿秘”和“风热燥”等学说；至清代《杂病源流犀浊》才首见“便秘”这一病名。

中医学理论认为，便秘是由大肠传导糟粕功能失司引起的，“大肠者，传导之官，变化出焉。”大肠为六腑之一，六腑以通为顺，故便秘多责之于大肠，是大肠传导糟粕功能失常所导致。与肺、脾胃、肝、肾等脏腑的关系也极为密切，津液亏损、气滞血瘀是发生便秘的重要病理基础。由脾胃受病、燥热内结、气滞不行、气虚肠道无力、血虚肠道干涩或阴寒内结等病因，从而导致便秘。而肿瘤患者的便秘一般以虚为本，气滞、津亏、热结、血瘀，或单独发病，或互结纠缠，虚实夹杂，各因素相互影响，缠绵难愈。

二、辨证论治

便秘的治疗，现代医学经常是对症使用酚酞片、乳果糖口服液、开塞露及甘油灌肠剂等通便，通常只能解决一时的问题。或借用中药的大黄、番泻叶等攻下通便。近代药理研究表明，常用大黄、番泻叶会引起大肠黑斑病，日久还易发生恶变，且停药后会出现便秘症状的反弹和加重，不宜长期服用。而中医则可从病因病机分析，通过辨证施治，治疗便秘。

按照病因病机及临床所见，一般可分为热秘、气秘、虚秘、冷秘等4种类型，各种类型无论从临床表现，还是舌脉特点均有所不同，治则和处方亦不相同。

1. 热秘

主证：大便干结，多日不排便，腹中胀满，口干口臭，面红身热，心烦不安，小便短赤，舌质红，苔黄厚或黄燥，脉滑数。

治法：泄热通便。

方药：承气汤类加减主治。主要用药：大黄、枳实、厚朴、芒硝等。

此类便秘多以素体阳盛，肠胃积热为病因。患者常为阳盛之体，嗜饮酒浆或肥甘厚味，以致胃肠积热，肠道津液耗伤，肠道失润，大便干结，难于排出。积热熏蒸于上，故口干口臭；热盛于内，故身热面赤；热扰心神，故心烦不安。

热秘在肿瘤科多见于使用化疗药物及肿瘤发生脑转移、或高热神昏的患者。化疗药物多数偏于热性，作用于胃肠道，热邪伤及津液而使胃肠津液枯燥，濡润无源而大便秘结；热毒之邪侵上犯头面而见神昏，循经下注于肠胃，耗津伤液，肠道干涩，则为便秘。

中医多以泄热通便为治则，用大承气汤攻下实热、荡涤燥结；小承气汤泻下荡积、消痞除满；调胃承气汤泻热和胃、润燥软坚；厚朴三物汤理气除满、消痞泻热。可在方中加用黄芪、陈皮等理气，沙参、麦冬、黄精、石斛等滋阴增液，火麻仁、郁李仁润肠通便，以达到泄热通便而不伤津的目的。同时还可使用中药灌肠，直达病所，以达泻下荡积，清热润肠的功效。

在饮食方面，应忌食易使津液亏少的辛辣厚味食物，如辣椒、姜、羊肉、狗肉、鸡、鱼、酒等。宜多用清凉润滑之物，凉能清热，润能通肠，热清肠润则大便通畅，如苹果、梨、黄瓜、苦瓜、萝卜、芹菜、莴苣等都有益于缓解便秘症状。

2. 气秘

主证：胸胁满闷，腹中胀满，感有便意而排便不出，嗳气呃逆，肠鸣，矢气频转，舌淡，苔薄腻，脉弦。

治法：理气行滞。

方药：四磨汤为主加减。主要用药：木香、乌药、槟榔、枳壳等。

气秘多以情志失和，肝气郁滞为病因。此类患者常忧郁思虑过度，情志不舒，气机不能宣达，通降失常，糟粕内停而致便秘。此种便秘在肿瘤科多发生于肝胆、乳腺等肿瘤患者及长期服用止痛药所致便秘患者。

平素易怒易哀之人，脏腑气机失调，腑气不通，胃气不降所致。止痛药物会抑制胃肠道的蠕动，导致胃肠道功能紊乱，脾胃气血运行不畅，津液不布，大肠传送无力，而发为便秘。以四磨汤为基础加减用药，方中槟榔行气利水，枳壳行气除胀，乌药、木香行气止痛，四药合用以达调理肝脾、行气消胀、通便导滞的功效。大便干结较甚可加入火麻仁、郁李仁润肠通便；腹部胀痛明显者可以加入厚朴、莱菔子；郁久化热者可加入栀子、胆草。

在饮食方面，应忌用收敛固涩之品。收敛固涩之品易使气滞不畅，加重便秘，如白果、莲子、芡实、栗子、石榴等皆应少用。而宜食用能行气润肠之物，气行则脏腑气机通达，大便则通，开心果、橘子、香蕉、竹笋等均可多用。

3. 虚秘

主证：头晕乏力，排便无力，少气懒言，面白身倦，舌淡苔薄，脉细。

治法：补气健脾，润肠通便。

方药：黄芪汤或润肠丸加减。主药包括：黄芪、麻仁、桃仁、陈皮等。

虚秘多以气血不足，下元亏虚为病因。此类患者大多气血双亏，气虚则大肠传送无力，血虚则津枯不能濡润大肠，而使大便秘结不通。临床此种便秘以老年肿瘤患者、术后恢复期患者及化疗后恶心、呕吐、进食较差的患者为多见。年老体衰，手术耗伤气血，气虚排便无力，血虚肠道不润引起排便无力。

中医多以润肠通便为治法，使用麻仁、柏子仁、决明子等药物治疗。其中麻仁有多种成药制剂，如麻仁软胶囊、麻仁润肠丸等，可作为便秘患者的常备药，必要时服用；柏子仁也可研成粉末，直接冲服，同时还能养心安神，对于老年患者效果尤显；决明子通便作用缓和，开水冲泡即可服用，尤其适用于老年体虚之人，但用量过大有兴奋神经的作用，易影响睡眠，故每天 20 ~ 30 g 即可，不可过服。还可加用党参、太子参、白术等药补益肺脾之气，使肺脾之气得以内充，传送有力，大便通畅；用当归、生地黄、淫羊藿等药物滋阴养血，气血充盛则大便得行；老年人阴血不足，还可加用熟地黄、何首乌、桑椹子、旱莲草、肉苁蓉养血滋阴，增液行舟。

在饮食方面，气虚患者不宜服用具有行气功效的食物，如萝卜、芥菜、橘子等；而应常食健脾益气的山药、扁豆、芋头、无花果等。血虚患者则应避免辛辣香燥之品，如辣椒、牛、羊肉，以免其伤阴耗血，加重便秘；宜多食桑椹、蜂蜜、花生、芝麻等物以滋阴养血润燥。

4. 冷秘

主证：喜热怕冷，面色晄白，四肢不温，腰膝酸冷，小腹冷痛拒按，小便清长，大便困难，舌淡，苔白，脉沉迟。

治法：温阳通便。

方药：济川煎加减。主要用药：肉苁蓉、当归、牛膝、枳壳、泽泻等。

冷秘多以阳虚体弱、阴寒内生为病因。此类患者大多素体阳虚，阴寒内生，留于肠胃，凝阴固结，致使阳气不通，肠道传送艰难，而导致便秘；阳虚生内寒，温煦无力，则喜热怕冷，四末不温。

此种便秘以女性及老年肿瘤患者多见。平素体质偏差，阳气不足，传导缓慢而致便秘。中医多以温阳通便为治则，以肉桂、牛膝、肉苁蓉、附子等药温补肾阳，散寒通便，并同时配合当归、首乌、麻子仁等养血润肠通便。气虚者加黄芪、党参；阴寒积滞、腹中冷痛拘急，还可加用附子理中丸、大黄附子汤等以达温里散寒，通便止痛之功。

在饮食方面，应少食用偏寒的食物，如李子、柚子、梨、竹笋、菠菜等，以免大量服用更伤及阳气；可多食具有温胃散寒作用的枸杞子、姜、坚果等，同时，坚果中所含的油脂成分也能濡润肠道，帮助排便。

另外，中医学认为肺与大肠相表里，肺气不通，腑气不降，也可导致便秘的发生，尤其以肺部肿瘤患者多见，在使用通便药物的同时也可配合一些肺经药物，如：瓜蒌、薤白、杏仁、苏子、桑白皮等，宽胸散结宣肺的同时也起到了通腑的作用，无论是对原发病灶还是便秘都有一定效果。

便秘的治疗，除了应用药物外，注重患者的心理和生活习惯也是十分必要的。在心理上对患者进行疏导，消除患者因便秘而造成的紧张情绪，鼓励患者养成良好的排便习惯。多饮水、多食含粗纤维较丰富的食物，加强平时的身体锻炼，经常进行腹部的按摩，都有助于预防和减轻便秘症状。

三、生活及饮食调护

1. 调护观点　便秘是老年肿瘤患者常见症状，治疗便秘如河中行船，要船只畅行就要河水充足，否则就要搁浅，养血润肠通便犹如增水行舟。便秘的原因很多，中医学常分辨寒热虚实，其中常见的多是老年性便秘，如年高体衰，病后衰弱，阴血不足，肠道失去濡养，蠕动缓慢而致大便干结。久病体弱患者的便秘，多与血虚阴亏有关，阴血不足犹如无水行舟，应关注养血润肠通便。慎用大黄、番泻叶、芒硝等峻下之品。近年发现大肠黑斑病增多，应关注是否与长期应用大黄、番泻叶相关。而且这类峻下之品又常有依赖和“反跳”，用之则通，停药更加便秘。久用又多损元气。故对老年性便秘应多用养血润肠通便的治法，不可贸然攻下。对阴虚肠燥便秘的处方常以增液汤、润肠丸、济川煎为主。药物多以当归、熟地黄、肉苁蓉、生首乌、火麻仁、郁李仁、阿胶、紫草、芦荟等为主。对这种患者应少用温燥、固涩之品。

2. 疗养及食疗

（1）便秘的患者应注意运动，要记住人不动肠也不动的道理。长久卧床，肠蠕动必然减慢，适当活动养成定时排便的习惯十分重要。腹部按摩也有利于排便。每日可从左上腹到左下腹按摩百余次。

（2）长久便秘的患者要注意定期检查，特别是大便干稀交替、大便带血的患者，应到医院检查除外腹腔肠内肿物的发生。便秘者多与痔疮、肛裂等同时发生，也应及时调治。

（3）有利于通便的食品：含油脂的食品，如黑芝麻、桃仁、杏仁、松子、香油等可滋润肠道；香蕉、菠菜、萝卜、桑椹、决明子、蜂蜜等可刺激肠蠕动，有利于排便。黄豆等豆类食品可产气促进肠蠕动，也有利于通便。适当进食含纤维素多的食品，如粗粮、芹菜、南瓜、白薯、马铃薯、玉米等。多吃益气养血，滋阴润燥食品，如西洋参、枸杞子、山药等。不利于通便的食物有：柿子、柿饼、石榴、黑枣、乌梅等。西瓜、冬瓜等利水之物，促进水分从小便排出，对治疗便秘不利，应酌情慎用。大红枣益气提升，不是气虚便秘者可少用。

（程志强）

第五节　声音嘶哑

声音嘶哑（简称声嘶）是肿瘤患者常见症状，有时还是肺癌、喉癌的首发症状。中医学称为“失音”，后世文献也称“喉瘖”、“音瘖”等。病因分为外感和内伤两大类，其中以风寒闭窍、风热壅肺、肺燥津伤等病因论述较多。

现代医学中病理学提示除咽部、喉部肿瘤直接侵犯引起声音嘶哑外，喉返神经受肿瘤压迫引起的声嘶是十分常见的现象。喉返神经是迷走神经的重要分支，其走行易受到肿瘤（如鼻咽癌、喉癌、甲状腺癌、食管癌、肺癌及纵隔肿瘤等）直接侵犯和转移性肿大淋巴结的压迫，并且由于喉返神经解剖部位容易变异而在手术中容易受到损伤，也可因放疗后遗症造成声嘶。

放疗引起的声带充血及手术插管引起的声嘶有自愈过程，肿瘤压迫和侵犯引起喉返神经麻痹常使一侧或双侧声带振动减弱或固定而发生声嘶，一般认为祛除病因才是治疗声嘶的根本。可是中晚期肿瘤祛除病因是困难的，并且喉返神经麻痹有一定的不可逆性。西医对症处理应用激素、氢溴酸加兰他敏、硝酸—叶萩碱等。尽管国外曾有对喉返神经实行外科矫正手术的报道，但是一般较难恢复，而应用中药可使相当一部分患者声嘶症状缓解或消失。

中医药治疗肿瘤患者声嘶遵循辨证和辨病相结合，以喉镜观察声带振动情况作为重要指标。中医治疗有解毒、滋阴、化痰、祛瘀、开窍等诸多利音方法，其中滋阴润肺鸣金方法临床应用较多。鉴于中晚期肿瘤患者阴虚内热证较多，常以少痰、干咳、声嘶见症，放射治疗也增加了热毒伤阴的症状。

临床上声音嘶哑我们常用鸣金方治疗，鸣金方是中日友好医院首席专家李佩文教授经验方（僵蚕 15 g，木蝴蝶 10 g，蝉蜕 15 g，白蒺藜 10 g，百合 15 g，全瓜蒌 10 g，浙贝母 15 g，北沙参 15 g，麦冬 15 g，紫菀 10 g，枇杷叶 10 g，前胡 10 g）。

本方注重晚期胸部肿瘤阴虚症状较多的特点，以养阴祛风、鸣金散结为治则。方中僵蚕及木蝴蝶为君药，僵蚕熄风止痉、软坚散结，为治疗中风失音、喉疾的传统中药，现代研究其水煎剂有抗瘤、催眠、抗惊厥、恢复脊髓功能等改善神经功能作用。木蝴蝶也为肺经要药，有润肺止咳利咽作用，临床常用于治疗喉痹音哑，现代研究该药含有白杨素，有细胞毒活性抑制肿瘤作用。方中臣药为蝉蜕、白蒺藜祛风清热；百合、全瓜蒌以祛风止痉宽胸为主，佐以浙贝母、北沙参、麦冬、紫菀养阴清肺化痰；枇杷叶、前胡归肺经可引药上行为使。由于晚期胸部肿瘤喉返神经麻痹，多有口干舌燥、痰黏稠等阴虚症状，加之多存在放、化疗的不良反应，故本方注重声嘶表现肺阴受损的病机，重用滋阴清燥中药以润肺鸣金。神经麻痹的疾病与中医学“风症”相似，故本方注重祛风通络的用药，如僵蚕、白蒺藜、蝉蜕等，符合古籍中多有散风邪以利咽治喉痹的记载。全方共奏养阴祛风，鸣金散结之效。

另外，对放疗导致的声音嘶哑，临床上多用养阴清肺汤治疗，养阴清肺汤出自《重楼玉钥》，方中重用生地黄清热凉血、养血；玄参清热解毒养阴；麦冬清热滋阴；白芍养血柔肝；牡丹皮凉血解毒；贝母苦辛微寒、化痰散结，有利于清咽喉；甘草解毒滋阴清热解毒；加枇杷叶，蝉蜕，霜桑叶，野菊花，野荞麦，山海螺以加强清热润肺散结作用。

（程志强）

第六节　厌　　食

中晚期肿瘤患者常有厌食，是因为肿瘤组织本身分泌的物质可能抑制食欲。放疗、化疗的副作用也可引起厌食，尽管止吐药可控制呕吐，但无法减少厌食和促进食欲。消化系统肿瘤本身影响消化功能的正常运转，如肝癌、胰腺癌等患者常有厌食现象。肿瘤合并感染，抗生素的应用可杀灭消化道正常细菌，使消化能力下降，也可引起厌食。加之肿瘤患者常见的并发症如发热、疼痛、腹腔积液、颅内高压等，都可引起厌食。

中医学认为，厌食是由于脾胃虚弱、情志失调、外邪犯胃、饮食不节等原因造成的脾胃功能失常、气机升降失调。临床表现为食欲减退、食少纳呆、胃脘痞满、嗳气呃逆、疲乏无力等。中医辨证多为脾胃气虚、肝气犯脾、肝胃不和、痰湿中阻、脾肾两虚，故常采用健脾和胃、益气健脾、和胃降逆、消食导滞、疏肝理气、健脾化湿、温补脾肾等多种治法。

常用方剂有逍遥丸、柴胡疏肝散、香砂养胃丸、六君子汤、半夏泻心汤、吴茱萸汤、补中益气汤、参苓白术丸、平胃散、肾气丸等。常选用药物有：陈皮、鸡内金、炒麦芽、炒谷芽、炒山楂、佛手、半夏、旋复花、炙枇杷叶、柴胡、藿香、佩兰、薏苡仁、茯苓、炒白术、苍术、黄芪、白蔻仁、木香、砂仁、甘草、大枣、生姜等，中成药山楂丸、保和丸、木香顺气丸、越鞠丸等对改善某些厌食也有一定作用。改善厌食还可采用食疗法，选择药食两用的山楂、山药、薏苡仁、莲子、鸡内金、豆豉、大麦芽等。

第七节 失　眠

肿瘤患者可因多种原因导致失眠，如对疾病的恐惧、焦虑、抑郁，或因攻击性抗癌治疗所致的不良反应，或因癌痛的影响等。失眠严重影响患者的生活质量，进一步发展甚至导致精神障碍。安定类镇静药因其药物依耐性和胃肠道反应等，不适宜于肿瘤患者长期服用，中医药治疗是失眠患者的理想选择。

失眠属于中医学不寐范畴，临床以不易入睡，睡后易醒，醒后不能再寐，时寐时醒，或彻夜不寐为其证候特点，病因病机以七情内伤为主要病因，其涉及的脏腑包括心、脾、肝、胆、肾，其病机总属营卫失和，阴阳失调为病之本，或阴虚不能纳阳，或阳盛不得入阴。

失眠的中医辨证治疗分以下五型：

1. 肝郁化火型　多由恼怒郁闷而生，表现为少寐，急躁易怒、目赤口苦、大便干结、舌红苔黄、脉弦而数。方以龙胆泻肝汤加减。

2. 痰热内扰型　常由饮食不节，暴饮暴食、恣食肥甘厚味，导致肠胃受热，痰热上扰。表现为不寐、头重、胸闷、心烦、嗳气、吞酸、不思饮食，苔黄腻，脉滑数。方以温胆汤为基础。

3. 阴虚火旺　多因肾阴耗竭，心火独亢，心肾不交，表现为心烦不寐，五心烦热，耳鸣健忘，舌红，脉细数。方以朱砂安神丸、二至丸或黄连阿胶汤为主。

4. 心脾两虚　由于年迈体虚，劳心伤神或久病，致气虚血亏，表现为多梦易醒，头晕目眩，神疲乏力，面黄色少华，舌淡苔薄，脉细弱。方以归脾汤加减。

5. 心胆气虚　由于突发应激事件影响，表现为噩梦惊扰，夜寐易醒，胆怯心悸，遇事易惊，舌淡脉细弦。方以安神定志丸加减。

（程志强）

网上更多

教学 PPT　　微视频　　自测题

第十三章

肿瘤患者的护理

第一节　口腔黏膜炎的护理

口腔黏膜炎（oral mucositis，OM）指口腔黏膜发生感染和（或）溃疡。肿瘤相关黏膜炎是放化疗的常见不良反应，尤其以口腔黏膜炎最为常见。引起口腔黏膜炎的主要抗肿瘤治疗包括化疗药物（如5-FU、卡培他滨、伊立替康或替吉奥化疗等）、头颈部放射治疗及造血干细胞移植等。

口腔黏膜炎的临床表现主要为局部疼痛，黏膜红斑、糜烂、溃疡，下颌下、颈部淋巴结肿大，极少数可出现发热、乏力等全身症状。其特点为开始黏膜苍白，出现齿痕，继而出现数个米粒大小的出血点或血疱，肿胀、黏膜破溃糜烂，并形成一个或数个溃疡面，溃疡周围红肿、疼痛，溃疡面常有浆液、脓液、血液或坏死组织，表面覆盖一层白色膜状物和坏死组织。溃疡常为不规则形，边缘隆起，外翻呈菜花状，基底不平，易出血，分泌物腥臭。严重时黏膜广泛糜烂，可达咽及食管，深部可达肌层。溃疡形态、大小及深浅，可因病因和病情轻重而异。多发生在口唇、口角、舌面、颊部、齿颊沟、上颚等处。体质衰弱和有免疫抑制的患者易继发真菌感染。

WHO分级标准将口腔黏膜炎分为0～4级共5个级别，1～2级黏膜炎为轻度，3～4级黏膜炎为重度（表13-1）。

NCI-CTCAE 将口腔黏膜炎分为 1～5 级共 5 个级别（表 13-2）。

表 13-1　WHO 口腔黏膜炎分级

分级	临床表现
0	无口腔黏膜损伤
1	黏膜红斑和疼痛
2	黏膜红斑，溃疡，但尚能进食固体食物
3	黏膜溃疡，需流质饮食
4	黏膜溃疡，不能经口进食

表 13-2　NCI-CTCAE 口腔黏膜炎分级

分级	临床表现
1	无临床症状或轻微临床症状；不需要治疗
2	中等程度疼痛，不影响经口进食；需要调整饮食
3	重度疼痛，影响经口进食
4	危及生命，需要紧急治疗
5	死亡

一、口腔黏膜炎的局部用药

1. 单纯溃疡无细菌感染　维生素 E 胶囊直接涂于溃疡面。

2. 不明确感染菌种溃疡　0.5% 甲硝唑 250 mL+ 庆大霉素 8 万 U 口腔内滴入，反复含漱。复方漱口水（含利多卡因、庆大霉素、酮康唑、维生素 B_6、维生素 B_2）于饭前饭后漱口。

3. 真菌感染　碳酸氢钠液或生理盐水漱口后，用制霉菌素液涂敷或含漱，用克霉唑悬液含漱。

4. 厌氧菌感染　1.5%～3% 过氧化氢或 1% 高锰酸钾溶液

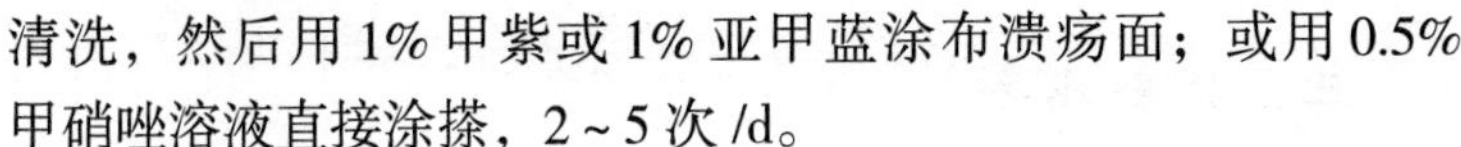

清洗，然后用1%甲紫或1%亚甲蓝涂布溃疡面；或用0.5%甲硝唑溶液直接涂搽，2～5次/d。

5. 非厌氧菌感染　应用庆大霉素、呋喃西林、氯己定、多黏菌素等广谱抗生素含漱。

6. 特殊药物防治黏膜溃疡　给予四氢叶酸钙9 mg，1次/h，3次后改为6 mg，1次/3 h，共12次。接受中等剂量头颈部放疗（≤ 50 Gy）且不联合化疗的患者加用苄达明漱口来预防放射性口腔黏膜损伤。

二、口腔卫生护理

良好的口腔卫生是口腔护理的基础，可以避免口腔炎的发生，让患者以积极的心态配合治疗。

1. 治疗前嘱患者进行口腔检查，清洁牙斑和牙垢，治疗龋齿，修复破损的牙齿，为后续的抗肿瘤治疗做好准备。

2. 指导患者养成良好的口腔卫生习惯，常用0.9%生理盐水或清水漱口，每2～4 h一次，以清除口腔内的残渣，润滑口腔黏膜。

3. 选用合理的漱口水，pH升高时选用偏酸性漱口水，如2%硼酸液，pH下降时选用碱性漱口水，如2.5%碳酸氢钠溶液，正常情况选用酸、碱性漱口水交替含漱。对于自行漱口有困难的患者协助其进行口腔护理。

4. 指导患者用软毛的尼龙牙刷，每天刷牙2～3次，每次刷牙2～3 min，建议使用含氟牙膏，如牙膏引起刺激，则使用0.9%生理盐水或清水刷牙。

5. 当血小板数 $< 20 \times 10^9$/L时，改用软棉擦拭牙齿，防止出血。

6. 避免使用含乙醇和柠檬甘油的口腔清洁用品，以防口腔更加干燥或有不舒服的味道。

三、饮食指导

1. 鼓励患者选择可口饮食，少量多餐。

2. 进食高蛋白、高维生素 C 和维生素 B 的食物，促进组织愈合。

3. 多吃新鲜蔬菜、水果，食物应新鲜可口。

4. 鼓励患者吃软饭，避免进食粗糙、坚硬、带骨刺、辛辣食物，避免黏膜损伤和疼痛。

5. 进食微温或凉的食物和饮料。

6. 避免进食柑橘类饮料或食物，防止刺激口腔黏膜。

7. 鼓励患者多饮水，多食多汁的食物，促进口腔黏膜的新陈代谢。

8. 鼓励使用吸管，有利于吞咽。

9. 对于不能进食的患者，给予输注氨基酸补充营养，低蛋白血症时，给予人血白蛋白或血浆，以支持治疗。

四、健康宣教

对于经历抗癌治疗容易导致口腔黏膜炎的患者，护士在治疗前、治疗中和治疗后均要给予专业的口腔护理宣教。化疗患者，特别是初次化疗的患者对化疗后并发症缺乏了解，向患者讲解化疗药物可致口腔炎的原因，如何保持口腔卫生，以及化疗前后如何做好预防措施，介绍各种保持口腔清洁、湿润、预防口腔炎的方法，使用加湿器，保持房间湿度，使用口唇润滑剂，嘱患者戒烟酒。做好医护结合，护士每天参与医生的查房，了解医生的化疗方案。嘱患者多饮水，多食蔬菜水果，保持大便通畅，以促进化疗药物的排泄，减轻化疗药物的不良反应。

（张　红）

第二节 皮肤压疮与恶性伤口的护理

肿瘤患者的皮肤护理一般以压疮和恶性伤口为主。虽然压疮并不是终末期患者出现的唯一伤口，但却是最常见的伤口类型，占伤口总数的40%～50%，主要是Ⅰ、Ⅱ期压疮。而恶性伤口一般出现在晚期肿瘤患者身上，据流行病学统计：恶性伤口的发生率为5%～10%，不同肿瘤恶性伤口发病率不同，形成恶性伤口的部位有一定差异，但大致会对应其癌症发生的位置。根据统计，女性恶性伤口好发于乳腺癌，发生率为70.7%，其次为黑色素瘤，发生率为12.0%。男性恶性伤口好发于黑色素瘤，发生率为32.3%，其次为肺癌和结直肠癌，发生率分别为11.8%和11.0%。

压疮是指皮肤或皮下组织的局部损伤，通常位于骨突部位。这种损伤一般是由压力或者压力联合剪切力引起的。一些相关的或者不易区分的因素也与压疮有关，这些因素在压疮发生过程中的意义仍需进一步研究。

一、皮肤压疮的预防和治疗护理

（一）皮肤压疮的预防

可通过压疮风险评估识别发生压疮的风险人群，针对患者特定风险因素，通过对具体的、可预防的风险因素采取预防措施，减少患者特定的风险因素。对于姑息治疗患者，如果压疮被成功预防，患者就能避免充满痛苦、复杂的伤口治疗。压疮的预防需要做到以下几点。

1. 定期进行皮肤完整性的评估，患者入院24 h内应进行系统的全身皮肤评估。皮肤评估的频率应根据首次评估的结果及患者的病情决定。

2. 除骨隆突受压部位外，还应关注以下部位的皮肤护理：

梯度压力袜、护颈圈、吸氧导管、经鼻导管、桡动脉导管、气管插管及其固定支架、血氧饱和度、无创面罩、便失禁控制设备、连续加压装置、夹板、支架、尿管等与皮肤接触的相关部位。

3. 在受压部位使用薄膜敷料、水胶类敷料、泡沫敷料进行皮肤保护均可以减小卧床患者皮肤承受的剪切力，从而预防压疮发生，包括医疗器械相关性压疮的发生。

4. 保持皮肤清洁及适度湿润有利于预防压疮。

5. 禁止对受压部位用力按摩，不适当的按摩可能导致局部组织的进一步损伤。

（二）皮肤压疮伤口治疗护理

应基于对患者综合评估及伤口评估的基础，通过消除或降低压疮发生或进展的危险因素，制订适合患者的个体化的伤口处理方案。建议每周至少进行一次全面评估，或在伤口变化时随时评估，在每次更换伤口敷料时密切观察伤口并记录。观察压疮部位是否出现需要改变治疗方案的迹象，如出现伤口面积增大、组织质量改变、伤口渗出增多或临床感染的迹象等伤口恶化情况，根据评估结果调整治疗方案。不同时期压疮的护理方法不同，但护理原则一致，就是采取干预措施，防止其程度继续加深、加重，并注意预防其他部位压疮发生，以促进压疮伤口的愈合。

二、恶性伤口的治疗护理

恶性伤口的治疗护理要以湿性愈合的伤口治疗理念为指导，针对不同伤口的情况，制订个体化的伤口护理方案，选用合适的敷料，通过清洗、控制伤口臭味、维持伤口渗液平衡、减少伤口出血、疼痛等措施提高患者的舒适度及增加自信心。护理措施如下。

1. 当伤口渗液量大时，需要使用高吸水性的敷料来吸收渗液，如藻酸盐敷料、泡沫敷料、亲水纤维敷料等。

2. 当伤口渗液量少时，选用水胶体敷料、超薄泡沫敷料等，可防止创面过干。对于高渗出性的瘘管可采用造口袋或伤口引流袋进行渗液收集。

3. 敷料可根据伤口渗液量和臭味情况进行更换，一般每3天更换1次。在选用敷料时，需要考虑患者的换药成本，对于渗液量大，更换频繁的伤口，可以适当地选用成本较低的传统性敷料，如棉垫、纱布等结合新型敷料使用。

4. 当伤口恶臭渗液较少时，可选用金属银敷料或纳米晶体银敷料，快速降低或去除伤口臭味。当伤口恶臭而渗液多，则可选用藻酸盐银、亲水纤维银敷料或泡沫银敷料吸收渗液，控制臭味。

5. 根据肿瘤坏死的情况及患者的病情适当予以清创，移除恶性伤口上的坏死组织和细菌，能快速减少臭味。

6. 保持开窗通风和清新环境，保持患者衣服和床单等清洁，有利于降低伤口产生的臭味。

7. 由于肿瘤的皮肤转移在一定程度上对伤口周围皮肤造成侵袭，故注意选择低敏敷料粘贴就极为重要。

恶性伤口在具体的治疗中，抗肿瘤治疗和伤口治疗在很多情况下需要进行联合应用，在治疗过程中进行动态评估。恶性伤口的处理目标保就是通过管理渗液、控制恶臭、减少出血、降低疼痛、保护周围皮肤等伤口相关症状的控制，提供患者舒适，维持患者尊严或自尊，最大程度地提高患者生活质量。

（张　红）

第三节　静脉炎与药物外渗的护理

静脉化疗治疗是肿瘤患者治疗的重要手段之一，外周静脉化疗最常见的并发症是静脉炎和药物外渗。有研究表明，化疗药物在给药过程中外渗的发生率为 0.1% ~ 6%，静脉炎发生率在 3.3% ~ 65.1%。静脉炎及药物外渗带来的后果较多，可表现为局部疼痛，组织坏死，甚至肌腱关节等部位受损伤。一旦出现这些情况会给患者带来许多痛苦，延长住院天数，影响患者生活质量。因此，护士需掌握静脉炎及药物外渗的临床表现等相关知识，以便尽早识别，减低静脉炎和药物外渗的发生率，不仅能减少对患者带来的损害，提高患者生活质量，还能够减少医疗纠纷。

一、静脉炎的治疗护理

静脉炎是指静脉的炎症。分为机械性静脉炎、化学性静脉炎、细菌性静脉炎和血栓性静脉炎。

（一）发生的原因

1. 医源性因素

（1）未严格执行无菌操作。

（2）医务人员缺乏化疗药物输注经验，或者发生药物外渗后未采取有效措施。

（3）穿刺技术不熟练。

2. 药物因素

（1）药物超过正常 pH 7.35 ~ 7.45，过酸或过碱，干扰血管内膜的正常代谢及正常功能，局部红肿、循环障碍，从而发生静脉炎。

（2）输入高渗液体，如甘露醇、50% 葡萄糖等。血浆渗透压增高，使组织渗透压也升高，血管内皮细胞脱水，局部血小板凝集，形成血栓并释放前列腺素 E_1 及 E_2，静脉壁通透性增强，静脉中膜层出现白细胞浸润的炎症改变，释放组胺，使静脉收缩、变硬，容易引起静脉炎。输入低渗液体，内皮细胞肿胀、破裂，导致血管内膜受损，引起静脉炎。

（3）输入刺激性较大药物，如化疗药物。药物短时间内大量进入血管内，超出了血管本身缓冲应急的能力，使血管内膜受到刺激，造成静脉炎。

3. 血管因素

（1）患者血管硬化，血管脆，弹性差，静脉管径小，血流速度慢，药物刺激血管壁。

（2）长时间反复在同一部位血管进行穿刺，对血管壁刺激大，造成静脉炎。

4. 导管因素

（1）使用管径较粗的留置针，可增加机械摩擦，造成血管内膜损伤，影响血液回流，导致发生静脉炎。

（2）留置针留置时间过长，药物与血管壁长时间接触，静脉炎发生率越高。

（3）不同导管材质对静脉壁的刺激程度不同，也会导致静脉炎的发生。

（4）输液中的微粒（玻璃残渣、橡皮碎屑等）进入血液循环，刺激血管内壁，血管内膜受损，引起静脉炎。

5. 生理因素

（1）尽量不采用下肢进行输液，下肢静脉静脉瓣多、血液回流慢，更易引起静脉炎。

（2）乳腺癌腋窝淋巴结清扫后，血液回流受阻，药物滞留静脉时间延长，易导致静脉炎的发生。

（二）临床表现

沿静脉走向出现红、肿、热、痛，注射部位皮肤颜色改变，皮温升高，沿静脉走向出现红色条痕。临床可分为 4 种类型。

1. 红肿型　沿静脉走行皮肤红肿、疼痛、触痛。

2. 硬结型　给药静脉局部疼痛、触痛、静脉变硬，触之有条索状感。

3. 坏死性　沿血管周围有较大范围肿胀，形成瘀斑至皮肌层。

4. 闭锁型　静脉不通，逐步形成机化。

（三）临床评估分级

按 INS 标准，静脉炎分为 5 级（表 13–3）。

表 13–3　静脉炎分级量表（INS）

分级	临床表现
0 级	没有症状
1 级	输液部位发红伴有或不伴有疼痛
2 级	输液部位疼痛伴有发红和（或）水肿
3 级	输液部位疼痛伴有发红和（或）水肿，条索状物形成，可触摸到条索状静脉
4 级	输液部位疼痛伴有发红和（或）条索状物形成，可触及静脉条索状物，长度 > 2.5 cm，有脓液流出

（四）预防

1. 严格执行无菌操作：遵循无菌技术，提高穿刺成功率。

2. 根据药物性质控制输液速度：输注刺激性药物速度宜慢，严格控制药物浓度。

3. 输入高浓度、刺激性大的药物应首选中心静脉导管进行输注，如果使用外周静脉，应选择粗、直、弹性好的血管，避开关节和静脉瓣，在满足治疗需要的情况下，选择管径最细、最短的导管进行治疗，并有计划地更换输液部位。

4. 除上腔静脉综合征时，尽量避免在下肢进行静脉输液。使用外周留置针时首选上肢静脉，严禁在瘫痪的肢体进行输液。乳腺癌根治术或腋下淋巴结清扫术的患者应选择健侧肢体进行输液。

5. 使用带有过滤器的输液器，以减少微粒对血管的损伤。

6. 注意药物配伍禁忌。

7. 加强留置针的护理，每日进行监测，如出现静脉炎的表现，则及早进行处理。

（五）治疗护理

1. 每日评估血管情况，一旦发生静脉炎，应立即拔除留置针，将患肢抬高、制动。

2. 选择多磺酸黏多糖、伤口一抹得等药膏涂抹，或使用水胶体等新型敷料外贴，局部热敷、冷敷或理疗等对静脉炎的症状有治疗作用，密切观察及记录。

二、药物外渗的护理

美国肿瘤护理学会（ONS）对于抗肿瘤药物外渗的定义为发疱剂或刺激性药物渗漏至皮下组织，可能引起的疼痛、溃疡或坏死。药物外渗指静脉输液过程中，腐蚀性药物进入静脉管腔以外的周围组织。药物渗出指静脉输液过程中，非腐蚀性药物进入静脉管腔以外的周围组织。

（一）发生的原因

1. 医源性因素

（1）导管脱出、移位，固定不当。

（2）护士操作技术不当，对患者评估不足。未了解药物对血管的刺激程度及给药的最佳途径。

（3）输注化疗药物前未确认血管情况给药。

2. 血管因素

（1）同一部位反复静脉注射，导致药物受损发生外渗。

（2）肘窝、关节处等部位感觉迟钝，同时容易活动，早期渗漏不易被及时发现。腕部、手背部神经肌腱分布多，一旦发生药物外渗后果严重，可能会给患者带来永久性损伤。

（3）血管弹性差、血管细管腔小、血流速度慢，静脉内压增高，容易发生药物外渗。

3. 导管因素　未根据药物性质采取合适的输液途径。

4. 生理因素

（1）尽量不采用下肢进行输液，下肢静脉静脉瓣多、血液回流慢，更易引起药物外渗。

（2）乳腺癌腋窝淋巴结清扫后，血液回流受阻，药物滞留静脉时间延长，易加重肢体水肿，从而导致药物外渗。

（二）药物外渗的临床表现及分级

1. 临床表现　输液部位出现肿胀及烧灼样疼痛，轻度红斑、形成硬结，局部组织坏死。

2. 临床分级标准（表 13–4）。

表 13–4　药物外渗和渗出分级标准（INS）

分级	临床表现
0 级	没有症状
1 级	皮肤发白，水肿范围最大直径 < 2.5 cm 皮肤发凉，伴有或不伴有疼痛
2 级	皮肤发白，水肿范围直径 2.5 ~ 15 cm 皮肤发凉，伴有或不伴有疼痛
3 级	皮肤发白，水肿范围最小直径 > 15 cm 皮肤发凉，轻到中等程度疼痛，可能有麻木感
4 级	皮肤发白，半透明状，皮肤紧绷，有渗出，皮肤变色，有瘀斑、肿胀，水肿范围最小直径 > 15 cm，呈凹陷性水肿，循环障碍，轻到中等程度疼痛。（任何容量的血液制品、发疱剂或刺激性液体渗出均属于 4 级）

（三）预防

1. 由经过专业培训的护士进行化疗药物输注。

2. 提高穿刺技术，选择弹性好、粗、直的静脉，避开关节和静脉瓣，避免在同一血管的相同部位反复穿刺。

3. 除上腔静脉综合征外，应避免在下肢或患肢进行输液治疗。

4. 刺激性强或发疱性药物，应选择中心静脉导管进行药物输注。

5. 评估发生药物外渗或渗出的患者相关因素，包括年龄、健康状况、输液史和过敏史等。

6. 评估引起药物外渗或渗出的药物相关危险因素，包括药物 pH，渗透压、黏滞度及输液速度。

7. 根据评估情况选择合适的输液工具，并采用无张力粘贴，妥善固定导管。

8. 向患者及家属讲解药物外渗相关知识，以便早期发现药物外渗征象。告知患者在输液过程中尽量减少肢体活动，以免导管移位、脱出。

9. 输注化疗药物前后应用生理盐水或 5% 葡萄糖充分冲洗管路，静脉推注化疗药时，应边查看回血边注药。

10. 输液过程中加强巡视，密切观察穿刺部位有无红、肿、热、痛，皮肤有无紧绷、硬化或冰冷迹象，及早发现药物外渗。

（四）治疗护理

1. 发生药物外渗，立即停止输液，保留原有导管，用注射器尽量回抽渗漏的液体，抬高患者肢体以利于静脉回流，避免局部受压。

2. 根据不同的药物选择不同解毒剂。

3. 必要时进行局部扇形封闭，地塞米松 5 mg+2% 利多卡因 2 mL+ 生理盐水至 20 mL，于外渗穿刺点下方进行扇形注射，范围要大于外渗的范围。

4. 根据不同药物性质选择冷敷、热敷、硫酸镁湿敷或如意金黄散中药外敷等。渗漏 24 h 内严禁热敷，以免加速药物外渗。

5. 详细记录药物发生外渗的时间、部位、范围、渗漏药物名称、剂量、处理、患者主诉及局部皮肤情况，对患者进行密切随访。

6. 奥沙利铂主要不良反应为外周神经毒性，遇冷会加重，因此不建议使用冷敷。

（张　红）

第四节　肠造口的护理

肠造口术是外科最常实施的手术之一，是将肠道直接引出腹壁而使肠内容物能排出体外的手术方式，是消化道肿瘤患者常见治疗手术。但造口护理不当易造成多种并发症，也会严重影响肠造口患者的生活质量。仅造口周围皮肤并发症就包括粪水性皮炎、过敏性皮炎、机械性创伤、毛囊炎、细菌感染、放射性皮炎、尿酸结晶、增生等。有文献指出，造口周围皮肤并发症高达47%，因此，围术期做好造口护理，加强造口管理对患者尤为重要。

一、肠造口术及造口类型

（一）肠造口术适应证

1. 各种原因引起的肠梗阻，肠造口术可及时恢复肠道通畅性，避免肠扩张、坏死，解除梗阻。

2. 左半结肠、直肠梗阻一期吻合或损伤后修补时，以保证远端肠道吻合口、修补处的愈合。

3. 因直肠下段癌、直肠肛管损伤等原因行经腹会阴联合切除术，或不能切除的结直肠肿瘤导致的梗阻或反复出血者。

（二）肠造口类型

肠造口根据不同的分类方法有不同的类型。

1. 按时间分类

（1）临时性肠造口：当部分肠道中出现一些问题时，如梗阻、瘘等，其肠管可能需要暂时减少或停止内容物通过，在其近端造口为临时性造口。根据其愈合过程，这可能需要数周、数月甚至数年。最终临时性造口会被回纳于腹腔，并恢复正常的肠道运动。

（2）永久性肠造口：当结肠或直肠的末端发生病变时，需要创建永久性造口，可以为粪便提供一个出口，通常不会闭合。

2. 按造口部位分类　升结肠造口、回肠造口、横结肠造口、乙状结肠造口。

3. 按造口的方式分类

（1）单腔造口：在腹壁仅一个开口，通常先切除病变的肠段，游离近端肠道，通过切口拉出腹壁，黏膜外翻并与腹壁缝合，通常远端肠管多移除或封闭于腹腔内。单腔造口大多是永久性造口，结肠端式造口常用来治疗直肠癌或肛门部恶性肿瘤及无法修复的直肠肛门损伤。

（2）袢式造口：手术时，将一段肠道经切口拉到腹壁表面，用支撑棒支持防止缩回腹腔，支撑棒通常放置 10 ~ 14 d，纵向切开肠壁，黏膜外翻。

二、围术期护理

（一）术前护理

1. 造口定位　造口术后并发症，其发生与造口位置的选择不当密切相关。在选择造口位置时应使造口位于平整的皮肤中央，皮肤健康、无凹陷、瘢痕、皱褶和骨性突起；患者取不同体位均能看清楚造口，尤其是半卧位、坐位、站立位；造口位于腹直肌处；要求腹部平坦。有研究显示，术前造口定位对可明显降低术后造口并发症，提高患者生活质量。

2. 心理护理　恶性肿瘤患者在接受手术治疗及新辅助放化疗的过程中承受了很多的痛苦，尤其是造口患者不仅要承受癌症和不能控制排便的造口所带来的痛苦和精神压力，还要承受不被社会认可的心理压力，因此容易出现紧张、担心、焦虑、抑郁、自卑、烦躁等负性情绪，手术后可能出现的恐惧造口及怕脏的心理，使其治疗的依从性减低，并可能出现轻生念头，因此，包含心理护理的整体护理措施对其康复意义重大。医护人员应用亲切的语言、和谐的态度、个性化的服务来关心、体贴、鼓励、尊重患者，细心观察患者的情绪变化，详细介绍同类患者治愈的病例，使患者对疾病有正确的认识，树立战胜病魔的信心，从而积极主动配合治疗。

另外注意做患者家属及亲友工作，让他们给予患者必要的关怀和体贴，增强家属对患者的责任感，减轻患者的心理负担。研究表明家庭及社会关爱与支持是影响患者生活质量的重要因素，良好的社会支持对改善患者的心理状况有重要意义。

（二）术后护理

正确的造口护理是预防造口并发症的关键。在手术术后一日由护士给予患者更换造口袋，同时评估造口黏膜及周围皮肤情况，造口黏膜颜色是否红润有弹性，有无苍白、青紫及坏死；有无渗血、灼伤等情况，造口旁皮肤是否完整，黏膜与皮肤交界处缝合是否周密，碘仿纱条缠绕是否合适等。

在更换造口袋时一定要轻柔缓慢的揭除旧的造口袋，切忌用力及动作太快；用湿棉球或纱布醮少许中性清洁剂（不能用刺激性强的如碱性肥皂），轻擦造口周围皮肤，由外向内，再以清水棉球或纱布将其洗净；用柔软的布或者纸巾将皮肤彻底擦干。清理造口旁皮肤后，喷撒造口护肤粉；均匀涂皮肤保护膜；根据皮肤凹凸的具体情况合理使用防瘘膏；粘贴已经剪裁好大小的造口袋。之后每隔 2 日更换一次，并准确记录造口一般情况及更换时间。制定统一的更换时间使护理工作规范标准化，紧密衔接。

（三）造口用具的选择

选择适合的造口用具是非常重要的，需要在造口治疗师指导下完成。应注意根据肠造口的形态及大小来选择合理的造口用具。造口袋口径过小，则会挤压造口皮肤，损伤肠黏膜；造口袋口径过大，则会导致造口周围皮肤长时间与排泄物接触，容易出现红肿或疼痛，因此，佩戴前应认真测量造口根部大小，一般剪裁底盘尺寸要比实际测量大 2 ~ 3 mm。对于较肥胖患者，由于术中肠管牵拉受限，可能导致固定于腹壁的肠黏膜较少，易出现造口内陷的情况，此时应选用两件式凸面造口袋配合弹力腰带进行治疗，尽量将黏膜压出皮肤，为其今后护理做好准备，如没有及早进行干预，后期易出现造口袋粘贴不住，粪便遗漏在周围皮肤，造成粪水性皮炎，给患者带来痛苦，增加患者的经济负担。

由于表皮细胞受放疗影响而受损伤，后期可损伤微细血管，导致造口缺血或黏膜及表层纤维化，失去弹性，因此撕离造口袋及清洗皮肤时要轻柔，选择用品时建议用一件式造口袋。另外，造口护肤粉、皮肤保护膜、防瘘膏等肠造口用品配件的合理应用，可有效保护造口周围皮肤完整性，提高造口袋使用效率。

（四）护理宣教

绝大多数患者对于造口都缺乏客观正确的认识，因此初期正确的造口知识宣教非常重要。许多研究者在其研究中均指出患者担心最多就是造口并发症的问题，加强指导，主动宣教，尽量满足患者造口并发症方面知识需求非常重要。在围术期，采用全程分期式、多形式、家属同步式教育，有利于提高健康教育效率，这在国内多项研究中也得到了验证。

术前护士向患者及家属介绍肠造口的一般情况和护理方法，使其了解肠造口术只是将排粪便出口从肛门移至腹部，对消化功能无影响；肠造口正常护理下，减少各类并发症的发生率，一般情况下无痛楚；肠造口本身对性功能无影响，但受手术原因例外；肠造口引起的不习惯会随着时间延长而逐渐改善，并且通过学习，可以掌握和应用适当的肠造口的护理方法，从而将肠造口造成的生活上的不便减轻到最低限度。

在进行造口护理时，对其家属及照顾者进行相关造口知识的讲解，正确演示操作一次，指导并协助完成更换一次，让其独立完成更换一次，同时将更换流程制成纸质宣教手册。

（五）康复期护理

肠造口患者出院后的皮肤护理大部分时间在家中进行，但有一部分患者当遇到问题时无处寻求帮助，这时就需要专业造口治疗师指导和帮助。为了患者能够得到全程的护理，医院需开设造口门诊，帮助出院患者能够继续得到专业化的指导和治疗。对于造口患者应该进行术前、术后、康复期的全程护理和宣教，在专项护理的同时，造口门诊和建立相关社会团体也有助于提高造口患者的整体认知，有效降低造口并发症提高患者生活质量。

（张　红　周长兰）

第五节　镇痛后护理

一、镇痛用药护理

1. 无创按时给药　根据癌痛三阶梯治疗原则，首选口服或其他无创途径给药。护士应指导患者尽量首选口服给药，因无创伤的给药途径相对安全，且患者自己可以控制，有助于增加患者在治疗中的主动性。护士还应告知患者肌内注射操作不便，药物吸收利用率不高，且会给患者带来疼痛，所以应尽量避免。提醒患者镇痛药物使用时间是按时给药，而不是按需给药，以避免血药浓度波动影响镇痛疗效。

2. 经皮给药 目前临床常用的有芬太尼透皮贴剂，用于疼痛相对稳定的维持用药，药物经皮肤持续释放，一次用药维持作用时间可达 72 h。使用皮肤贴剂时应注意：①选择合适的粘贴部位，以平坦、干燥、体毛少的部位为佳，如前胸、后背、上臂和大腿内侧。②使用前以清水清洁皮肤，不要用肥皂或乙醇擦拭。③贴剂贴于皮肤上后，按压 30 s。④每 72 h 定时更换贴剂，更换时应重新选择部位。

3. 药物不良反应的观察 不良反应是疼痛护理重要内容。便秘、恶心、呕吐、镇静、嗜睡、呼吸抑制是常见的不良反应。便秘以预防为主，增加食物纤维素、腹部按摩、配合使用缓泻药等均能达到缓解便秘的作用；恶心、呕吐可出现在用药的早期，严重者对症处理应用镇吐药达到消除不良反应的效果；镇静、嗜睡、呼吸抑制是药物对中枢神经系统的暂时性影响，进行安全教育、增加交流与感兴趣活动刺激来减轻嗜睡症状。因疼痛本身是呼吸抑制的自然拮抗剂，发生呼吸改变时应重新评估疼痛调整药物剂量。

4. 心理护理 在情感上给予患者热心的照料，给予心理安慰和鼓励，使其摆脱精神上的恐惧感，并教育患者及其家属改变对药物副作用及耐药性错误认识，使其在心理上从痛苦中解放出来。

二、微创神经介入镇痛手术的护理

微创神经介入镇痛手术创伤小，针对性强，是目前控制癌痛主要手术方法，包括鞘内用药、脊髓电刺激、神经毁损。临床中最常用于癌痛治疗的植入性药物输注系统是将一种特殊导管放置于蛛网膜下隙，将一个止痛泵——可编程药物缓释泵植于患者的皮下（多放于下腹部），通过皮下隧道连接给药，并将药液持续、缓慢、匀速地输入蛛网膜下隙，俗称“吗啡泵”。

1. 吗啡泵植入前的宣教　大多数患者术前较为紧张，有恐惧感，医务人员须先介绍鞘内埋入式输注系统联合自控镇痛泵的工作原理、手术方法、优点、给药方式，如植入手术微创，感染率低，随身携带吗啡泵不影响日常工作、生活等，消除患者的顾虑，帮助患者以良好的心态接受手术。

2. 植入后的护理

（1）切口护理：术后观察切口有无渗血、渗液，保持敷料干燥。术后 3 d 内为切口水肿、疼痛高峰期，用具有透气性的粘贴伤口敷料固定，3 d 后，前腹切口处用大小合适的纱布覆盖，避免敷贴与切口直接接触，防止更换敷贴时撕破切口。根据蝶形针与皮肤的距离，垫厚薄适合的纱布，使蝶形针与皮肤平行，再用 IV3 000 贴膜固定，严格遵循无菌操作。

（2）一般护理：病情观察术后每天巡视患者，听取患者主诉，观察患者生命体征、神志变化及肢端感觉；观察吗啡泵运行是否正常，教会患者用 NRS 评分方法准确评估疼痛，根据疼痛评分及时调整剂量。导管护理：保持导管通畅，避免折叠，连接管上的止血夹处于开放状态，以保证连续不间断给药。术后嘱患者平躺 3 ~ 4 d，老年患者延长 1 ~ 2 d，再逐渐抬高床头，直至坐直后无头痛感为止。

（3）全身并发症及药物不良反应的护理：导管植入蛛网膜下隙，镇痛药物主要是吗啡 + 局部麻醉药，可能会出现头痛、下肢瘫痪、感染、恶心、呕吐、排尿困难、尿潴留、皮肤瘙痒，特别是老年患者更易发生。头痛多发生在麻醉作用消失后数小时至 24 h，术后 2 ~ 3 d 最剧烈，7 ~ 14 d 消失，少数人可持续更长时间，头痛的原因可能与脑脊液外漏致颅内压降低有关。由于肿瘤患者免疫力低下，操作中无菌操作不严，导致手术切口红、肿，伴有或不伴有分泌物、发热，护士需严格无菌操作，局部换药 2 次 /d，每 4 h 测量 1 次体温，同时遵医嘱给予抗感染治疗，必要时拔出蝶形针，取下吗啡泵，待感染控制后再使用。恶心、呕吐患者观察其呕吐、频率、呕吐物的颜色、量，保持呼吸道通畅，指导患者餐前 30 min 口服甲氧氯普胺 10 mg，直至症状消失，如果必要遵医嘱逐渐减量至停药。排尿困难及尿潴留多发生于老年男性并伴有前列腺肥大的患者，可以采取流水诱导法、热敷下腹部、热水冲会阴部法和（或）膀胱区按摩法诱导排尿；诱导排尿失败者，可遵医嘱留置尿管 1～3 d，同时训练膀胱收缩功能，以便拔出尿管后可自行排尿。护理过程中注意观察患者肢端的感觉，及时发现异常报告医生。严重并发症如下肢瘫痪，可能是穿刺针对脊髓的直接损伤，或药物化学性刺激引起粘连性蛛网膜炎。

（4）伤口异常情况护理：①蝶形针脱出。患者不慎将蝶形针拔出，应严格无菌操作，更换蝶形针，对准皮下输液壶重新插入。②蝶形针插入皮下输液壶的穿刺点渗液。这是由于蝶形针脱出至输液壶与皮肤之间，导致液体未进入输液壶而渗出，应在无菌操作下更换蝶形针，消毒输液壶所在位置的皮肤，对准输液壶重新插入，直到触及输液壶底部（有硬物感），推注生理盐水通畅，无液体渗出，回抽无血、无气。③ PCA 泵与蝶形针接头处漏液。此接头是螺旋接口，未拧紧或者用力不当造成蝶形针接头断裂、衔接不紧时会出现漏液。若未拧紧，给予消毒后拧紧，观察不再漏液即可。若蝶形针接头损坏，需更换蝶形针。④切口裂开。疾病的消耗、全身营养状况差、免疫力低、咳嗽时腹压增加均会导致切口愈合不良或裂开，轻者给予重新缝合，营养、支持、抗感染治疗，经治疗仍不能愈合者，应向患者及家属说明为避免蛛网膜下隙感染，需取出输注系统。

（5）居家护理：此方法治疗顽固性癌痛安全，操作简单、易学，携带方便，患者可以带回家继续治疗，教会患者及家属其使用法及注意事项，并附带操作流程和医务人员的电话，指导患者及家属正确评估疼痛，有异常情况出现时及时与医护人员反映，嘱患者根据疼痛情况给予个体化剂量以达到满意的止痛效果，有任何疑问与医务人员联系。

（许丽媛）

网上更多

教学 PPT　　微视频　　自测题

第十四章

肿瘤患者的临终关怀

临终关怀不以治愈疾病为目的，而是关注和照顾终末期患者及其家属的身、心、社、灵整体状况，是肿瘤姑息支持治疗的重要组成部分。

一、临终关怀概述

（一）临终关怀的起源

“临终关怀”（hospice 或 hospice care 或 end of life care）最初始于 12 世纪，起源于西方，指人们被宗教人士如僧侣、修道士或修女所照料。“hospice” 原意为 “庇护的”，是为贫穷或有疾病的人提供照料的地方。英国于 1891 年就建立了圣马格丽特临终关怀院（St Margaret’s Hospice），其后又陆续成立了多家专业临终关怀机构。现代临终关怀始于 1967 年，伦敦圣克里斯多弗临终关怀院（St Christopher’s Hospice）开业，1969 年，圣克里斯多弗临终关怀院已发展为第一个以社区为基础的临终关怀组织，在患者家中进行关怀。1977 年，英国伦敦的圣托马斯（St Thomas）医院成为第一个医院临终关怀组织。自此，临终关怀专业在英国及全世界得到迅速发展。

（二）临终关怀的定义和内涵

在当代，临终关怀是指对生存时间有限（6 个月或更少）的患者提供护理，以减轻其生理痛苦和心理恐惧，其目的既不是治疗疾病或无谓延长生命，也不是加速死亡，而是改善患者余寿的生活质量，使患者及家属存在于希望和信仰中，并藉以加强精神与灵性上获得宁静和安详。

2002年，世界卫生组织明确定义了临终关怀：临终关怀是一门临床学科，通过早期识别、积极评估、缓解疼痛和控制其他痛苦症状，包括躯体的、社会的、心理和心灵的困扰，预防和缓解身心痛苦，改善面临威胁生命疾病的患者和他们的亲人的生命质量。因此，临终关怀是一门新兴的边缘学科，涉及医学、心理学、社会学、护理学、伦理学等众多学科。

（三）临终关怀的发展阶段

过去的40多年间，临终关怀发展分为三个阶段：

第一阶段：1976—1994年，焦点是患者权利的确立、预先嘱托的提出和嘱托代理人的权利问题。

第二阶段：1995—2009年，焦点是临终关怀质量的提高及在临床上遇到的障碍。

第三阶段：2010年—至今，专注于从各级机构、系统设计和金融融资等层面推动临终关怀的变革。

（四）临终关怀的主要策略

临终关怀的主要策略是为患者提供“五全照顾”，即全人、全队、全程、全家、全社会。全人是指患者的身、心、灵各个方面；全队是指包括医生、护士、心理咨询师、社会工作者、灵性照顾师、志愿者等组成的多专业团队；全程是指照顾患者直至死亡，也帮助家属居丧期的照顾；全家是指对于患者及其家属都要进行专业照顾；全社会是指动员全社会的力量，传播学科理念、制定政策法规、开展慈善捐助等，更好地帮助患者及其家属。

二、临终患者终末期相关事项及处理方法

（一）生存期评估

1. 生存期评估的意义　对于终末期癌症患者而言，尽早

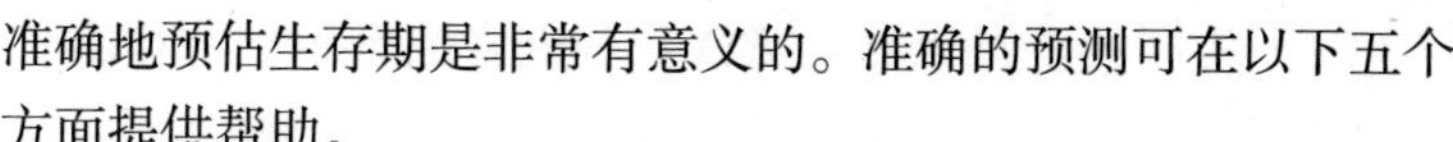

准确地预估生存期是非常有意义的。准确的预测可在以下五个方面提供帮助。

（1）尽早制定医疗决策，确定最优医疗方案。

（2）为患者及其家庭成员提供信息，并据此满足他（她）们的特殊需求，做好准备。

（3）建立姑息和临终关怀体系及准入条件。

（4）开展临床试验设计与分析。

（5）作为制定政策时的参考。

2. 生存期评估的方法　长期以来，临床医生多根据自身的临床经验评估肿瘤患者生存时间，但这种评估方法的结果往往会过于乐观，预估生存期明显长于实际生存期，促使国内外学者对生存期评估进行了量化研究。

（1）国外的生存期评估方法：国外学者通过科学的研究，筛选出预后影响因子，包括：躯体功能状况、营养状况、自我护理能力、摄食量、意识水平、水肿、呼吸困难、血钠浓度、血清清蛋白、碱性磷酸酶、乳酸脱氢酶、粒细胞和淋巴细胞数目等。

根据预后影响因子建立了用于判断姑息治疗晚期肿瘤患者生存期的方法，包括预测生存期范围 < 1 周到 < 6 个月的姑息功能评价量表（Palliative Performance Scale，PPS）、预测 30 天生存期可能性的姑息预后评分（Palliative Prognostic Score，PaP）、预测患者生存期 < 3 周到生存期 < 6 周的姑息预后指数（Palliative Prognostic Index，PPI），以及预测患者生存期 1 ~ 2 周的癌症预后评分（Cancer Prognostic Score，CPS）等。这些方法在一定程度上提高了临床医师对患者生存期预测的准确性。

缺点：各种方法的适用人群不同，PPS 和 PaP 适用于癌症和非癌症患者，PPI 和 CPS 仅适用于癌症患者，都只适用于生存期较短的患者，在使用上存在一定限制。

（2）我国的生存期评估方法：我国在病情评估和生存期方面研究较少，毛伯根等采用德尔菲专家咨询方法，研制了“临终患者病情评估表”，其后又通过临床研究，制定了改良后的病情评估量表，用于预测晚期恶性肿瘤患者生存时间，为肿瘤患者生存时间评估提供可靠的依据，该评估量表是建立在缓和医疗的基础之上，以包括摄入量、体能生活、年龄、呼吸次数、神志、收缩压、营养状态、脏器状况、腋下体温和尿量在内的10项内容为衡量指标，打分后得出预后评估的结果，信效度在临床研究中得到验证。

（二）终末期躯体表现和医疗护理处理方法

终末期的具体时长很难预估，多指生命末期数小时或数天，一般在2周内。在癌症终末期，患者往往在身体上承受着巨大的痛苦。尽管不能阻止死亡，但可以尽力减少痛苦，提高患者的舒适度和生活质量，让患者在平静和舒适中度过生命的最后时光。

1. 终末期医疗原则

（1）注重有效生存：对于终末期患者来说，很多医疗手段已经无法奏效，应该以支持、对症等非侵袭性治疗方法尽可能地延续患者的生存时间，用损伤最小的医疗手段，换得最大的收益。

（2）力求无痛生存：终末期患者承受着巨大的肉体疼痛、心理痛苦和灵性痛苦，要尽可能缓解其身、心、灵的痛苦，及时评估病情变化和干预效果，力求达到相对舒适的生存状态。

（3）争取低碳生存：对于终末期患者而言，过度医疗现象比较普遍，造成社会卫生资源的巨大浪费。医务人员要掌握尺度，为患者制定最优方案，提供恰当医疗，用最少的医疗资源达到最大的治疗效果。

（4）达到快乐生存：在死亡和病痛的压力下，终末期患者需要得到心理疏导和精神关注。医务人员要帮助患者及家属正

视和接受死亡即将到来的事实，活在当下，充分把握最后的时光，在家人的陪伴下快乐生存。

2. 常见的终末期躯体症状及医疗护理处理方法

（1）疼痛：癌症患者的疼痛不仅会影响睡眠和饮食，还导致情绪低落、免疫功能下降，削弱患者求生欲望，驱使患者产生自杀行为。因此，缓解疼痛是终末期患者临床治疗及护理的首要任务。

诊疗策略：全面准确的疼痛评估是疼痛诊疗的第一步。疼痛是主观感受，除了生理因素外，心理、精神和社会层面的因素都会影响患者的疼痛感受。对于终末期患者，在评估疼痛时，要和患者及家属充分沟通，应用量化工具评估疼痛强度，评估疼痛发作的部位、时间、性质及缓解的方法，得出准确的疼痛诊断，同时考虑患者的意愿和期望，关注患者的社会心理状况和需求。以世界卫生组织癌痛治疗的“三阶梯”用药方案为基础，结合 NCCN、EAPC 癌痛指南和国家卫计委颁发的癌痛治疗规范进行规范化的疼痛治疗。对于终末期患者来说，通常首选强阿片类药，建议使用静脉持续滴注或皮下注射吗啡或其他强阿片类药物，当疼痛控制不佳、不良反应严重、嗜睡或神志淡漠、呼吸频率或方式改变、肝肾功能严重衰竭时应给予剂量调整。

护理方法：通过调整体位或按摩等方式帮助患者放松身体，或者建议患者听音乐、看书读报等来转移对疼痛的注意力，从而缓解疼痛。

（2）呼吸困难：是终末期癌症患者最常见的症状之一，发生率仅次于疼痛和进食问题，病因复杂，包括生物、心理及社会学因素，在处理上存在一定困难。

常见病因：与癌症相关因素包括气道阻塞、肺实质侵袭、胸膜疾病、恶性心包积液、上腔静脉综合征、胸腔积液、腹腔积液、胸壁疼痛等。非癌性因素包括慢性阻塞性肺疾病、哮喘、气胸、血栓性疾病、心脏疾病、贫血、心理因素等。与治疗相关的因素包括化疗和放疗导致的急性肺炎或肺纤维化、外科全肺切除术或肺叶切除术等。

诊疗策略：终末期患者呼吸困难需要对症处理，治疗的目的是减轻痛苦感而不是根治疾病，主要治疗方法包括恰当治疗潜在原因、氧气疗法、阿片类药物、抗焦虑药及非药物干预措施。治疗潜在原因的措施包括：适度抽取造成呼吸困难、体位不适的心包、腹腔或胸腔积液；给予利尿药、糖皮质激素、平喘、支气管解痉药等；当患者出现临终吼鸣时，给予抗胆碱药；氧气治疗仅适用于严重低氧血症的患者，不适用于血氧饱和度 90% 以上的患者，通过鼻导管或面罩给氧（2 ~ 6 L/min），使血氧饱和度维持在 90% 以上；阿片类药物：阿片类药物通过降低呼吸频率缓解呼吸困难，是处理呼吸困难的一线用药，给予即释吗啡，从小剂量开始，未使用过阿片类药物的患者，吗啡的起始剂量为口服 5 ~ 10 mg 或 2.5 ~ 5 mg 皮下注射，对已应用阿片类药物的患者，要适当增加 30% ~ 50% 的用量；抗焦虑药：适用于呼吸困难伴随焦虑的患者，常用苯二氮䓬类药物；非药物干预措施包括体位排痰、撅唇呼吸、按摩和暗示疗法、心理社会支持等。

（3）临终脱水：濒死患者可能会有临终脱水现象，主要是由于患者不能再进食及喝水。医务人员需要和家属沟通说明，这是一种自然过程。大部分患者并不会因为脱水而感到不舒服，治疗脱水并不会使患者更舒服。若经过很好的口腔护理后患者仍觉得口干，则可以使用静脉或皮下注射适量生理盐水。

（4）皮肤干冷：濒死患者由于血液循环变慢、周围血管痉挛、极度虚弱、营养不良等原因，以至于全身皮肤苍白湿冷，肌肉无光泽、暗淡，松软无弹性或有盗汗现象，四肢末梢冰冷，口唇指甲呈灰白或青紫色，皮肤可出现瘀斑，身体靠床侧肤色渐深或出现紫斑。

（5）如出现濒死面容（Hippocratic face）则意味着患者已进入濒死期，通知家属做好准备：面色苍白、呼吸困难、眼球内陷、太阳穴凹陷、耳朵冰凉透明、耳垂耷拉、角膜混浊、眼神呆滞、下唇持续发绀、吸气性呼吸困难（非肺病或癔症）、吞咽困难、面色黑青或铅色、前额肿胀苍白。

（6）临终患者的护理要点：①慎用或尽量不用胃肠减压引留装置，尽量提供患者喜欢并主动要求的食物，不要勉强患者进食不愿接受的任何食物。②维护肠道、尿道的造口、各种必要的引流和穿刺管道，预防脱落和发生感染，保持其通畅。③保持舒适环境，给患者穿舒适的衣服，预防压疮，仔细处理体表的病损，减少渗出，及时处理创口分泌的秽物和粪尿，减少创口和房间的异味。④给予尽可能多的皮肤接触，如握手、抚摸脸颊、按摩四肢、搔痒、梳头等。⑤与患者家属沟通：探讨病情、预后和对于即将到来的死亡的准备，评估患者在身心社灵方面存在的问题，医患双方达成共识，制定下一步疗护计划，帮助患者完成心愿，减轻对死亡的焦虑和恐惧。

（三）患者及家属的哀伤辅导

在癌症终末期，无论是患者本人还是家属，都承受着巨大的生理、心理和精神压力，需要给予专业的哀伤辅导。

1. 临终患者的心理变化阶段

（1）心理否认期：这时患者往往不承认自己病情，怀疑，企图逃避，到处询问，四处求医，要求复查，心神不定，总希望是误诊或有医学奇迹出现。

（2）愤怒期：当患者得知病情确无挽救希望、预感已面临死亡时，就进入了死亡愤怒、恐惧期，痛苦、怨恨、嫉妒、无助等情绪交织在一起，患者常常以谩骂或大肆破坏发泄内心的不满，会抱怨自己命苦，表现主要是恐惧、烦躁、暴怒等。

（3）协议期：患者开始面对现实，不再怨天尤人，要求得到最佳治疗和护理，尽一切努力延长生命，时而安静，时而烦恼。

（4）抑郁期：身体每况愈下，患者情绪低落，悲观绝望，极度伤感，急于安排后事，希望家人陪伴，痛苦日益增加而心愿未了，仍有遗憾，经济紧张，角色开始转变。

（5）接受期：当患者确信死亡已不可避免时，反而能够平静地等待死亡的来临。

2. 哀伤辅导的对象

（1）患者本人：作为真正与癌症对抗的参与者，他们心理承受的压力永远是旁人无法理解的。这种压力可能会直接压垮一个人，患者得知自己患癌后选择自暴自弃甚至自杀的例子比比皆是。这种巨大的精神心理压力的排解情况很大程度上能够影响到终末期患者的生活质量。

（2）患者家属：这个群体的特殊性在于他们都有着亲人患癌的家庭背景，对癌症的认识和感受更全面、更深刻，在某种程度上也更理智，能够以更豁达的态度来理性地分析和认识癌症这个灾难性事件，但是在面对自己被癌魔折磨得痛苦不堪的亲人的时候，他们又不能以绝对客观的态度来分析和处理。这种矛盾而痛苦的心理也十分需要医务人员调节，并帮助和鼓励他们以客观的、发展的观点来对待亲人患癌这件事，让他们明白积极乐观的心态可以避免将患者陷入家庭责任未尽的万分痛苦之中。

3. 哀伤辅导的方法　哀伤辅导最好的方式是团队支持小组，包括医务人员、患者、家属、心理咨询师、灵性照顾师、社会工作者、志愿者等，通过聆听、肢体语言等为患者及家属提供情感支持、身体支持和实时实地的陪伴，关注并尊重对方的信仰，并可以借助非药物治疗方式，如音乐、艺术治疗等，帮助患者和家属度过哀伤的沙漠。

维护患者的尊严：把患者放在一个平等位置上，是一个“活着的人”，而不是当作“即将要死的人”，他们不需要刻意的同情和歧视。

（1）耐心倾听：选择合适的时机，劝说、开导，让患者及家属把内心深处的焦虑、不安和恐惧说出来，慢慢抚平，并引导他们讨论死亡相关的问题，尊重他们对临终阶段的治疗和抢救措施的意见，制定遗嘱，安排好后事，这样，患者可以平静地面对死亡，家属也可以更好地面对家人的离去。

（2）加强沟通：及时了解患者及家属的心理变化，以便能够更好地提供心理辅导。

（3）家属支持：家属是患者最信任和依赖的人，让家属多与患者沟通交流，给患者提供信心，完成患者未了的心愿，不要让患者在遗憾、担心与猜疑中走完人生最后的旅程。

（4）积极开展死亡教育：改变对生死观和价值观的认识，让患者及家属能够豁达地接受死亡，从而促进患者的心理健康，提供其生活质量。

（5）美化周围环境：整洁明亮，放置患者喜欢的物品，营造出平和舒适的氛围，调节心情。

（四）伦理原则在临终关怀中的应用

临终关怀尊重死亡的自然发展过程，不会刻意加速或者延迟死亡的到来。因此，终末期的治疗与护理，并不仅仅是医学问题，更是社会伦理学问题，是涉及社会卫生、经济和法律等多学科的复杂问题。生命伦理学四项基本原则及延伸如下。

1. 不伤害原则　又称为避害原则，是指医师有良好的临床知识及技术，以达到“适当的照顾标准”，并避免让患者承担任何不当的风险。具体包含以下几点：

（1）医师必须有足够的临床技术与知识。

（2）不得给予患者过度或不足的治疗。

（3）治疗过程中，不再增加患者的伤害。

（4）两害相权取其轻原则。

2. 行善原则　又称为有利或有益原则。在不伤害他人之外，行善原则要求医师要进一步关心并致力于提升他人福祉。行善原则是医疗专业人士须遵从的基本义务。

3. 自主原则　在医疗服务中，医务人员应充分尊重患者或由患者自主做决定。自主能力欠缺的患者，应受到其监护人的协助和保护。

4. 公正原则　即公平分配不足的医疗资源（公平正义）、尊重患者的权利（权利正义）、尊重道德允许的法律（法律正义）。但这一原则往往会受到社会环境因素的制约。目前，大多采用的公正原则是“平等”“先来先服务”“急症和重症优先”和“需要”等原则。

（1）患者的权利：接受适当及公平医疗及照顾的权利；要求隐私受保护，人格价值观受尊重的权利；医疗上“知”与“被告知”的权利；自我决定（选择与拒绝）治疗的权利；免于疼痛的权利；提出申诉的权利。

（2）患者的义务：积极参与治疗方针的决定；提供详细的医疗讯息与病史；告知病情及疗程变化；遵从医师建议及医嘱，进行已达成协议的治疗计划；维护自身的健康；排除不切实际的期待。

（五）临终关怀中常见的伦理和人文关怀

1. 无效医疗是否继续　当癌症进展到一定程度时，现有的医疗手段只能相对延缓死亡的到来，延长患者生物学意义上的生命，并不能阻止死亡。在我国传统孝道文化观念的影响下，出于感情和舆论等方面的顾虑，即使患者只能靠医疗手段维持生命，家属也不愿意放弃治疗。国内住院患者家属中，76.4% 赞成对癌症终末期患者淡化治疗，强调减轻痛苦和提供尊严，有 50% 以上的家属认同对终末期极度痛苦的患者可根据其要求实施安乐死。但当真正面临终末期极度痛苦的患癌亲人时，80% 以上的家属赞同医务人员应该尽力抢救，表明癌症患者家属在对待亲人终末期癌症治疗问题上的复杂情感与

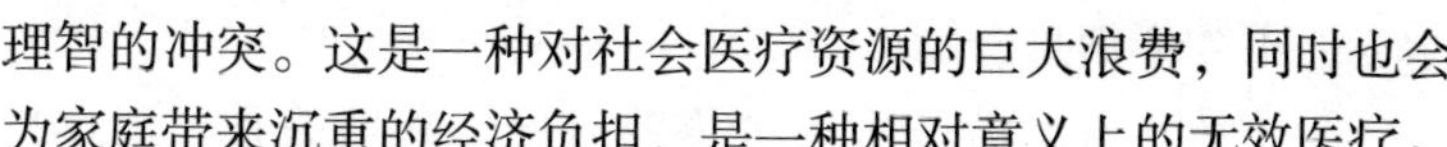

理智的冲突。这是一种对社会医疗资源的巨大浪费，同时也会为家庭带来沉重的经济负担，是一种相对意义上的无效医疗。

如果只是延长生物学意义上的生命而不能保证生活质量，那么维持生命就越来越没有意义，此时减少痛苦、维持有意义的生活质量就成为主要目的，此时关心的重点不是“治疗或不治疗的”问题，而是“什么是最恰当的治疗”，在两者之间寻求一个平衡点。对于终末期癌症患者，要对治疗可能的受益与潜在的危险和负担进行比较，经过评估，当维持生命的治疗是无效的甚至是有害的时，应该尊重疾病的自然发展进程，撤除或减少这样的治疗，同时对临终患者提供舒适和关怀，这是符合伦理学原则的，这种放弃并没有降低患者的生活质量。

2. 是否对患者本人告知病情　为了避免出现不良后果，很多家属拒绝向患者本人告知病情，并要求医生不要直接告诉患者真实诊断。他们担心，这种直接的“死亡宣告”会给患者带来巨大的心理和精神压力，甚至会直接精神崩溃、自我放弃。实际上，对于终末期癌症患者而言，告知病情对于治疗本身不会有什么影响，但是能够坦然接受疾病现实的人，在被告知病情后，疾病的诊治更容易进行，有利于加强医患间相互信任和情感。很多患者表示，死亡并不可怕，可怕的是不明不白地死亡。

从伦理学上来讲，隐瞒病情是对患者权利的不尊重，是对医患契约关系的破坏。医务人员应该引导并鼓励家属，尊重患者本人的知情权和决定。需要注意的是，要根据患者的年龄、性别、社会环境和情绪等方面，选择合适的时机、合适的方法尽早告知。

病情告知是一门需要专门培训和实践的学问，国际上应用比较广泛的两个告知模型为：西方国家应用比较多的 SPIKES 模型和东方国家应用比较多的 SHARE 模型，均提倡循序渐进、有计划、有步骤地进行，尽量保证告知过程顺利，患者可承受，不被坏消息击倒。

在病情告知过程中有 4 个重要方面：和谐关系，观点择采，告知的方式，情感准备。有经验的临床专业护士（CNS）非常擅长处理肿瘤诊断告知，并且会用以患者为中心的交流方式建立和谐、可信任的医患关系，以便于患者接受这个噩耗。CNS 认为，肿瘤诊断告知会给他们自己带来情感负担和影响，尤其是刚开始进入这个角色的时候，他们本身需要在职业早期就得到更多更好的支持。当对患者告知肿瘤诊断时，CNS 会给患者提供心理和情感上的支持，包括语言和非语言的交流，比如触碰和倾听。CNS 工作中需要关注的部分是情感工作，指的是医务工作者和患者之间的面对面交流、记录患者的情感情况，以及提供情感支持。提前给出警告、选择合适的时间、不在一次说完全部的噩耗是非常重要的。建议在进行肿瘤诊断告知的过程中，将患者视为一个整体，而并不仅仅是通知诊断结果，需要了解患者的经历，关注他们的兴趣点和表达出来的需求，分享信息并提供心理上的支持。因此，肿瘤告知是需要一定的指导方法和计划的，要灵活利用这些指导方法，多年的临床经验是很有帮助的。

3. 谁做决策　临终患者往往身体虚弱、几乎完全需要家人照料，加上我国传统文化中家本位思想严重，因此在医疗和身后事的决策方面面临很大的困境，家属经常会选择到多家医院打听，广泛听取不同医院不同专家的意见后，代替患者做决定。38.3% 的人愿意自己做医疗决策，58.4% 的人希望同家属商量，一起做出决定，只有 3.4% 的人不想自己做决策，要求由家属来代为决定。由此可知，家属代替患者做决策在很大程度上违背了患者的真实意愿。

随着对于尊重患者自主权的关注，20 世纪 90 年代初，预立指示（advance directive）、生前预嘱（living will）、预立医疗代理人（durable power of attorney）在欧美国家应运而生。预立

指示是指当一个成年患者的疾病非常严重时，怎样选择医疗护理的计划。当患者病情严重没有能力做决定时，医护人员将会根据他的预立指示来了解他想要什么。

生前预嘱和预立医疗代理人，是预立指示的两种形式。生前预嘱是一个书面计划，告诉医护人员如果患者不能为自己的医疗护理选择做决定时，他想要的是什么，是否想要手术，插管进食，或使用呼吸机来维持生命。患者必须在健康并且可以为自己做决定时写下生前预嘱，在他生病不能自己做选择的时候，生前预嘱将发挥作用。预立医疗代理人是指当患者生病不能自己做出选择时，指定的可以代替自己做选择的人，仅在他不能自己做选择时为他选择。

20 多年来，生前预嘱在欧美国家和中国香港、台湾地区逐渐推广，得到法律保障，并在临床实践中得以很好地应用。近年来，生前预嘱在我国得到发展。2013 年 6 月，北京生前预嘱推广协会成立，通过建立“选择与尊严网站”、开展学术讲座、开展公益活动、艺术活动等形式，积极倡导“生前预嘱”理念，尊重患者的医疗自主权，强调患者与医务人员和家属之间的合作关系，赋予患者自主权，把生命和死亡的权利交给患者本人，充分体现了医学的人文本质。

4. 死亡地点的选择　对于癌症患者来说，在喜欢的地方死亡是生活质量最重要的决定因素之一。全国范围哀伤家庭的调查显示，在所有临终的癌症患者中，大约 31% 的患者愿意在家中离世。

而真正到了临终阶段，大多数家属选择医院为晚期癌症患者临终期治疗与抢救的地点，较少选择居家关怀。不愿意选择在家照顾临终者的家属认为，家属要在患者临终过程中长期承担主导性照顾任务，生活护理技能缺乏，且不会做最后的死亡判断，心中没底，心身压力巨大。和住院照顾相比，居家照顾可能会导致潜在的终末期缩短生存期。而医院能提供良好的医疗服务，减轻患者疾病和死亡时的相关痛苦，能让家属心安。

住院和居家临终关怀主要的区别在于专业临终关怀的介入。欧美国家拥有家庭医生首诊和分级诊疗制度，且临终关怀在社会的普及率高，医保覆盖广，可以保证患者无论身处何处，都能得到专业的临终关怀服务。在西方国家，当患者在医院或重症监护室死亡时，他们的生活质量常常比那些死在家中的患者要低，在居丧期的家庭会增加精神性疾患发生的风险。相反，在癌症末期进入医院的时间越短，在居家期间可能越会更好地利用医院的服务，会提高患者的生活质量，使家庭精神压力最小化。而大多数亚洲国家主要是在医院提供临终关怀服务，居家服务的医生很少频繁参加临终关怀的专业培训，很少有临终关怀的经验，但又必须对于整体疼痛缓解、整体或外周静脉营养、允许或禁止经口喂食和水化这样的最佳方法做出重要决定，因此难以保证居家专业服务的质量。

居家照顾的优势：居家临终使患者在安全熟悉的环境中和亲人的关注下离世，环境自由，适合休息、家属照顾方便省力、可获得心理支持，相互依赖。接受居家照顾患者的预后更加有利，居家照顾组比住院患者生存期明显延长，待在家中通过提高生活质量，可以使患者自身的痛苦最小化，导致免疫系统改善，会提高生存期。换而言之，接受居家服务的患者可能通过促进其理解疾病轨迹对自身疾病有更好的理解，可以使疾病终末期伤害性治疗达到最小化。

5. 尊严死　从社会学角度来看，人的尊严是指与个人建立了社会关系的他人、群体和社会对个人给予的价值承认和尊重，并由此形成个人在他人心目中的令人尊敬、敬畏的地位和身份。从临终关怀专业角度来看，临终关怀的宗旨在于通过专业的团队和方法，减轻临终患者身、心、社、灵各方面的痛苦，提高患者及其家属的生活质量，达到“优逝”。因此，患者的躯体舒适、个体自主性、有人生意义、强大的精神支持、良好的人际交往及个人归属感等构成了临终关怀的尊严内涵。

大多数患者临终阶段感到尊严丧失，从而失去了生存的意愿，患者在丧失尊严时感觉没有生命价值、失去了人生意义及希望，面对死亡的过程找不到自我，而善终的患者则感到自身的价值得以肯定、被尊重、躯体和身心痛苦最小化、隐私受到保护、与他人有亲密感、完成了个人愿望、有精神支持等。同时，随着临终关怀的理念和方法在全球的不断推广，临终患者尊严死的需求越来越大，这方面的研究也越来越受到关注。2002 年，加拿大蒙尼托巴大学教授 Chochinov 等创立了尊严模型，2005 年，Chochinov 等在尊严模型理论框架的基础上，提出了尊严疗法（dignity therapy），被沿用至今。尊严疗法是针对临终患者的一种新兴的心理疗法，宗旨在于为患者提供机会敞开心扉、表达内心感受，回顾并体验自己的一生，将人生智慧或感悟等精神财富留给自己爱的人，使其感受到生命存在的价值、目的和意义，激发其对生活的热情，感受到来自家庭和社会的关爱和支持，进而增强生存意愿，帮助临终患者在尊严中度过生命的最后时光。

（王玉梅）

网上更多

教学 PPT　　微视频　　自测题

主要参考文献

郑重声明